电力企业职业卫生管理

辽宁东科电力有限公司　组编

东北大学出版社

·沈　阳·

ⓒ 辽宁东科电力有限公司 2024

图书在版编目（CIP）数据

电力企业职业卫生管理 / 辽宁东科电力有限公司组
编 . -- 沈阳：东北大学出版社，2024.12. -- ISBN
978-7-5517-3751-7

Ⅰ. R13

中国国家版本馆 CIP 数据核字第 2025AG4791 号

出 版 者：东北大学出版社
　　　　　地址：沈阳市和平区文化路三号巷 11 号
　　　　　邮编：110819
　　　　　电话：024-83683655（总编室）
　　　　　　　　024-83687331（营销部）
　　　　　网址：http://press.r.eu.edu.cn
印 刷 者：辽宁一诺广告印务有限公司
发 行 者：东北大学出版社
幅面尺寸：185 mm × 260 mm
印　　张：20
字　　数：426 千字
出版时间：2024 年 12 月第 1 版
印刷时间：2024 年 12 月第 1 次印刷
责任编辑：高艳君
责任校对：邱　静
封面设计：潘正一
责任出版：初　茗

ISBN 978-7-5517-3751-7　　　　　　　　定　价：78.00 元

⧄ 编 委 会 ⧃

前 言
PREFACE

　　职业卫生关乎人民生命财产安全和身体健康，关乎改革发展稳定大局，关乎党和政府形象与声誉，党中央、国务院始终高度重视。党的十八大以来，习近平总书记把维护劳动者职业健康放在突出位置，并多次就职业卫生工作作出重要指示、发表重要讲话，提出了一系列加强职业安全健康工作的新思想、新观点、新要求，特别是在全国卫生与健康大会上强调的"加强安全生产工作，推进职业病危害源头治理"，是指导新形势下职业卫生工作的精神动力和思想理论武器。

　　电力工业是国民经济和社会发展的基础产业和公用事业。改革开放 40 多年来，电力工业走过了一条辉煌的改革发展之路，电力结构不断优化，电力工业装备性能和技术已达到世界选进水平。近几年来，随着国际形势和国内环保要求越来越严格、能源安全问题越来越突出，电力行业的发展呈蓬勃之势，越来越多的水电、风电、核电、抽水蓄能电站投入生产和使用。在此背景下，电力企业需要大批优秀的企业管理干部、专业技术人才和劳动工人来维护产业的可持续高质量发展，职业卫生对保护广大电力企业职工的身心健康具有极其重要的作用，因此，开展健康教育已成为电力企业职业卫生工作的重要任务之一。

　　近年来，国家职业卫生法律法规体系进一步得到完善，全国人民代表大会常务委员会先后四次修订《中华人民共和国职业病防治法》，国务院制定、发布了《国家职业病防治规划》，国家卫生健康委员会等相关部门发布了 11 个部门规章、700 余项职业卫生标准。国家和政府对职业卫生监察执法力度持续加大，对用人单位在职业病防治工作中的主体责任要求越来越严格。职业病防治是一项政策性、专业性和技术性很强的工作，要想更好地推动用人单位有效落实职业病防治的主体责任，就需要提高用人单位主要负责人与职业卫生管理人员的职业卫生知识水平和管理能力。为此，辽宁东科电力有限公司依靠在电力行业职业卫生方面 40 余年的技术积淀，组织技术人员编写了这本《电力企业职业卫生管理》。

本书以我国现行的职业病防治法律、法规和规章制度为依据，以电力企业管理人员为主要对象，以强化管理意识、拓宽管理知识和提升管理技能为主要目的，吸收21世纪以来电力行业职业卫生防护设施设计的先进理念和成熟技术，结合当前形势下电力企业对职业卫生的特殊需要，围绕用人单位职业卫生管理的工作重点，突出专业、简明、实用的特点，强调系统性、全面性和针对性，适合电力企业主要负责人和职业卫生管理人员系统学习和掌握职业卫生管理知识，也可用于职业卫生工作相关人员参考。

受编者的水平所限，加上时间仓促，书中有些内容还有待进一步深入研究，瑕疵和纰漏在所难免，望同人及读者予以指出并提出宝贵意见，以便编者继续研究、探讨和不断完善。

编　者

2024 年 7 月

目 录
CONTENTS

第一章

绪 论

第一节 职业卫生概述

一、职业卫生的定义

对于职业卫生，国际职业卫生委员会（International Occupational Hygiene Association，IOHA）将其定义为预测、识别、评估和控制工作环境中对健康产生危害的因素的科学，目的是保护工人身心健康，保护社区安全。国际劳工组织（International Labour Organization，ILO）将其定义为对产生或存在于作业场所并可能对作业人员的身心健康造成危害的因素进行预测、识别、评价和控制的科学。

1995 年 4 月，在国际劳工组织和世界卫生组织（World Health Organization，WHO）职业卫生联席协调委员会第 12 次会议上，将于 1950 年制定的职业卫生定义进行了修订，修订后的职业卫生定义包含了三层含义：维持和促进劳动者健康和工作能力；改善工作环境和工作条件，以利于安全和健康；创建有利于保障健康和安全的劳动组织和企业文化，通过促进良好的社会氛围和企业的顺利运行，提高企业的劳动生产率。

美国政府工业卫生学家协会（American Conference of Govermental Industrial Hygienists，ACGIH）将职业卫生定义为预测、识别、评估、控制工作场所存在的可能导致劳动者损伤、疾病或影响心态健康的包括生物、化学、物理、人机工效和心理等的危害因素。英国职业卫生协会（The British Occupational Hygiene Society，BOHS）将职业卫生定义为通过识别、评估和控制风险预防由工作导致的健康损害。

西方国家、ILO 和 WHO 对职业卫生的定义涉及工作场所、与健康有关的各种因素和与安全有关的方方面面，主要是预防危害，采取的预防措施主要是预测、识别、评估和控制风险。虽然各国对职业卫生的定义表述不同，但其本质是相同的，基本目标是一致的，都是通过在作业场所采取预防措施，保护工人的身心健康。职业卫生研究对象包括工业、农业、商业、交通、科研、教育、行政管理等各行各业，既包括各种体力劳动，也包括各种脑力劳动，不但研究职业病，而且研究职业相关疾病。职业卫生的基本任务是识别、评价和控制工作场所可能存在的风险，以保护和促进劳动者健康，促进经济发展。其目的在于：一是保持和促进劳动者健康；二是改善工作环境，保障劳动者健康和安全；三是发展工作组织和工作文化，促进劳动者健康和安全，提高生产率。职业卫生要确保发展能够满足人们目前的需要，同时不降低满足未来几代人的需求的能力。

我国对职业卫生的定义是对工作场所内产生或存在的职业性有害因素及其健康损害进行识别、评估、预测和控制的一门科学，其目的是预防和保护劳动者免受职业性有害因素所致的健康影响和危害，使工作适应劳动者，促进和保障劳动者在职业活动中的身心健康和社会福利。与西方国家不同的是，我国的职业卫生的定义只针对健康，并不包括安全。

综上认为，职业卫生是一门综合应用性科学，涉及医学、心理学、流行病学、毒理学、统计学、治疗学、康复医学、职业医学、工效学、物理学、化学以及工程学等。它也是一门涉及判断、创新和人际互动的技术。职业卫生这门科学在保护劳动者身体健康和促进生产发展中具有重要作用。

二、职业卫生、职业健康、职业医学与职业安全

新中国成立之初，国家将劳动者的职业健康这门科学称为"劳动卫生"，后来又称之为"职业卫生"。1994年，《职业安全卫生术语》（GB/T 15236—94）（现已废止）明确规定劳动安全卫生与职业安全卫生是同义词，也可以理解成劳动卫生与职业卫生是同义词。

2001年12月，国家经济贸易委员会、国家安全生产监督管理局修订《职业卫生管理体系试行标准》时，将"职业卫生"一词修改为"职业健康"，并正式发布了《职业安全健康管理体系指导意见》和《职业安全健康管理体系审核规范》。

目前，在我国法律、法规、行政规章等管理依据和企业管理实践中，"劳动卫生"、"职业卫生"和"职业健康"三种术语并存，内涵相同。同时，随着近年来国家对劳动者生命安全和身体健康重视程度的提升，"职业健康"术语的使用范围逐步扩大，但无论如何称呼，均是以保护劳动者的身体免受职业病侵害并不发生职业病为基本目标。

职业卫生（occupational hygiene）或职业健康（occupational health）主要以职业人群和作业环境为对象，采取各种措施改善作业环境，保护劳动者的健康，因此，治理作业环境、预防为主是其基本原则，服务对象是群体。

职业医学（occupational medicine）是临床医学的一个分支，起始任务是筛检职业禁忌证，诊断和治疗职业性疾患、实施职业卫生服务与管理、开展健康教育，服务对象主要是个体。

职业安全（occupational safety）指安全生产，是以防止职工在职业活动过程中发生各种伤亡事故为目的的学科及在法律、技术、设备、组织制度和教育等方面所采取的相应措施。在生产劳动过程中造成的身体伤害为工伤，1921 年，国际劳工大会通过的《（农业）工人赔偿公约》（第 12 号公约）将工伤定义为"由工作直接或间接引起的事故造成的伤害"。随着人们生活水平的提高、安全意识逐步增强，职业安全问题日益受到关注，国内外有关职业安全的研究也在逐步深入，尤其是职业伤害。在劳动生产过程中，职业安全包括人身安全、设备和产品安全以及交通运输安全等。

职业安全和职业健康既有联系又有区别，两者各有特点。

1. 职业安全与职业健康的联系

职业安全和职业健康这两个概念有紧密的逻辑联系，是一个事物的两个方面，既可以相互独立，也可以并存。

（1）从企业管理的角度分析，劳动过程（生产活动过程）几乎同时存在职业安全和职业健康问题，因此，两者都关乎劳动者的基本人权和根本利益，都是企业管理的重要内容。

（2）两者都是防止劳动者在职业活动中受到伤害。

（3）职业健康概念中有职业安全的部分内涵，例如，急性职业中毒既是职业健康问题又是职业安全问题。

（4）职业安全概念中有职业健康的部分内涵，例如，不少行业存在的粉尘危害，既可能导致爆炸事故，伤及劳动者生命安全，也有可能导致劳动者的职业病。

基于以上分析，世界上许多国家在立法管理上、在行政管理上都将劳动者的职业安全和职业健康结合在一起，称为职业安全卫生或职业安全健康，其相关法律也叫"职业安全卫生法"或"职业安全健康法"。

2. 职业安全问题的特点

（1）职业安全问题造成的伤亡危害明显、直观，一旦发生事故，会直接导致劳动者的身体受伤、残疾，甚至失去生命。

（2）职业安全问题既会导致零星伤亡事故，也会导致重大事故，造成群死群伤的严重后果。

（3）职业安全隐患对生产作业现场的劳动者产生危害，其危害区域、危害空间有限。

3. 职业健康问题的特点

（1）职业健康问题常态下的危害不够明显，例如，诸多职业病危害因素侵入劳动者体内后有一定的潜伏期。

（2）职业病危害对劳动者的侵害具有渐进性的特点。

（3）对劳动者实施职业病危害的鉴定较为麻烦和困难。

（4）职业健康问题既可以导致劳动者个体的零星伤害，有时也会导致重大事故的发生，如急性职业中毒。

（5）某些职业病危害因素对劳动者的危害可能包括整个作业场所（工艺、生产系统）范围内的所有作业人员。

（6）职业健康问题造成的危害后果不仅侵害劳动者本人，而且会影响劳动者的后代，如孕妇的职业中毒等。

第二节　职业卫生的产生与发展

一、对职业与健康认识的产生与发展

自人类开始生产活动以来，就出现了由接触生产环境和劳动过程中有害因素而引起疾病的现象。追溯国内外历史，最早发现的职业病都与采石开矿和冶炼生产有关。随着工业的兴起和发展，生产环境中使人类产生疾病的有害因素的种类和数量不断增加，引起的健康损害也各种各样，同时，人们对"健康"的关注随着对其认识程度的提升不断深入，因此职业卫生学也随之发展。

职业卫生开始于职业医学，是从对"职业性疾病"记录开始的，追溯到古代，欧洲人于公元前开始铅、汞金属矿的开采，人们逐渐观察到矿工的患病率和死亡率在增加。古希腊医学家希波克拉底（Hippocratēs，约前460—前377）是第一个可考证的认识到铅是导致腹绞痛的原因的人，他曾描述铅中毒的病例。

14—15世纪，随着贸易量的增加和火器的出现，人们对金、铜、铁和铅的需求量大幅度上升，采矿和金属冶炼厂规模和生产规模不断加大，封建企业出现，矿井的深度加大、生产条件恶化，工人流行各种"怪病"。15世纪末，一些人开始研究，发表一些文章。例如，1473年，一名德国医师发表一篇论文，论述金矿和其他金属矿的工人可能遇到的来自煤的含有硝酸、铅和汞的"烟雾"。16—17世纪，人们意识到职业存在危害。德国矿物学之父 Georg Bauer（也叫 Georgius Agricola）后来成为矿区的一名医生，他于1526年出版关于冶金的书 *De Re Metallica*，他在该书中描述了矿工流行的疾病并提出了预防的建议。1587年，瑞士医生 Paracelsus 出版世界上第一部关于矿工和冶炼工人的疾病的专著。

1700年，意大利医生 Bernardo Ramazzini（1633—1714）出版了《工人疾病》一书，第一次系统地描述了当时各种行业的疾病（有50多种职业病，包括矿工、陶工、制

玻璃工、油漆工、磨面粉工、石工等的疾病和金属中毒等），成为职业病的经典著作，Ramazzini 因此被誉为"职业医学之父"。

中华民族在历史上很早就学会使用铜、铁等金属制作生产工具，因此很早就有了采矿业与冶炼业。由职业性危害因素引起的疾病，我们的祖先都有所记载。例如，宋代孔平仲提出"石末伤肺"；汉代王充（27—100）在《论衡》中提到冶炼生产作业可导致灼伤及火烟侵害眼鼻等；唐代王焘在《外台秘要》中提到可置动物于有毒气体场所，"若有毒，其物即死"；明代李时珍（1518—1593）在《本草纲目》中提到铅矿工人的中毒。这些记载表明，某些由职业危害因素引起的疾病（如尘肺及铅、汞、砷中毒等）在我国存在已久。

工业革命在 18 世纪 60 年代始于英国，后来传布于整个欧洲和北美。纺织机、蒸汽机的出现使传统的手工业生产转变为以机器为主的大工业生产，导致粉尘以及铅、锰等重金属职业危害日益严重。此外，工厂急需劳动力，也导致农民离开土地到工厂找工作，他们住在城市的贫民区，当时劳动条件恶劣，居住条件差，职业病及传染病流行（斑疹伤寒、猩红热、天花和结核等）。1775 年，Percival Pott 医生记录了烟囱清扫工的阴囊癌，这是历史上第一例职业癌。19 世纪，Greenhow 认为粉尘与呼吸性疾病有关，Arlidge 描述了陶工的疾病。Charles Thackrah 是继 Ramazzini 之后又一位职业卫生历史上里程碑式的人物，他在 1832 年，也就是 Ramazzini 的《工人疾病》出版的 132 年后，出版了《职业和疾病》。在该书中，Charles Thackrah 增加了流行病学维度，他研究和观察到生产城市的死亡率高于农村，并把这一现象归因于生产的有害作用、拥挤的人口和生活习惯。

19 世纪，以电力的广泛应用为标志的第二次工业革命将人们带入电气时代。新能源和大型动力设备的出现推动了采矿、冶炼、化学等产业的大规模发展。采矿业、冶炼业工业革命的过程伴随着大量的、严重的生产安全事故。化学工业的建立和突飞猛进的发展导致大量的急性职业中毒及职业病出现。Alice Hamilton（1869—1970）因研究工业毒物、帮助倡议公平的工人补偿法和为工作场所免受有毒的化学品危害而斗争闻名于世。

20 世纪 50 年代以来，原子能、电子计算机、空间技术和生物工程的发明和应用标志着第三次工业革命的到来。不仅大量应用 X 射线、原子能、高频、微波、红外线等技术，还使其他新原料、新化学物质和高科技等被应用于生产，随之出现劳动方式的变化，带来了新的职业卫生问题，如放射性肿瘤、职业心理疾患以及肌肉骨骼疾病等。

20 世纪中叶以后是全球经济、社会、文化变革最为巨大的时期，以航天、材料、遗传和信息技术为代表，人类取得了难以估量的伟大成就。在工业生产和科学技术空前发展的背景下，职业卫生科学技术也进入了最辉煌的时代，职业卫生科学技术在深度与广度两个层面上都取得了很大的进展，基础毒理学、劳动生理学、职业心理学、遗传毒理学、人机工程学、卫生工程学等新兴分支学科纷纷出现，已形成一个比较完整的现代职业卫生科学体系。

进入 21 世纪，以生物合成、基因工程、智能化生产和互联网技术为标志的第四次工业革命，使职业健康面临新的挑战。职业卫生的工作重点随生产力的改变而发生变化。

因此，职业卫生的概念内涵随生产方式、生产技术的发展而发展，与社会、经济、科技的进步密切相关。

20 世纪以前，职业卫生关注的是职业危害因素造成的人身体的病理改变，20 世纪后，不仅关心有无疾病，而且关注生理变化和心理变化。1994 年，WHO 定义健康是"不仅仅指没有疾病和虚弱，健康是人的生理、心理和社会适应（幸福）的整体良好状态"。ILO 在《职业安全和卫生工作环境公约》（第 155 号公约）中对健康的定义是"与工作有关的'健康'一词，不仅指没有疾病或并非体弱，也包括与工作安全和卫生直接有关的影响健康的身心因素"。因此，职业卫生保护劳动者的健康分为几个层次，即身体健康、心理健康和幸福，如图 1-1 所示。这一健康观标志着医学模式的转变——从生物医学模式向生物—心理—社会医学模式转变，必将对职业卫生理论的发展产生深远的影响，达到尽可能高的健康水平也将成为全球范围的一项重要的社会发展目标。

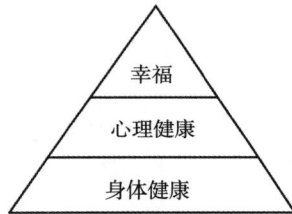

图 1-1　健康医学模式的转变

二、职业卫生立法的产生与发展

随着职业危害在人群中的广泛普及，工人为维护自己劳动和健康的权益，开始组织起来进行斗争，促使一些国家的政府制定职业安全卫生以及劳动保险的法规，保护劳动者健康，逐步推动职业卫生立法的发展。

（一）自我认知、自我管理阶段

在 12 世纪前的农业社会，由于生产技术水平低，生产力极端低下，仅有极少数矿工有所意识，并采取自我保护措施。例如，希腊人就知道汞和铅具有毒性，当时，矿工使用羊皮纸、动物膀胱等做成面罩，以减少与粉尘的接触。

（二）工人行会自律阶段

12—18 世纪，随着贸易的发展，中欧采矿和冶炼技术逐渐提高，生产效率也逐步提升，同时粉尘等危害较以前加大，职业危害得以被社会熟知。出于对职业危害的担心，欧洲成立了工人行会，旨在帮助患病的矿工和那些去世矿工的家属，工人行会给予他们职业病补助和殡葬补助。

（三）职业卫生立法起步阶段

职业卫生的立法相对较晚，职业卫生和其立法的标志性变化发生在 19 世纪。第一次工业革命使传统的手工业生产转变为以机器为主的大工业生产，随之出现劳动条件恶劣以及大量雇佣童工等问题，促使发生劳动运动，此时，工人的健康被认为是与劳动相关的问题。1802 年，英国颁布《学徒健康与道德法》，该法将纺织厂童工每天的工作时间由 16 h 减少到 12 h。1833 年，英国颁布《工厂法》，对工人的劳动安全、卫生、福利做了规定，建立了检查员制度。检查员的主要任务是确保纺织厂童工的工作时间符合法律规定。任命专职检查员即确立政府干预原则，为以后各国推动职业安全卫生全面发展奠定基础。例如，美国马萨诸塞州、日本、意大利、比利时、沙皇俄国也先后颁布《工厂法》限制工作时间。1837 年，英国的 Priestly vs Fowler 案例成为第一个职业安全卫生案例法的例子。1840 年，英国皇家委员会出版对采矿业工人状况的调查报告，报告中描述的矿工危险的工作条件和高发的事故令人吃惊，促使英国于 1842 年颁布《矿山法》，根据该法建立了检查员制度，矿工安全状况得到许多改善，同时引起许多诉讼。1842 年，英国下议院秘书 Edwin Chadwick 向上议院递交关于英国劳动人群卫生状况的报告，这个报告非常著名，刺激英国政府在 1848 年通过《公共卫生法》，第一次赋予政府保护人民健康的责任。1880 年，英国的《雇主责任法》确立工伤领域的无过错责任原则，即劳动过程中造成伤害，不管雇主有无直接过错，都要承担赔偿责任，首次在法律原则的层次上确立了对劳动者的特别保护。该法使劳动关系彻底摆脱了民事关系领域的传统认知，成为一个全新的社会法，在法律发展史上具有划时代意义。

1884 年，德国率先实行社会保险制度，颁布世界上第一部《工人赔偿法》，随后，其他国家也相继颁布了自己的赔偿法律。1906 年，英国颁布的《工人赔偿法》，奠定了职业安全与职业卫生成为同一工作领域的基础。1911 年，美国各州相继颁布《工人赔偿法》，开始只针对工伤赔偿，后来才增加职业病赔偿。

职业卫生立法经历了从自我负责、雇主责任到工伤保险的漫长过程，而政府干预和无过错原则的确立标志着现代职业卫生立法雏形已经形成。

（四）现代职业卫生的诞生和发展

20世纪中叶，许多发达国家进行了第三次工业革命，尤其是在第二次世界大战后，科技使生产力倍增，原《工厂法》不管怎么修订，都不能满足生产发展的需要。1970年，美国上千名铀矿工人患肺癌，使得争论已久的《职业安全卫生法》获得通过，奠定了职业卫生法律制度及工作体制的现代基础，标志着现代职业卫生的形成。美国的《职业安全卫生法》的特点：一是使无过错原则得到完全贯彻，将保护劳动者权益作为出发点和落脚点；二是该法授权成立专门的执法机构职业安全卫生管理署和技术支撑机构，使国家干预原则在制度上获得保障；三是将职业安全与职业卫生纳入统一的监管范畴。该法成为职业安全卫生的"母法"。1972年，日本模仿该法颁布了《工业安全卫生法》，1974年，英国颁布了《职业安全卫生法》，其他主要工业化国家也陆续颁布施行了相同或相似的法律。侹就全面性、严谨性和措施有力方面，当数英国的《职业安全卫生法》，该法确立的现代安全卫生法规框架和管理机制不再是单单建立在过去经验的基础上，而是对潜在的风险做出充分评估，具有预见性和前瞻性。

第三节　国际著名职业卫生组织和机构

一、国际劳工组织（ILO）

国际劳工组织是一个以国际劳工标准处理有关劳工问题的联合国专门机构。1919年，国际劳工组织根据《凡尔赛和约》作为国际联盟的附属机构成立。

国际劳工组织的总部设在瑞士ヨ内瓦，它的培训中心位于意大利都灵，秘书处被称为国际劳工局。国际劳工组织曾在1969年获得诺贝尔和平奖。

1. 国际劳工组织基本情况

截至2023年4月，国际劳工组织有187个成员国。其主要负责人是总干事（或称为国际劳工局局长）。

国际劳工组织的组织机构如下。

（1）国际劳工大会。国际劳工大会是国际劳工组织的最高权力机构，每年召开一次会议。闭会期间，理事会指导该组织的工作。国际劳工局是其常设秘书处，主要活动有从事国际劳工立法、制定公约和建议书以及技术援助和技术合作。

（2）理事会。理事会设有执行委员会，每三年经大会选举产生，在大会休会期间指导该组织工作，每年3月、6月和11月各召开一次会议。

（3）国际劳工局。国际劳工局的常设秘书处在瑞士日内瓦国际劳工局总部。国际劳工组织是以国家为单位参加的国际组织，但在组织结构上实行独特的"三方性"原则，即参加各种会议和活动的成员国代表团由政府、雇主组织和工人组织的代表组成，三方代表有平等独立的发言权和表决权。

2. 国际劳工组织宗旨

促进充分就业和提高生活水平；促进劳资双方合作；主张通过劳动立法来改善劳工劳动条件；扩大社会保障；保证劳动者的职业安全与健康；维护世界持久和平，建立和维护社会正义。

3. 国际劳工组织原则

在国际劳工组织成立之初，其劳工委员会经过多次讨论和辩论，拟定了《国际劳工组织章程草案》和一份包括九项原则的宣言，为制定《国际劳工组织章程》奠定了基础。

包括九项原则的宣言的内容如下。

（1）劳动不应被认为是一项商品。

（2）结社权利。

（3）劳工应享有能维持合理生活水平的适当的工资。

（4）八小时工作日，四十八小时工作周。

（5）每周末至少休息二十四小时。

（6）废除雇佣童工。

（7）同工同酬。

（8）一个国家内，所有工人的经济待遇平等（移民和本国人一样）。

（9）设立监督制度，保证保护工人的法律得以实施。

可以看出，国际劳工组织的这九项原则中的大部分内容都与职业安全和职业健康有关。

1944年，第26届国际劳工大会在美国费城通过的《关于国际劳工组织的目标和宗旨的宣言》（《费城宣言》）重申了国际劳工组织的基本原则。

（1）劳动者不是商品。

（2）言论自由和结社自由是不断进步的必要条件。

（3）任何地方的贫困对一切地方的繁荣构成威胁。

（4）反对贫困的斗争需要各国在国内以坚持不懈的精力进行，还需要国际社会作持续一致的努力。

《费城宣言》明确，全人类不分种族、信仰或性别，在自由、尊严、经济保障和机会均等的条件下谋求物质福利和精神发展，为实现此目标而创造条件应成为各国和国际政策的中心目标。国际劳工组织有义务按照此目标来检查和考虑国际一切经济与财政政策和措施。《费城宣言》通过后作为《国际劳工组织章程》的附件，与《国际劳工组织章程》一起成为国际劳工组织开展活动的依据和指导性文件。

4. 国际劳工组织职责

国际劳工组织是联合国的一个专门机构，旨在促进社会公正和国际公认的人权和劳工权益。

国际劳工组织以公约和建议书的形式制定国际劳工标准，确定基本劳工权益的最低标准，其涵盖结社自由、组织权利、集体谈判、废除强迫劳动、机会和待遇平等以及其他规范整个工作领域工作条件的标准。

国际劳工组织主要对以下领域提供技术援助。

（1）职业培训和职业康复。

（2）就业政策。

（3）劳动行政管理。

（4）劳动法和产业关系。

（5）工作条件。

（6）管理发展。

（7）合作社。

（8）社会保障。

（9）劳动统计和职业安全卫生。

国际劳工组织倡导独立的工人和雇主组织发展并向这些组织提供培训和咨询服务。该组织实行"三方机制"原则，即各成员国代表团由政府2人，工人、雇主代表各1人组成，三方都参加各类会议和机构，独立表决。

5. 国际劳工组织与中国的关系

中国是国际劳工组织的创始成员国，也是该组织的常任理事国。

1971年，中华人民共和国恢复了在国际劳工组织的合法席位。1983年以前中国未参加该组织的活动。1983年6月，中国派出由劳动人事部部长率领的代表团出席了第69届国际劳工大会，正式恢复了在国际劳工组织的活动。自1983年至今，中国每年均派代表团出席各种会议，并积极参与该组织在国际劳工立法和技术合作方面的活动。近十几年来，中国与国际劳工组织的关系得到较大发展，开展了包括人员互访、考察、劳工组织派专家来华举办研讨会和讲习班、制订实施技术合作计划以及援助我国建立职业技术培训中心等各类活动。

中国批准的国际劳工公约涉及最低就业年龄、最低工资、工时与休息时间、海员劳动条件、男女同工同酬和残疾人就业等内容。截至 2024 年 10 月底，中国共批准 28 项国际劳工公约。

1985 年 1 月，国际劳工组织在中国设立派出机构——国际劳工组织北京局，负责与中国有关政府机关、工会组织、企业团体、学术单位等的联系，以及执行对中国的技术援助和合作项目。

二、世界卫生组织（WHO）

世界卫生组织是联合国下属的一个专门机构，总部设在瑞士日内瓦，只有主权国家才能参加，是国际上最大的政府间卫生组织。世界卫生组织的前身可以追溯到 1907 年成立于巴黎的国际公共卫生局和 1920 年成立于日内瓦的国际联盟卫生组织。第二次世界大战后，经联合国经济及社会理事会决定，64 个国家的代表于 1946 年 7 月在纽约举行了一次国际卫生会议，签署了《世界卫生组织组织法》。1948 年 4 月 7 日，该法得到 26 个联合国会员国批准后生效，世界卫生组织宣告成立。每年的 4 月 7 日成为"世界卫生日"。同年 6 月 24 日，世界卫生组织在日内瓦召开的第一届世界卫生大会上正式成立。

1. 世界卫生组织宗旨

世界卫生组织的宗旨是使全世界人民获得尽可能高水平的健康。世界卫生组织给健康下的定义为"身体、精神以及社会活动中的完美状态"。

2. 世界卫生组织目标

世界卫生组织的目标是为世界各地的人们创造一个更美好、更健康的未来。

世界卫生组织共有六个区域，194 个成员国，其工作人员在 150 多个办事处开展工作，共同致力增进世界各地每一个人的健康。

努力防治疾病，包括流感和艾滋病毒等传染病以及癌症和心脏病等非传染性疾病。

帮助母亲和儿童生存、繁荣，使他们能期待一个健康的老年。确保人们呼吸安全的空气，食用安全的食物，饮用安全的水，并确保他们使用安全的药物和疫苗。

3. 世界卫生组织会徽

世界卫生组织会徽是由 1948 年第一届世界卫生大会选定的。该会徽由一条蛇盘绕的权杖所覆盖的联合国标志组成。长期以来，由蛇盘绕的权杖系医学及医学界的标志。它起源于阿斯克勒庇俄斯的故事，古希腊人将其尊崇为医神，并且其崇拜涉及蛇的使用。

4. 世界卫生组织机构

（1）世界卫生大会。世界卫生大会是世界卫生组织的最高权力机构，每年5月在日内瓦召开一次。其主要任务是审议总干事的工作报告、规划预算、接纳新成员国和讨论其他重要议题。其执行委员会是世界卫生大会的执行机构，负责执行大会的决议、政策和委托的任务，它由32位有资格的卫生领域的技术专家组成，每位成员均由其所在的成员国选派，由世界卫生大会批准，任期三年，每年改选三分之一。根据世界卫生组织的君子协定，联合国安全理事会5个常任理事国是必然的执行委员会成员国，但席位第三年后轮空一年。常设机构秘书处下设非洲、美洲、欧洲、东地中海、东南亚、西太平洋6个地区办事处。

（2）委员会。委员会为WHO最高执行机构，每年举行两次全体会议。

（3）秘书处。世界卫生组织秘书处为WHO常设机构。

（4）地区组织。WHO分6个地区委员会及地区办事处（世界卫生组织非洲区域、世界卫生组织美洲区域、世界卫生组织东南亚区域、世界卫生组织欧洲区域、世界卫生组织东地中海区域、世界卫生组织西太平洋区域）。

（5）代表。世界卫生组织的专业组织有顾问和临时顾问、专家委员会（咨询团有47个，成员有2600多人，其中中国有96人）、全球和地区医学研究顾问委员会和合作中心。

5. 世界卫生组织与中国的关系

中国是世界卫生组织的创始国之一。1945年4月25日至6月26日，在旧金山会议上通过的《联合国宪章》中只字未提卫生工作的内容，也没提及要建立一个国际卫生机构。中国代表施思明注意到这个细节，于是会同巴西代表苏札提交了"建立一个国际性卫生组织的宣言"的提案，为创建世界卫生组织奠定了基础。1972年5月10日，第25届世界卫生大会通过决议，恢复了中华人民共和国在世界卫生组织的合法席位。此后，中国出席世界卫生组织历届大会和地区委员会会议，被选为执委会委员，并与世界卫生组织签订了关于卫生技术合作的备忘录和基本协议。1978年10月，中国卫生部长和世界卫生组织总干事在北京签署了"卫生技术合作谅解备忘录"，这是双方友好合作史上的里程碑。1981年，世界卫生组织在北京设立驻华代表处。1991年，中国卫生部部长陈敏章被世界卫生组织授予最高荣誉奖"人人享有卫生保健"金质奖章，他是被授予此奖的世界第一位卫生部部长。2017年7月5日下午，世界卫生组织向中国政府颁发"社会健康治理杰出典范奖"，以纪念中国爱国卫生运动开展65周年，表彰爱国卫生运动取得的辉煌成就。

三、国际职业卫生委员会（ICOH）

国际职业卫生委员会（ICOH）于 1906 年在意大利米兰成立，是一个国际性的非政府专业学会，其宗旨是促进职业健康与安全各个方面的科学进步和发展。如今，ICOH 由 105 个国家和地区 2000 多名专业成员组成，下设 37 个科学委员会，是全球职业健康领域领先的国际科学学会。ICOH 是联合国承认的非政府组织（NGO），与国际劳工组织和世界卫生组织有密切的工作关系。

ICOH 的官方语言是英语和法语，其最重要的活动是组织三年一度的世界职业卫生大会。

四、美国工业卫生协会（AIHA）

美国工业卫生协会（American Industrial Hygiene Association，AIHA），1939 年由美国职业医师协会中的一批非医师专业人员成立于美国弗吉尼亚州的福尔斯彻奇，是一个非营利性组织，有 75 个地方分支机构，12000 名会员，目前是全球最大的为职业及环境健康安全专业人士提供服务的非营利国际组织。

目前，AIHA 实施了四个实验室认证程序，分别是工业卫生实验室认证（IHLAP），环境铅实验室认证（ELLAP），办公室环境细菌、霉菌实验室认证（EMLAP），食品实验室认证（FOODLAP）。

AIHA 的主要活动有 3 个：一是拥有 75 年历史的美国工业卫生会议暨展览会（AIHce）；二是 AIHA 秋季大会；三是最近几年发展起来的亚太地区工业卫生及环境健康与安全年会及博览会。这 3 个会议的主要宗旨是为工业卫生领域的专业人士搭建一个高质量的学习与交流的平台，共同探讨行业前沿科技，关注各区域发展动态，交换最新资讯，发展潜在业务机会。

五、美国政府工业卫生学家协会（ACGIH）

美国政府工业卫生学家协会（American Conference of Government Industrial Hygienists，ACGIH）成立于 1938 年，是一个非营利的学术性协会，由致力促进工作场所职业卫生和安全的工业卫生学家或其他职业卫生安全相关专业人员组成，前身是 NCGIH（The National Conference of Governmental Industrial Hygienists），1946 年更名为 ACGIH。

ACGIH 设有委员会，目标是对已发表的、经过同行评议的科学文献进行述评后通过一定的程序制定和发布阈限值（threshold limit value，TLV）和生物接触指数（biological exposure indices，BEI），以帮助工业卫生师对工作场所中各种化学和物理因素的安全接触水平的决策。ACGIH 工作场所化学物质和物理因素 TLV 和 BEI 为世界公认权威和科学的限值之一，常被许多国家用作制定本国标准的重要依据。

六、美国国家职业安全卫生研究所（NIOSH）

美国国家职业安全卫生研究所（National Institute for Occupational Safety and Health，NIOSH）是由美国卫生、教育和福利部根据美国《职业安全卫生法》于1971年组建的。其宗旨是修订和制定新的职业安全卫生标准，培训职业安全卫生专业人员。

NIOSH 的总部设在华盛顿特区，在俄亥俄州辛辛那提市、西弗吉尼亚州摩根敦镇、宾夕法尼亚州匹兹堡、科罗拉多州丹佛市、阿拉斯加州安克雷奇市、华盛顿州斯波坎以及佐治亚州亚特兰大市都设有其研究实验室与办公室。NIOSH 是一个由多个专业组成的机构，内部职工超过1400人，他们代表多个行业，包括流行病学、医学、工业卫生、安全、心理学、工程学、化学和统计学。NIOSH 通过收集信息，进行科学研究，转换在产品与服务中信息，提供出国家级和世界领先的预防与工作有关的疾病、伤害、残疾与死亡措施。

NIOSH 的研究范围：有毒有害物质；粉尘；工业产物；生物（动物与植物）；噪声与振动，听力；电离辐射；紫外、可见光与红外辐射，照明；射频辐射；热环境；通风、空调与工艺过程；电动机；起重、运输与贮存设备，人力运输；各类事故；职业病理学劳动生理学，人机工程；劳动条件；职业危险预防的理论与分析；工业或各行业特殊部门的结合性研究。

第四节　职业病与职业相关疾病

一、职业病与职业相关疾病概论

（一）职业病

从广义上讲，职业病是指作业者在从事职业活动中，由接触职业性有害因素引起的所有疾病，但从法律角度出发，职业病有其特定的范围，仅指政府部门或立法机构根据生产力发展水平、经济状况、医疗水平等综合因素所规定的法定职业病，目前我国的法定职业病有十二大类135种。

国内外职业病防治医学专家已对职业病取得如下共识。

（1）病因明确。病因即职业危害因素，在控制病因或作用条件后，可以消除或减少发病。

（2）所接触的病因大多是可以检测的，而且其浓度或强度需要达到一定程度，才能使劳动者致病，一般接触职业病危害因素的浓度或强度与病因有直接关系。

（3）在接触同样有害因素的人群中，常有一定发病率，很少只出现个别病人。

（4）如能早期诊断，及早、妥善治疗与处理，预后相对较好，康复相对较容易。

（5）不少职业病目前世界上尚无特效根治方法，只能对症治疗减缓症状，所以，发现并确诊越晚疗效越差。

（6）职业病是可以预防的。

（7）在同一生产环境从事同一工种的人群中，人体发生职业性损伤的概率和程度也有极大差别，这主要取决于以下因素。

①遗传因素。患有某些遗传性疾病或有遗传缺陷的人，易受某些有毒物质的作用。

②年龄和性别的差异。妇女从事生产时所接触的危害因素会对胎儿、婴儿有影响，未成年人和老人易受危害因素的影响。

③缺乏营养可降低机体的抵抗力和康复能力。

④其他疾病和精神因素。患有皮肤疾病可增加皮肤吸收毒物的机会；患有肝脏疾病可影响对毒物的解毒功能等。

⑤不良生活方式或个人习惯。长期不合理膳食、吸烟、过量饮酒、缺乏锻炼和过度精神紧张等，都会加剧职业性损害。

以上统称为个体危险因素，具有个体危险因素，也称为易感者或高危人群，具有这些因素者更容易引起职业性损害。因此，根据职业病危害因素和职业病的特点，控制职业病必须从源头抓起，坚持预防为主。

（二）职业相关疾病

许多国家并不同意 ILO 对职业病的定义，而是把病因明确并可以给予工伤补偿的职业相关疾病称为职业病，即法定职业病；把如肌肉骨骼损伤等病因未明确但与职业有关的疾病称为工作相关疾病。

理论上，职业相关疾病是由多种原因引起的，具有 3 个条件：①职业因素是该病发生和发展的诸多因素之一，但不是唯一的病因，一般也不是直接病因；②职业因素影响了健康，促使潜在的疾病显露或加重已有疾病的病情；③通过改善工作条件，可使所患疾病得到控制或缓解。常见的与工作有关的疾病有矿工的消化性溃疡、建筑工的肌肉骨骼疾病（如腰背痛）等。

二、职业病诊断

职业病诊断主要包含下列 5 个原则。

（1）疾病的证据。

（2）职业暴露的证据。

（3）符合时序性。符合暴露在前、得病在后的时序性原则。

（4）符合人类流行病学已知的证据。

（5）排除其他可能致病的因素。

在诊断时，一些暴露的概念有一定参考意义。

①最低暴露水平。在暴露后能够导致职业病的最低水平，低于这个水平的暴露不可能引起职业病，最低暴露水平的概念对于有毒物质来说非常有用，但是对致癌和致敏的职业危害因素则不能制定最低暴露限值。

②最短暴露时间。在暴露后能引起出现职业病症状的最短时间，低于这个时间就不可能引起职业病。

③最长潜伏期。在暴露后终止暴露后，到出现职业病症状的最长时间，超过这个时间就不可能引起职业病。例如，在急性暴露于一氧化碳一年后，发生的急性心肌缺血是不可能归因于该次暴露的。

④最短发病期。从暴露到出现职业病的最短时间。低于这个时间，暴露是不可能导致职业病的。例如，在首次暴露石棉的一年内是不可能引起石棉肺癌的。

职业病诊断应当综合分析病人的职业史、职业病危害接触史和工作场所职业病危害因素情况、临床表现以及辅助检查结果等。没有证据否定职业病危害因素与病人临床表现之间的必然联系的，应当诊断为职业病。

第二章

工作场所常见的职业病危害因素

第一节　职业病危害因素分类

职业病危害因素是指职业活动中影响劳动者健康的、存在于生产工艺过程及劳动过程和生产环境中的各种危害因素的统称，主要包括化学、物理、生物等危害因素。职业病危害因素根据分类标准不同，可有不同的分类方法。

一、按照职业病危害因素来源分类

职业病危害因素按照来源分为生产工艺过程中产生的有害因素、劳动过程中的有害因素和生产环境中的有害因素三大类。

（一）生产工艺过程中产生的有害因素

生产工艺过程中产生的有害因素包括化学因素、物理因素及生物因素。

1. 化学因素

包括有毒物质和生产性粉尘。

（1）有毒物质。有毒物质包括金属与类金属（如铅、锰、汞等）、刺激性气体（如二氧化硫、氯、二氧化氯等）、窒息性气体（如硫化氢、一氧化碳、甲烷、氮气等）、有机溶剂（如苯、三氯乙烯、正己烷等）和有机磷农药等。

（2）生产性粉尘。生产性粉尘按照粉尘的性质分为无机粉尘、有机粉尘和混合性粉尘。

①无机粉尘包括矿物性粉尘（如硅尘、石棉尘、滑石粉尘、煤尘等），金属性粉尘（如铅、锰、铁、锌等）及其化合物，人工无机粉尘（如水泥粉尘、玻璃纤维尘等）。

②有机粉尘包括动物性粉尘（如皮毛粉尘、骨粉尘等），植物性粉尘（如棉尘、谷物粉尘、木尘、茶尘等），人工有机粉尘（如环氧树脂粉尘、橡胶粉尘、人造有机

纤维粉尘等）。

③混合性粉尘在生产环境中以单纯一种粉尘形式存在的情况较少见，大多数情况下以两种以上的混合性粉尘形式存在。

2. 物理因素

（1）噪声、振动。

（2）异常气象条件，如高温、高湿、低温。

（3）异常气压，如高气压、低气压。

（4）非电离辐射，如紫外辐射、射频辐射、激光等。

（5）电离辐射，如 α 粒子、β 射线、X 射线、γ 射线等。

3. 生物因素

（1）致病微生物，如皮毛上的炭疽杆菌、布鲁氏菌属，森林脑炎病毒，霉变甘蔗渣和草尘上的真菌或真菌孢子之类，医务工作者可能接触到的生物传染性病原体等。

（2）寄生虫，如钩虫、蜱类、螨类。

（3）某些动植物产生的刺激性、毒性或变态反应性生物活性物质，如鳞片、粉末、粪便、毒性分泌物、酶或蛋白质和花粉等。

（4）禽畜血吸虫尾蚴、蚕丝、蚕蛹、桑毛虫等。

（二）劳动过程中的有害因素

（1）劳动组织制度和作息制度不合理。

（2）职业心理紧张。

（3）劳动强度过大或生产定额不当，如安排的作业与劳动者生理状况不相适应等。

（4）个别器官或系统过度紧张，如视力紧张等。

（5）长时间不良体位、姿势或使用不合理的工具等。

（三） 生产环境中的有害因素

（1）自然环境因素，如炎热季节的太阳辐射产生的高温。

（2）厂房建筑或布局不合理，如采光照明不足，通风不良，有毒与无毒、高毒与低毒作业安排在同一车间内等。

（3）作业环境空气污染，如硫酸厂泄漏了二氧化硫，处于下风侧的无毒生产岗位的工人吸入了一氧化硫。

但在实际工作场所，往往同时存在多种有害因素，对职业人群的健康可能产生联合影响。

二、按照导致职业病危害直接原因分类

根据《关于印发〈职业病危害因素分类目录〉的通知》（国卫疾控发〔2015〕92号），职业病危害因素分为粉尘、化学因素、物理因素、放射性因素、生物因素和其他因素六大类共459种，包括52种粉尘、375种化学因素、15种物理因素、8种放射性因素、6种生物因素和3种其他因素。除了其他因素，其他各类均设置开放性条款，即可导致职业病的其他危害因素。

第二节　职业病危害因素识别方法

一、职业病危害因素识别目的、意义及原则

（一）职业病危害因素识别目的

职业病危害因素识别是评价工作场所职业病危害程度以及其他评价内容的重要基础，只有对工作场所中职业病危害因素及其特征进行充分、准确的识别，才能对职业病危害因素的危害程度和接触水平进行准确评估，才能对职业病防治的可行性与有效性做出科学的评价。

（二）职业病危害因素识别意义

（1）职业病危害因素识别可以为分析和确定工作场所存在的职业病危害作业工种（岗位）及其接触地点、接触方式、接触时间与频度等，以及分析和确定工作场所存在的职业病危害因素及其可能引起的职业病及其他健康影响提供基础依据。

（2）职业病危害因素识别可以确定工作场所职业病危害因素的发生（扩散）源、发生（扩散）方式以及发生（扩散）量等，从而为分析和评价职业病防护设施设置的符合性或有效性等提供基础依据。

（3）职业病危害因素识别可以确定工作场所存在职业病危害因素的发生方式（泄漏、逸出或聚集等）与发生地点等，从而为分析和评价工作场所应急救援设施设置的符合性或有效性提供基础依据。

（4）职业病危害因素识别可以为分析和评价工作场所总体布局、工艺设备布局以及建筑卫生学等的符合性提供基础依据。

（三）职业病危害因素识别原则

识别工作场所可能存在的职业病危害因素，对存在的各种职业病危害因素进行定

期检测、工程防护等措施降低其对作业者的健康影响，保护作业人员的健康。

（1）根据使用的物品（如原辅材料、成品半成品等）识别。原辅材料是工作场所中产生职业病危害因素最主要的原因之一，一般来说，当企业购进原辅材料时，会附带该材料的化学品安全技术说明书（MSDS），该说明书上会详细记录该材料中所含的化学毒物的种类、含量等内容，使用时应保存每种原辅材料的化学品安全技术说明书，以作为辨识职业病危害因素的主要依据。

原辅材料分析是进行职业病危害因素识别的重要环节，一般来说，应调查原辅材料的种类与数量、形态、理化特性、杂质、产地、毒性资料与质检报告资料等信息，通过这些信息识别分析可能存在的职业病危害因素。

产品也可能是职业病危害因素之一，企业的产品一般比较固定，通常通过了解企业产品的种类和数量等，对照职业病危害因素目录和限值标准，筛查其是否在职业病危害因素目录中以及是否制定了职业接触限值，如果制定了职业接触限值，应将其列为职业病危害因素检测的项目。

（2）根据生产机器设备和生产工艺流程中产生的有害成分进行识别。生产设备可能是产生职业病危害因素尤其是物理因素的来源之一，如噪声、高温、微波辐射等，应了解企业使用的生产设备型号、种类等，判断其是否产生噪声、高温等职业病危害因素。

企业生产过程中会产生各种各样的职业病危害因素，如噪声、粉尘、化学毒物等，应为不同的职业病危害因素监测提供依据。生产方式、工艺、生产条件等可能产生的职业病危害因素不尽相同。生产过程的自动化程度不同，产生的职业病危害因素程度也不同，应了解企业生产工艺流程，识别出生产工艺流程中的职业病危害因素类别以及危害程度。通过对生产过程的分析，掌握并了解在生产过程中产生的副产品及其他有毒有害物质的种类、数量，识别和分析可能产生的职业病危害因素。

企业应掌握本企业内各作业场所职业病危害因素的种类和浓度，要了解每种职业病危害因素的接触人数、接触时间、接触方式等信息，以便能够清楚掌握每个作业工人可能接触的职业病危害因素，为进行职业病危害因素监测和职业健康体检提供重要依据。

（3）查阅文献资料、类比同行业进行识别。企业可以通过查阅文献资料，了解本企业原辅材料或生产工艺过程等可能产生的职业病危害因素或者咨询或借鉴同类行业职业病危害因素识别结果，结合本企业实际情况，确定企业产生的职业病危害因素。

（4）通过委托职业卫生技术服务机构对工作场所职业病危害因素进行检测来识别。企业也可以委托具有相关资质的职业卫生技术服务机构对本企业产生的职业病危害因素进行识别和分析。职业卫生技术服务机构具有一定的专业能力和专业的仪器设备，因此能够更全面地对企业产生的职业病危害因素进行识别。对于不能准确提供成分的原辅材料，职业卫生技术服务机构可以借助专业仪器设备对原辅材料或工作场所空气中的有毒有害物质进行定性分析识别。企业应根据职业卫生技术服务机构的要求提供相关资料，并协助职业卫生技术服务机构开展现场调查。

二、职业病危害因素识别方法分类

1. 经验对照法

经验对照法是职业卫生评价人员依据其掌握的相关专业知识和实际工作经验，对照职业卫生有关法律、法规，借助经验和判断能力直观地对评价对象的职业病危害因素进行分析的方法。该方法主要适用于一些传统行业中采用传统工艺的工作场所的职业病危害因素识别，其优点是简便易行，缺点是识别准确性受评价人员知识面、经验和资料的限制，易出现遗漏和偏差。为弥补上述不足，可采用召开专家座谈会的方式交流意见、集思广益，使职业病危害因素识别结果更加全面、可靠。

2. 类比法

类比法通过对与拟评价建设项目相同或者相似的企业或场所的职业卫生调查、工作场所职业病危害因素浓度（强度）检测，类推拟评价建设项目接触职业病危害因素作业工种（岗位）的职业病危害因素预期接触水平。

类比法是建设项目职业病危害预评价工作中最常用的职业病危害因素识别方法。在实际工作中，完全相同的类比对象是十分难找的。因此，用类比法进行定量分析时，应根据企业生产规模、工程与卫生防护特征、生产管理以及其他因素等实际情况进行适当的修正。

3. 系统工程分析法

系统工程分析法是指运用工程分析的思路和方法，在全面、系统分析建设工程概况、建设地点、建设项目所在地自然环境、总体布局、生产工艺、生产设备及布局、生产过程中使用的原辅材料产品与副产品、车间建筑设计卫生学、职业病危害工程防护技术措施等的基础上，识别和分析建设项目存在或可能存在的职业病危害因素的种类、存在环节、岗位分布及潜在接触水平的一种方法。在应用新技术、新工艺的建设项目找不到类比对象与类比资料时，利用工程分析法来识别职业病危害因素是最有说服力的。

用系统工程分析法进行职业病危害因素识别与分析，必须从系统工程分析的角度全面剖析建设项目产生或可能产生的职业病危害因素，无论是收集资料还是现场调研，都必须认真、仔细、全面、到位，否则会因为某些粗心或疏漏影响职业病危害因素识别与分析的准确性。

4. 检测检验法

检测检验法是依据国家职业卫生相关检测规范和方法，通过现场检测和实验室分析，对化学因素、物理因素及通风条件参数等进行检测，对照职业卫生相关标准对工作场所职业病危害防护设施的效果及化学因素、物理因素的浓度（强度）进行分析与评价。

在建设项目职业病危害控制效果评价、工作场所职业病危害因素检测与评价以及建设项目职业病危害预评价类比调查等工作中，通常对已知职业病危害因素进行采样测定，属定量评价范畴。而用先进仪器设备对工作场所可能存在的职业病危害因素进行定性分析，则属于定性识别范畴。如用气相色谱质谱分析仪对工作场所空气中有害物质进行定性与定量分析，可以识别出来一些工程分析法、经验法等难以发现的有害因素。

目前，一些工业化学品供货商为推销产品，常常打出环保产品、绿色产品的旗号，或出于配方保密的原因仅提供商品名和产品代号，导致使用者对这些化学品组分并不了解，对可能产生的职业病危害认识不足。对于此种情况，实测法就能发挥较大的优势。因此，检测检验法对识别生产与使用含混合有机溶剂的涂料、胶黏剂等工作场所的职业病危害因素十分有效。检测检验法所得结果客观真实，往往是建设项目职业病危害评价结论和职业卫生监督结论的重要依据。其优点是应用现代检测检验技术能够真实、准确地反映类比现场及验收现场职业病危害因素的种类、浓度或强度，为职业病危害定性、定量评价提供科学的技术依据。缺点是投入的人力物力大，时间长，测定项目不全或检测结果出现偏差时易导致识别结论的错误或遗漏。在采用检测检验法进行职业病危害因素检测时应当注意的是，在识别与分析职业病危害因素时，检测检验实验室必须具有完善的质量保证体系，并通过计量认证，以确保实验室的检测检验数据真实、可靠、准确、公正。

三、职业病危害因素识别注意事项

1. 工程分析应深入

工程分析是工作场所职业病危害识别的重要程序和方法。但需要注意的是，受评价人员自身的专业知识、工程学知识和工作经验不足等诸多因素的影响，以及对工作场所的了解和分析不够详细和深入，工程分析可能不全面，不能找出所有产生职业病危害因素的工艺环节和接触岗位，造成职业病危害因素的识别遗漏。

因此，在评价过程中，评价人员应当认真研读有关技术资料，通过查阅文献资料、现场调查等手段，弄清每个工艺的过程和特征，掌握每个工艺过程中使用的原辅材料和产生的中间产品、产品的种类和名称，熟悉每个工序的操作方式和工作状态，防止职业病危害因素识别的错、漏、差、缺。

2. 类比工程应选择适当

类比法是职业病危害因素识别的一种重要方法。类比工程与评价对象之间的相似度越高，相关性越强，可比性就越强，评价的准确度就越高。因此，正确选择类比对象对职业病危害因素的识别与评价非常重要。但在实际应用中，找到完全一致的工程项目几乎是不可能的。当评价对象与类比工程之间在原辅材料、生产设备、生产工艺、生产规模等方面存在差别时，可能出现职业病危害因素的种类及职业病危害程度不同的情况，此时运用类比法会使评价结论出现偏差，导致职业病危害因素识别不清，此时需要通过工程分析、现场调查等手段对评价结果进行补充和修正。

3. 不能忽略劳动过程和生产环境中的职业性有害因素

如前文所述，职业病危害因素按其来源可分为三类：生产工艺过程中产生的有害因素、劳动过程中的有害因素、生产环境中的有害因素。在实际工作中，生产工艺过程中产生的职业病有害因素常常被重点考虑评价，致使劳动过程中和工作环境中的有害因素被忽视。如不合理的劳动组织制度和作息制度，作业人员长时间处于不良体位，作业场所通风不良、采光照明不足等，这些职业病危害因素同样可以导致职业性危害。但由于在识别过程中的考虑不全面，因而评价工作不完整。

4. 职业病危害因素识别应主次分明

全面识别职业病危害因素的目的是尽可能多地识别出工作场所包含的职业病危害因素，而筛选主要职业病危害因素则是为了去粗取精，抓住重点环节和主要危害因素。但在实际工作中经常出现职业病危害因素识别过多、过细等，以致到最后很难对职业病危害因素进行评价，或者即使评价了也无法下结论的情况。因此，职业病危害因素识别应做到主次分明，避免出现无法下结论的尴尬局面。

5. 不能忽视特殊环境下的职业病危害因素识别

在实际职业病危害因素识别工作中，人们往往更关注正常生产状态下的职业病危害因素识别，而时常忽略特殊工作环境中职业病危害因素的识别问题。据中国化学品安全协会法规标准部的调查资料《2008—2021 年我国危险化学品特殊作业事故统计分析》揭示，我国近年来发生的硫化氢和一氧化碳急性职业中毒事故中，50% 以上是发生在密闭空间作业过程，进行异常运行、维修作业时此类事故也多有发生。因此，为使职业病危害因素识别工作更加全面，在进行职业病危害因素识别工作时应特别注意对特殊环境的职业病危害因素识别。

特殊环境情况通常包括密闭空间、异常运行、维修等。

（1）密闭空间职业病危害因素识别。密闭空间是指与外界相对隔离，进出口受限，自然通风不良，足够容纳1人进入并从事非常规非连续作业的有限空间（如炉、塔、釜、槽车及管道、烟道、隧道、下水道、沟、坑、井、池、涵洞、船舱、地下仓库、储藏室、地窖、谷仓等）。

密闭空间存在的职业病危害主要表现在缺氧窒息和急性职业中毒两方面。

密闭空间在通风不良状况下，下列因素可能导致空气中氧气浓度下降：①可能残留的化学物质或容器壁本身的氧化反应导致空气中氧的消耗；②微生物的作用导致空间内氧浓度降低；③氮气吹扫置换后残留比例过大；④劳动者在密闭空间中从事电焊、动火等耗氧作业；⑤工作人员在密闭空间滞留时间过长，自身耗氧导致空间内氧浓度降低。

密闭空间中的有毒物质可由下列原因产生：①盛装有毒物质的罐槽等容器未能彻底清洗、残留液体蒸发或残留气体未被吹扫置换；②密闭空间内残留物质发生化学反应，造成化学毒物聚集；③密闭空间内残留的化学物质吸潮后产生有毒物质；④密闭空间内有机质被微生物分解，产生如硫化氢、氨气等有毒物质；⑤在密闭空间内进行电焊等维修作业，导致产生高浓度的氮氧化物；⑥在密闭空间内进行油漆作业，产生大量有机溶剂气体；⑦周围相对密度较大的有毒气体在密闭空间内聚集。

职业病危害因素识别要点：①重点关注密闭空间通风换气问题；②全面分析可能产生有毒气体的原因，从密闭空间建造材料、可能残留物、外来物化学性质、化学反应及微生物作用等多方面考虑，分析有毒化学物质产生和聚集的机理（如通风不良的化粪池、下水道、集水井易导致硫化氢气体聚集，含砷矿渣遇水后产生砷化氢气体，容器内从事电焊维修导致氮氧化物聚集等）；③注意密闭空间所处周围环境，如果密闭空间所处的周围环境有产生有害气体的条件，应考虑有害气体向密闭空间聚集的可能，特别是相对密度较大的硫化氢气体较易向低洼的密闭空间沉积。

（2）异常运行情况下职业病危害因素识别。在生产线（装置）试生产或调试期间，往往存在特殊的职业病危害问题，许多急性职业中毒事故就发生在此阶段。试生产或调试期间职业病危害因素识别应充分考虑装置泄漏、仪表失灵、连锁装置异常、卫生防护设施运转不正常等异常情况导致的职业病危害因素问题，应做好应急救援准备和个人防护。

生产线（装置）异常开车、停车或紧急停车往往会导致生产工艺参数的波动，从而出现一些非正常生产情况下的职业病危害问题，对于这类问题，应根据建设项目生产装置、工艺流程等情况具体分析。特别是连续生产的化工企业，必须配备必要的泄险容器和设备。对异常开车、停车或紧急停车情况下的职业病危害因素识别，应充分考虑装置在紧急情况下安全处置能力和防护设施的承受能力问题，根据假设的各种异常情况逐项排查，全面识别。当某些设备发生事故时，往往伴随有毒物质的异常泄漏与扩散，这也常常是急性职业中毒的主要原因之一，应予以重点关注。

进行设备事故时的职业病危害因素识别，可通过查阅建设项目的职业卫生评价报告，了解设备事故的类型及可能导致的毒物泄漏与扩散情况，并用事故后果模拟分析法（如有毒气体半球扩散数学模型）等评估事故导致有毒物质泄漏影响的范围与现场有毒物质浓度（定量识别），为制定事故应急救援预案提供依据。

（3）维修时职业病危害因素识别。随着生产装置技术的进步，自动化、密闭化程度的增加，很多生产装置在正常生产工况下的职业病危害基本能得到有效控制，但是在设备装置维修时却存在一些难以控制的职业病危害问题。如目前现代化的燃煤火力发电厂自动化程度高，生产过程中存在的有毒物质和粉尘等职业病危害基本得到了控制。但在锅炉维修过程中，还存在硅尘、氢氟酸、亚硝酸、放射线和高温等多种较为严重的职业病危害因素。因此，在建设项目职业病危害因素识别时应予重视。

（4）工程项目建设期职业病危害因素识别。任何项目在建设期间都存在较为严重的职业病危害问题，甚至某些项目职业病危害主要集中在建设期。如水电站的建设，在勘探、建设期间存在较为严重的硅尘、水泥尘、电焊尘等职业病危害因素，而在进入运行期后，职业病危害因素则大为减少。可见，建设项目建设期间职业病危害因素识别与防护仍然是职业卫生工作不容忽视的问题。

另外，高原地区的职业病危害因素识别要注意不同因素的协同作用（如低气压环境中的缺氧除可导致高原病外，还可加重噪声的致耳聋作用、一氧化碳和硫化氢等的窒息作用；高寒环境除可导致冻伤外，可加重振动的职业危害；强烈的紫外线除可导致皮肤和眼部病变外，还可诱发化学物质的致敏作用等）。

第三节 电力行业职业病危害因素识别

电力行业主要包括 4 个生产环节：①发电，包括火力发电、水力发电、核能和其他能源发电；②输电，包括交流输电和直流输电；③变电；④配电。本节依据《中华人民共和国职业病防治法》和《职业病危害因素分类目录》（国卫疾控发〔2015〕92 号），对电力工程的职业病危害因素进行了梳理，包括生产过程、劳动作业和检修过程中的职业病危害因素。

一、生产过程中的职业病危害因素

1. 燃煤电厂可能产生的主要职业病危害因素

粉尘：煤尘、硅尘、石灰石粉尘、石膏尘和其他粉尘等。

化学因素：一氧化碳、二氧化硫、氮氧化物、氨、硫化氢、盐酸、氢氧化钠、次氯酸钠、六氟化硫及其分解产物、氢氧化钙等。

物理因素：噪声、振动、高温、低温、工频电场和工频磁场。

燃煤电厂生产过程中可能存在的职业病危害因素及分布情况见表2-1。

表2-1 燃煤电厂生产过程中主要职业病危害因素一览表

序号	单元	岗位	工作场所/设备	工作内容	职业病危害因素
1	运煤系统	卸储煤值班员	翻车机、卸船机、斗轮堆料机、推煤机、煤场等	燃料装卸、堆取、煤场管理等	煤尘、噪声、高温、低温
		输煤值班员	输煤皮带、皮带电机、碎煤机、滚轴筛、燃料集控室	输煤皮带及相应设备巡检、监盘等	煤尘、噪声
		输煤保洁工	输煤栈桥	输煤栈桥清扫	煤尘、噪声、高温、低温
		燃料化验员	煤场、制样间、煤化验室	煤采样、制样、化验等	煤尘、噪声
		地磅员	地中衡控制室	汽车运输的燃料称重	煤尘、噪声
2	锅炉系统	锅炉、汽机房保洁工	锅炉房、汽机房	地面及设备灰尘清理	粉尘、噪声、高温、一氧化碳、二氧化硫、氮氧化物、硅尘
		锅炉运行值班	锅炉及其辅机、运行集控室	锅炉及其辅助设备巡检、监盘	粉尘、噪声、振动、高温、一氧化碳、二氧化硫、氮氧化物、硅尘、柴油
3	汽轮机系统	汽轮机运行值班员	值长、单元长、机组长、主控制员、巡检员	汽轮机及辅机、运行集控室	汽轮机及其辅助设备巡检、监盘	噪声、高温
4	电气系统	电气值班员	发电机、主变压器、厂用变压器、配电室/箱、柴油发电机室、集控室等	设备巡检、监盘	工频电场、高温、噪声、一氧化碳、二氧化硫、氮氧化物、六氟化硫及其分解产物、柴油
5	除灰渣系统	除灰值班员	灰库及其操作室	卸灰操作	硅尘、噪声
		除渣值班员	渣仓及其操作室	卸渣操作	硅尘、噪声、高温
		电除尘值班员	除尘器、除灰渣集控室	除器巡检、监盘	硅尘、噪声、高温

表 2-1（续）

序号	单元	岗位	工作场所 / 设备	工作内容	职业病危害因素
6	供排水及水处理系统	电厂水处理值班员	水处理车间、酸碱罐区、计量间、水泵间、加药间、水处理集控室等	水处理设备巡检、加药、监盘	噪声、盐酸、硫酸、氢氧化钠、氨、肼（联氨）、二氧化氯、氯、硫化氢、氧化钙、其他粉尘
		电厂水化验员	水化验室	水质分析实验	酸、碱等
		油务员	油化验室	油质分析实验	酸、碱、有机溶剂等
		水处理保洁工	水处理建筑	地面清扫	噪声、其他粉尘
7	脱硫系统	脱硫值班员	石灰石装卸料处、吸收塔、氧化风机、浆液循环泵、石膏脱水机、石膏库	装卸料时溢出、设备运行	石灰石粉尘、石膏粉尘、噪声、高温、一氧化碳、氮氧化物、二氧化硫
8	脱硝系统	脱硝值班员	氨站或尿素存仓、脱硝反应器、脱硝控制室	设备巡检	氨或尿素、噪声、一氧化碳、氮氧化物、二氧化硫
9	辅助生产系统	灰渣场值班员	灰渣场	巡视	硅尘

2. 燃机电厂可能产生的主要职业病危害因素

化学因素：甲烷、一氧化碳、二氧化硫、氮氧化物、氨、硫化氢、盐酸、氢氧化钠、次氯酸钠、六氟化硫及其分解产物等。

物理因素：噪声、振动、高温、工频电场和工频磁场。

燃机电厂生产中可能存在的职业病危害因素及分布情况见表 2-2。

表 2-2　燃机电厂生产过程中主要职业病危害因素一览表

序号	单元	岗位	工作场所 / 设备	工作内容	职业病危害因素
1	燃料运输系统	燃料运输值班员	空气压缩机、气体调压装置、气体输送管道、各类机泵等	相应设备巡检、监盘、管理等	甲烷、噪声
2	余热锅炉系统	锅炉运行值班	锅炉及其辅机、运行集控室	锅炉及其辅助设备巡检、监盘	噪声、高温、一氧化碳、二氧化硫、氮氧化物
3	汽轮机系统	汽轮机运行值班员	汽轮机及辅机、运行集控室	汽轮机及其辅助设备巡检、监盘	噪声、高温

（值长、单元长、机组长、主控制员、巡检员）

表 2-2（续）

序号	单元	岗位		工作场所/设备	工作内容	职业病危害因素
4	电气系统	电气值班员	值长、单元长、机组长、主控制员、巡检员	发电机、主变压器、厂用变压器、配电室/箱、柴油发电机室、集控室等	设备巡检、监盘	工频电场、工频磁场、高温、噪声、一氧化碳、二氧化硫、氮氧化物、六氟化硫及其分解产物
5	供排水及水处理系统	电厂水处理值班员		水处理车间、酸碱罐区、计量间、水泵间、加药间水处理集控室等	水处理设备巡检、加药、监盘	噪声、盐酸、硫酸、氢氧化钠、氨、次氯酸钠、硫化氢、氧化钙
		电厂水化验员		水化验室	水质分析实验	酸、碱等
		油务员		油化验室	油质分析实验	酸、碱、有机溶剂等
		水处理保洁工		水处理建筑	地面清扫	噪声、其他粉尘
6	脱硝系统	脱硝值班员		氨站或尿素存仓、脱硝反应器、脱硝控制室	设备巡检	氨或尿素、噪声、一氧化碳、氮氧化物、二氧化硫

3. 生活垃圾焚烧及生物质燃烧发电厂可能产生的主要职业病危害因素

粉尘：石灰石粉尘、活性炭粉尘、电焊烟尘、其他粉尘。

化学因素：一氧化碳，二氧化硫，氮氧化物，氨，硫化氢，盐酸，氢氧化钠，六氟化硫，氟化氰，氰化氢，汞、铅、镉及其化合物，二氧化锡，甲烷，甲硫醇，二噁英，呋喃。

物理因素：噪声、振动、高温、工频电场和工频磁场。

生活垃圾焚烧及生物质燃烧发电厂生产过程中可能存在的职业病危害因素及分布情况见表 2-3。

表 2-3　垃圾焚烧及生物质燃烧发电厂生产过程中主要职业病危害因素一览表

序号	单元	岗位	工作场所/设备	工作内容	职业病危害因素
1	燃料运输系统	地磅房值班员	垃圾车、地磅等	燃料卸料、堆取、称重、管理等	粉尘、噪声、硫化氢、氨、甲硫醇、次氯酸钠溶液
		垃圾吊操作工	垃圾吊、垃圾大厅	起重机控制室内接触远程操控设备（包括计算机、显示器、键盘、鼠标等），卸料大厅接触垃圾车等	

表 2–3（续）

<table>
<tr><th>序号</th><th>单元</th><th colspan="2">岗位</th><th>工作场所 / 设备</th><th>工作内容</th><th>职业病危害因素</th></tr>
<tr><td rowspan="2">2</td><td rowspan="2">垃圾焚烧系统</td><td colspan="2">焚烧炉、汽机房保洁工</td><td>焚烧炉房、汽机房</td><td>地面及设备灰尘清理</td><td>粉尘、噪声、高温、一氧化碳、二氧化硫、一氧化氮、二氧化氮</td></tr>
<tr><td>焚烧炉运行值班</td><td rowspan="3">值长、单元长、机组长、主控制员、巡检员</td><td>焚烧炉及其辅机、运行集控室</td><td>焚烧炉及其辅助设备巡检、监盘</td><td>噪声、高温、一氧化碳、二氧化硫、氮氧化物、硫化氢、氨、柴油、各种重金属（汞、铅、镉）、二氧化锡、氰化氢、二噁英</td></tr>
<tr><td>3</td><td>汽轮机系统</td><td>汽轮机运行值班员</td><td>汽轮机及其辅机、运行集控室</td><td>汽轮机及其辅助设备巡检、监盘</td><td>噪声、高温</td></tr>
<tr><td>4</td><td>电气系统</td><td>电气值班员</td><td>发电机、主变压器、厂用变压器、配电室/箱、柴油发电机室、集控室等</td><td>设备巡检、监盘</td><td>工频电场、高温、噪声、一氧化碳、二氧化硫、氮氧化物、六氟化硫及其分解产物</td></tr>
<tr><td rowspan="3">5</td><td rowspan="3">除灰渣系统</td><td colspan="2">除灰值班员</td><td>灰库及其操作室</td><td>卸灰操作</td><td>硅尘、噪声、高温</td></tr>
<tr><td colspan="2">除渣值班员</td><td>渣仓及其操作室</td><td>卸渣操作</td><td>硅尘、噪声、高温</td></tr>
<tr><td colspan="2">电除尘值班员</td><td>除尘器、除灰渣集控室</td><td>除尘器巡检、监盘</td><td>硅尘、噪声、高温</td></tr>
<tr><td rowspan="4">6</td><td rowspan="4">供排水及水处理系统</td><td colspan="2">电厂水处理值班员</td><td>水处理车间、酸碱罐区、计量间、水泵间、加药间、水处理集控室等</td><td>水处理设备巡检、加药、监盘</td><td>噪声、盐酸、硫酸、氢氧化钠、氨、二氧化氯、氯、硫化氢、氧化钙、其他粉尘</td></tr>
<tr><td colspan="2">电厂水化验员</td><td>水化验室</td><td>水质分析实验</td><td>酸、碱等</td></tr>
<tr><td colspan="2">油务员</td><td>油化验室</td><td>油质分析实验</td><td>酸、碱、有机溶剂等</td></tr>
<tr><td colspan="2">水处理保洁工</td><td>水处理建筑</td><td>地面清扫</td><td>噪声、其他粉尘</td></tr>
<tr><td>7</td><td>烟气处理系统</td><td colspan="2">烟气处理值班员</td><td>石灰粉、活性炭装卸料处、吸收塔、氧化风机、浆液循环泵、布袋除尘器</td><td>装卸料时溢出、设备运行</td><td>噪声、高温、氢氧化钙、石灰粉尘、活性炭粉尘、二氧化硫、二氧化氮、硫化氢、氨、各种重金属（汞、铅、镉）、二氧化锡、氰化氢、二噁英</td></tr>
<tr><td>8</td><td>污水处理系统</td><td colspan="2">污水处理值班员</td><td>渗沥液处理、生活污水处理等，加料处、污水处理池</td><td>渗沥液处理、物料投加等</td><td>硫化氢、甲烷、氨、氯化氢、氢氧化钠</td></tr>
<tr><td>9</td><td>辅助生产系统</td><td colspan="2">灰渣场值班员</td><td>灰渣场</td><td>巡视</td><td>硅尘</td></tr>
</table>

4. 生物质发电厂可能产生的主要职业病危害因素

粉尘：稻物粉尘、石灰粉尘、活性炭粉尘、电焊烟尘、其他粉尘。

化学因素：一氧化碳、二氧化硫、氮氧化物、氨、硫化氢、盐酸、氢氧化钠、六氟化硫。

物理因素：噪声、振动、高温、工频电场和工频磁场。

生物质发电厂生产过程中主要职业病危害因素见表2-4。

表2-4　生物质发电厂生产过程中主要职业病危害因素一览表

序号	单元	岗位		工作场所/设备	工作内容	职业病危害因素
1	燃料运输系统	燃料运输工		运输车等	解袋、燃料储存、落料斗口、燃料输送、料仓供料巡视、清洁	稻物粉尘（稻壳尘和秸秆尘）、微生物（真菌和嗜热放线菌孢子）、噪声、高温（夏季露天操作）
		卸料操作工		料仓落料斗	原料装卸、清洁、管理等	
2	锅炉燃烧系统	锅炉、汽机房保洁工		锅炉房、汽机房	地面及设备灰尘清理	粉尘、噪声、振动、高温、一氧化碳、二氧化硫、一氧化氮、二氧化氮、柴油
		锅炉运行值班	值长、单元长、机组长、主控制员、巡检员	锅炉及其辅机、运行集控室	锅炉及其辅助设备巡检、监盘	噪声、高温、振动、一氧化碳、二氧化硫、氮氧化物
3	汽轮机系统	汽轮机运行值班员		汽轮机及辅机、运行集控室	汽轮机及其辅助设备巡检、监盘	噪声、高温
4	电气系统	电气值班员		发电机、主变压器、厂用变压器、配电室/箱、柴油发电机室、集控室等	设备巡检、监盘	工频电场、高温、噪声、一氧化碳、二氧化硫、一氧化氮、二氧化氮、六氟化硫及其分解产物
5	除灰渣系统	除灰值班员		灰车及其操作室	卸灰操作	硅尘、噪声、高温
		除渣值班员		渣仓及其操作室	卸渣操作	硅尘、噪声、高温
		电除尘值班员		除尘器、除灰渣集控室	除尘器巡检、监盘	硅尘、噪声、高温
6	供排水及水处理系统	电厂水处理值班员		水处理车间、酸碱罐区、计量间、水泵间、加药间、水处理集控室等	水处理设备巡检、加药、监盘	噪声、盐酸、硫酸、氢氧化钠、氨、二氧化氯、氯、硫化氢、氧化钙、其他粉尘
		电厂水化验员		水化验室	水质分析实验	酸、碱等
		水处理保洁工		水处理建筑	地面清扫	噪声、其他粉尘
7	烟气处理系统	烟气处理值班员		石灰粉、吸收塔、氧化风机、浆液循环泵、布袋除尘器	装卸料时溢出、设备运行	噪声、高温、氢氧化钙、石灰粉尘、二氧化硫、氮氧化物、氨

表 2-4（续）

序号	单元	岗位	工作场所/设备	工作内容	职业病危害因素
8	污水处理系统	污水处理值班员	加料处、污水处理池	废水处理、生活污水处理等	硫化氢、甲烷、氨、氯化氢、氢氧化钠
9	辅助生产系统	灰渣场值班员	灰渣场	巡视	硅尘

二、劳动作业过程中的职业病危害因素

发电厂劳动过程中可能存在的职业性有害因素主要包括：不合理的生产组织和作息制度，以及显示装置、控制台、座椅等不符合人机工程学的设计。

发电厂生产组织大多采用五班三运转或五班四运转制，每班工人工作时长为 6~8 h，工人可得到较为充分的休息，生产作业和作息制度不合理造成的对工人健康的损害较小。

发电厂自动化程度较高，工人工作时多数时间在控制室从事视屏操作。由于长时间采用坐姿工作，如果控制台、显示装置及座椅的设计不符合人机工程学的原理，可能使工人产生视力疲劳、下背痛、腕管综合征、颈肩腕综合征等工作相关疾病。

三、生产过程中的职业病危害因素

发电厂经常存在夜班作业，生产环境中的不良照明条件会使视力减退、引起疲劳、降低工作效率，甚至造成差错与事故。此外，不良照明还会影响人的情绪，降低人的兴奋性与积极性。

检修工在对设备设施检修时，会受到检修区域及附近工作场所产生的职业病危害因素影响。另外，生产管理、技术人员需进入生产现场进行作业指导、巡视检查时也会受到各工作场所产生的职业病危害因素的影响。

1. 日常维修

发电厂在机械维修过程中可能有少量电焊作业，产生电焊烟尘、锰、一氧化碳、氮氧化物、臭氧、紫外辐射等危害因素；拆开或更换热水或蒸汽管道等保温层时，可能产生岩棉粉尘；打磨作业产生金属粉尘和强噪声及手传振动；汽轮机调节系统采用抗燃油作为介质，其成分为三芳基磷酸酯，具有腐蚀刺激性，在补充抗燃油、检修抗燃油站、油管过程中，可能接触抗燃油油雾。但这些作业频率低，接触时间较短，对作业人员的健康影响相对较小。

在对氨、盐酸、氢氧化钠、次氯酸钠等腐蚀刺激性物料介质的设备或管道进行维修作业时，空气中氨、盐酸、次氯酸钠的浓度可能较高，也可能直接接触腐蚀刺激性

物料。

2. 大修

发电厂大修时，电焊、拆装保温层、打磨、换抗燃油、调试柴油发电机等作业过程中会接触与日常维修作业时相同的危害因素。

设备、管线焊接点探伤过程可能使用探伤机，会产生射线。

对容器或管道进行外表面补漆作业时，在配漆和油漆过程中，有机溶剂易挥发到空气中。进入锅炉内作业时接触煤灰尘；各除尘器及通风管道等检维修时接触相应的粉尘。废水池和污水池沉积污泥后在细菌的作用下可产生硫化氢。在进行清淤作业时，可能接触硫化氢。

发电厂检修时接触的职业病危害因素分析见表 2-5。

表 2-5　检修时职业病危害因素分析

序号	岗位	工作场所/设备	工作内容	职业病危害因素
1	卸储煤设备检修工	翻车机、斗轮机等	设备检维修	煤尘、噪声
2	输煤机械检修工	输煤皮带、皮带电机、碎煤机、电磁除铁器	设备检维修	煤尘、噪声、电磁场、高温、低温
3	锅炉本体检修工	锅炉本体	锅炉本体检维修	粉尘、噪声、高温、一氧化碳、二氧化硫、氮氧化物
4	锅炉辅机检修工	给煤机、风机、除渣机等	锅炉辅机设备检维修	粉尘、噪声、高温
5	管阀检修工	锅炉、汽机房	汽水系统管阀等设备检维修	噪声、高温、低温
6	除灰渣设备检修工	灰库、仓泵、渣仓、输灰管道等	除灰、除渣设备检修	粉尘、噪声
7	除尘设备检修工	除尘器	除尘器设备检维修	粉尘、噪声、高温
8	脱硫检修工	石灰石（粉）装卸处、吸收塔、氧化风机、浆液循环泵、石膏脱水机、石膏库等	设备检维修	噪声、石灰石粉尘、石膏粉尘、一氧化碳、一氧化氮、二氧化氮、二氧化硫
9	汽轮机本体检修工	汽轮机	汽轮机转子、汽缸等设备检维修	噪声、高温
10	汽轮机调速系统检修工	液压保安系统、DEH调节和配汽系统、供油系统	设备检维修	噪声、高温
11	水泵检修工	汽机房、水泵间等	水泵检维修	噪声、高温、低温
12	汽轮机辅机检修工	凝汽器、加热器、除氧器等	设备检维修	噪声、高温
13	电机检修工	发电机、电动机、变压器等	设备检修	噪声、高温、工频电场

表 2-5（续）

序号	岗位	工作场所/设备	工作内容	职业病危害因素
14	电焊工	电焊作业点	电焊作业	电焊烟尘、锰及其无机化合物、一氧化碳、氮氧化物、臭氧、噪声、紫外辐射、高温
15	油漆工	油漆作业点	油漆作业	苯、甲苯、二甲苯等有机毒物
16	保温工	汽水管道、烟道等	拆装保温层	粉尘、高温、噪声
17	水处理检修工	废水池和污水池	清淤作业等	硫化氢

火电厂主要职业病危害因素见表 2-6。

表 2-6 火电厂主要职业病危害因素可能导致的职业病

序号	名称		侵入途径	可能导致的职业病
1	粉尘	煤尘	经呼吸道吸入	煤工尘肺
2		硅尘	经呼吸道吸入	硅肺
3		石灰石粉尘	经呼吸道吸入	—
4		石膏粉尘	经呼吸道吸入	—
5		电焊烟尘	经呼吸道吸入	电焊工尘肺
6		岩棉粉尘	经呼吸道吸入	石棉肺
7		活性炭粉尘	经呼吸道吸入	—
8	化学因素	一氧化碳	经呼吸道吸入	一氧化碳中毒
9		二氧化硫	经呼吸道吸入	二氧化硫中毒
10		氮氧化物	经呼吸道吸入	氮氧化物中毒
11		氨	经呼吸道吸入、经皮肤或眼接触	氨中毒；化学性皮肤灼伤；化学性眼部灼伤
12		硫化氢	经呼吸道吸入、经皮肤或眼接触	硫化氢中毒
13		盐酸	经呼吸道吸入、经皮肤或眼接触	氯化氢中毒；化学性皮肤灼伤；化学性眼部灼伤；牙酸蚀病
14		硫酸	经皮肤或眼接触	化学性皮肤灼伤；化学性眼部灼伤；牙酸蚀病
15		氢氧化钠	经皮肤或眼接触	化学性皮肤灼伤；化学性眼部灼伤

表 2-6（续）

序号	名称		侵入途径	可能导致的职业病
16	化学因素	次氯酸钠	经呼吸道吸入、经皮肤或眼接触	急性化学物中毒性呼吸系统疾病；化学性皮肤灼伤；化学性眼部灼伤
17		氯气	经呼吸道吸入、经皮肤或眼接触	氯气中毒；化学性皮肤灼伤；化学性眼部灼伤
18		氢氧化钙	经呼吸道吸入、经皮肤或眼接触	急性化学物中毒性呼吸系统疾病；化学性皮肤灼伤；化学性眼部灼伤
19		六氟化硫	经呼吸道吸入、经皮肤或眼接触	氟及其无机化合物中毒
20		肼	经呼吸道吸入、经皮肤接触	急性化学物中毒性呼吸系统疾病；接触性皮炎
21		锰	经呼吸道吸入	锰及其化合物中毒
22		汞	经呼吸道吸入	汞及其化合物中毒
23		铅	经呼吸道吸入	铅及其化合物中毒
24		镉	经呼吸道吸入	镉及其化合物中毒
25		甲硫醇	经呼吸道吸入	急性化学物中毒性呼吸系统疾病
26		苯、甲苯、二甲苯	经呼吸道吸入	苯、甲苯、二甲苯中毒
27	物理因素	噪声	经听力	噪声聋
28		振动	经手传	手臂振动病
29		高温	经皮肤间接	中暑
30		低温	经皮肤间接	冻伤
31		工频电场	—	—
32		工频磁场	—	—

第四节　职业病危害因素对人体健康的影响

本节分别介绍各类职业病危害因素对人体健康的影响。

一、粉尘

1. 煤尘

机体长期处于煤尘多的地方会造成肺部广泛纤维化，使肺的顺应性以及弹性降低，影响肺的正常功能，可引起尘肺，严重的会造成外呼吸功能障碍，甚至呼吸衰竭。

尘肺的发生主要取决于煤尘的累积暴露量和所暴露煤尘的性质和种类，煤尘中游离的二氧化硅是其发病的重要因素。早期，煤工尘肺病人多半没有临床症状，随着病人年龄的增长及尘肺病变的进展，逐渐出现呼吸道的症状，诸如咳嗽、咳痰、胸闷、气短等。这些症状常与气候变化以及并发慢性支气管炎有关。晚期煤工尘肺病人的咳嗽、咳痰症状较多，程度加重，咳出的多半是黑色黏液状痰，合并肺部感染时，上述症状加重，甚至影响病人的日常活动。

2. 硅尘

长期吸入生产性粉尘可引起尘肺。吸入的生产性粉尘中游离二氧化硅含量越高，对肺脏致纤维化作用越强，危害越大，易引起硅肺。硅肺的发生发展及病变程度与肺内粉尘蓄积量有关。硅肺发病较缓慢，接触较低浓度二氧化硅粉尘多在15年后才发病，确诊后即使脱离粉尘作业，病变仍可继续发展。

3. 石灰石粉尘

石灰石粉尘是一种惰性粉尘，吸入这种粉尘对肺组织的影响：①气腔结构保持完整而无变化；②不产生胶原纤维；③肺组织的反应是可逆的。因此，石灰石粉尘对人体危害较小。

4. 石膏尘

石膏尘可引起肺组织异物反应及轻微纤维化病变的肺粉尘沉着症。引起慢性阻塞性肺疾病。对呼吸道黏膜、眼结膜、手面部皮肤具有直接刺激和损害作用，引起慢性鼻炎、咽炎、眼结膜炎、皮脂腺囊肿痤疮、皮肤干燥角化等。生物学作用及其对工人健康的影响与其理化性质，在空气中的浓度、分散度，作业人员的接尘时间及防尘措施等有密切关系。

5. 电焊烟尘

在温度为3000~6000 ℃的电焊过程中，焊接原材料中金属元素的蒸发气体在空气中迅速氧化、凝聚，从而形成金属及其化合物的微粒。这种烟尘为含有二氧化硅、氧化锰、氟化物、臭氧、各种微量金属和氮氧化物的混合物烟尘或气溶胶，人体吸入这种烟尘会引起头晕、头痛、咳嗽、胸闷气短等症状，长期吸入会造成肺组织纤维性病变，即电焊工尘肺，且常伴随锰中毒、氟中毒和金属烟热等并发症。电焊工尘肺的发病发展缓慢，病程较长，一般发病工龄为15~25年。

6. 岩棉粉尘

（1）呼吸系统危害。接触玻璃棉、岩棉、矿棉的工人均可出现胸部 X 射线基本影像学改变，即尘肺改变。接触玻璃纤维工人肺活检病理检查结果表明，肺组织内有玻璃纤维尘细胞灶，胶原轻度增生，肺癌、肺脓肿。接触高浓度玻璃纤维尘的工人出现上呼吸道刺激症状和哮喘发作。

（2）眼睛及黏膜危害。接触玻璃纤维等工人可患结膜炎和角膜炎，严重者可见角膜混浊和局部脓肿。自患者眼内可以冲洗出直径 3 μm 以下的纤维。患者眼球的病理检查可见角膜上皮细胞增生，结膜液黏蛋白含量增加，表明是机械性刺激作用。

7. 活性炭粉尘

活性炭粉尘外观为黑色粉末或颗粒状，属基本无毒的物质，但有时原料中夹杂无机物，对皮肤、黏膜及呼吸道有一定刺激。湿的活性炭需要从空气中除去氧，在安全密闭的容器内氧的消耗会形成有毒的环境。

二、化学因素

1. 一氧化碳

（1）理化特性。

分子式：CO。

相对分子质量：28.01。

外观与性状：无色、无臭、无刺激性的气体。

熔点：–205 ℃。

沸点：–191.5 ℃。

相对密度（水的相对密度为1）：0.793（液体）。

相对蒸汽密度（空气的相对蒸汽密度为1）：0.967。

溶解性：在水中的溶解度低，但易被氨水吸收。

稳定性：稳定。

（2）职业病危害。

急性毒性：小鼠吸入 LC_{50}（半致死浓度）为 2300~5700 mg/m³。

一氧化碳经呼吸道进入机体后，与机体内的氧竞争血液中的血红蛋白，形成碳氧血红蛋白，破坏了血红蛋白正常的携氧功能，造成组织缺氧，引起人员中毒。轻度中毒表现为头痛、头昏、心悸、四肢无力、恶心、呕吐、烦躁、步态不稳及轻度意识障碍；中度中毒可出现面色潮红、多汗及轻（中）度昏迷；重度中毒时意识障碍严重，呈深度昏迷或植物状态。检查可见瞳孔缩小、腱反射迟钝。部分急性中毒患者昏迷苏醒后，经 2~30 天的假愈期后，出现迟发性脑病；部分患者还可表现为锥体外系或／和锥体系神经损害。长期接触低浓度一氧化碳可引起头晕、记忆力减退等脑衰弱综合征，此外可引起心肌损害。

2. 二氧化硫

（1）理化特性。

分子式：SO_2。

相对分子质量：64.06。

外观与性状：无色气体，具辛辣及窒息性气味。

熔点：−75.5 ℃

沸点：−10 ℃。

相对密度（水的相对密度为 1）：1.4（液体）。

相对蒸汽密度（空气的相对蒸汽密度为 1）：2.25。

溶解性：易溶于水。

稳定性：稳定。

（2）职业病危害。

急性毒性：大鼠吸入 LC_{50} 为 6600 mg/m³（1 h）；IDLH（立即威胁生命和健康浓度）为 261 mg/m³（0.01%）。

二氧化硫易被黏膜的湿润表面所吸收形成亚硫酸，一部分氧化为硫酸，它对呼吸道及眼具有强烈刺激作用。

机体轻度中毒时发生流泪、畏光、咳嗽，常为阵发性干咳，鼻、咽、喉部烧灼样痛，声音嘶哑，甚至有呼吸短促、胸痛、胸闷等症状，有时还出现消化道症状（如恶心、呕吐、上腹痛），以及全身症状（如头痛、头昏、全身无力等）；大量吸入本品可引起肺水肿、喉水肿、声带痉挛而致窒息。

机体长期吸入低浓度本品可有头昏、头痛、乏力等全身症状，常有鼻炎、咽喉炎、支气管炎、嗅觉和味觉减退等症状，个别人易诱发支气管哮喘。

3. 氮氧化物

氮氧化物是由氮、氧两种元素组成的化合物。氮氧化物包括多种化合物，机体接触的氮氧化物主要是 NO_2 和 NO。氮氧化物中除 NO_2 外均极不稳定，NO 遇水汽即转化为 NO_2。

（1）NO_2 理化特性。

分子式：NO_2。

相对分子质量：46.01。

外观与性状：黄褐色液体或气体，有刺激性气味。

熔点：–12~–9 ℃。

沸点：21 ℃。

相对密度（水的相对密度为1）：1.45。

相对蒸汽密度（空气的相对蒸汽密度为1）：3.2。

溶解性：微溶于水。

稳定性：稳定。

（2）职业病危害。

急性毒性：大鼠吸入 LC_{50} 为 126 mg/m^3（4 h）。

吸入少量氮氧化物可出现胸闷、咳嗽、咳痰等并伴有头痛、头晕、乏力等症状；中度中毒时可出现呼吸困难、胸部紧缩感、咳嗽加剧，并有轻度紫绀，两肺可出现干啰音或散在湿啰音；重度中毒者呼吸窘迫，咳大量白色或粉红色泡沫痰，明显紫绀，两肺可闻干湿啰音，或出现急性呼吸窘迫综合征，甚至昏迷或窒息。在急性期后可出现迟发性阻塞性毛细支气管炎。

长期接触低浓度的氮氧化物，可有上呼吸道黏膜刺激症状，引起慢性咽喉炎、支气管炎和肺水肿，有人还有神经衰弱症状，如头昏、头痛、无力、失眠、食欲减退等以及慢性呼吸道炎症。

4. 氨

（1）理化特性。

分子式：NH_3。

相对分子质量：17.03。

外观与性状：无色气体，有刺激性恶臭。

熔点：–77.7 ℃。

沸点：33.5 ℃。

相对密度（水的相对密度为1）：0.7。

相对蒸汽密度（空气的相对蒸汽密度为1）：0.6。

溶解性：极易溶于水而形成氨水，呈强碱性，能碱化脂肪。

稳定性：在正常情况下不稳定，在450~500 ℃时分解为氢和氮。

（2）职业病危害。

①吸入氨的危害表现。氨的刺激性是可靠的有害浓度报警信号。但由于嗅觉疲劳，长期接触后会难以察觉低浓度的氨。吸入是接触的主要途径，轻度吸入氨中毒表现有鼻炎、咽炎、痛、发音嘶哑，氨进入气管、支气管会引起咳嗽、咯痰，痰内有血；严

重时会咯血及出现肺水肿，呼吸困难，咯白色或血性泡沫痰，双肺布满大、中水泡音。患者有灼痛、咳嗽、咳痰或咯血、胸闷和胸骨后疼痛等。

急性吸入氨中毒多由意外事故（如管道破裂、阀门爆裂等）造成。急性氨中毒主要表现为呼吸道黏膜刺激和灼伤。其症状根据氨的浓度、吸入时间以及个人感受性等而轻重不同。

急性轻度中毒表现为咽干、咽痛、声音嘶哑、咳嗽、咳痰，胸闷及轻度头痛，头晕、乏力，支气管炎和支气管周围炎。

急性中度中毒上述症状加重，呼吸困难，有时痰中带血丝，轻度发绀，眼结膜充血明显，喉水肿，肺部有干湿啰音。

急性重度中毒表现为剧咳，咯大量粉红色泡沫样痰，气急、心悸、呼吸困难，喉水肿进一步加重，明显紫绀，或出现急性呼吸窘迫综合征、较重的气胸和纵隔气肿等。

严重吸入中毒可出现喉头水肿、声门狭窄以及呼吸道黏膜脱落，可造成气管阻塞，导致窒息。吸入高浓度的氨可直接影响肺毛细血管通透性而引起肺水肿，可诱发惊厥、抽搐、嗜睡、昏迷等意识障碍。个别病人吸入极浓的氨气会发生呼吸心跳停止。

②皮肤和眼睛接触氨的危害表现。低浓度的氨对眼睛和潮湿的皮肤能迅速产生刺激作用。潮湿的皮肤或眼睛接触高浓度的氨气能引起严重的化学烧伤。急性轻度中毒症状有流泪、畏光、视物模糊、眼结膜充血。

皮肤接触氨可引起严重疼痛和烧伤，并能发生咖啡样着色。被腐蚀部位呈胶状并发软，可发生深度组织破坏。

高浓度氨对眼睛有强刺激性，可引起疼痛和烧伤，导致明显的炎症并可能发生水肿、上皮组织破坏、角膜混浊和虹膜发炎。轻度病例一般会缓解，严重病例可能会长期持续，并发生持续性水肿、疤痕、永久性混浊、眼睛膨出、白内障、眼睑和眼球粘连及失明等并发症。多次或持续接触氨会导致结膜炎。

5. 硫化氢

（1）理化特性。

分子式：H_2S。

相对分子质量：34.08。

外观与性状：无色气体，有恶臭。

熔点：-85.5 ℃。

沸点：60.4 ℃。

相对密度（水的相对密度为1）：1.54。

相对蒸汽密度（空气的相对蒸汽密度为1）：1.19。

溶解性：易溶于水、乙醇。

稳定性：稳定。

（2）职业病危害。

①急性中毒。硫化氢是强烈的神经毒物，其对中枢神经系统的损害最为常见，对黏膜也有明显的刺激作用。其急性作用特点是，较低浓度即可引起对呼吸道及眼黏膜的局部刺激作用，浓度越高，全身性作用越明显，表现为中枢神经系统症状和窒息症状。

②慢性中毒。长期接触低浓度 H_2S 可引起眼睛及呼吸道慢性炎症，甚至可致角膜糜烂或点状角膜炎。全身可出现类神经症、中枢性自主神经功能紊乱，也可损害周围神经。

6. 盐酸

（1）理化特性。

分子式：HCl。

相对分子质量：36.46。

外观与性状：无色或微黄色发烟液体，有刺鼻的酸味。

熔点：–114.8 ℃

沸点：108.6 ℃。

相对密度（水的相对密度为 1）：1.1

相对蒸汽密度（空气的相对蒸汽密度为 1）：1.26。

溶解性：与水混溶，溶于碱液。

稳定性：稳定。

（2）职业病危害。

氯化氢遇水可生成盐酸，接触氯化氢气体或盐酸烟雾后可迅速出现眼睛和上呼吸道刺激症状，眼睑红肿，结膜充血、水肿，鼻、咽部有烧灼感及红肿，甚至发生喉痉挛、喉头水肿，严重者则引起化学性肺炎和肺水肿。皮肤受本品污染后，暴露部位可发生皮炎，局部潮红、痛痒，或出现丘疹及水疱。眼睛和皮肤直接接触处可发生灼伤。

慢性影响：长期接触会引起慢性鼻炎、慢性支气管炎、牙齿酸蚀症及皮肤损害。

7. 硫酸

（1）理化特性。

分子式：H_2SO_4。

相对分子质量：98.08。

外观与性状：无色透明油状液体，无臭。

熔点：10~10.49 ℃。

沸点：290 ℃。

相对密度（水的相对密度为1）：1.84。

相对蒸汽密度（空气的相对蒸汽密度为1）：3.4。

溶解性：与水混溶。

稳定性：稳定。

（2）职业病危害。

硫酸对皮肤、黏膜等组织有强烈的刺激和腐蚀作用，对眼睛可引起结膜炎、水肿、角膜浑浊，以致失明。吸入可引起呼吸道刺激症状，重者发生呼吸困难和肺水肿。高浓度可引起喉痉挛或声门水肿而死亡。慢性吸入可导致牙齿酸蚀症、慢性支气管炎、肺水肿。

8. 氢氧化钠

（1）理化特性。

分子式：NaOH。

相对分子质量：40.01。

外观与性状：白色不透明固体，易潮解。

熔点：318.4 ℃。

沸点：1390 ℃。

相对密度（水的相对密度为1）：2.12。

溶解性：易溶于水、乙醇、甘油，不溶于丙酮。

稳定性：稳定。

（2）职业病危害。

氢氧化钠易溶于水，同时放热，具有腐蚀和刺激作用。皮肤接触高浓度氢氧化钠，可导致灼伤、溃疡、坏死，甚至深层组织损伤，接触后若不及时冲洗，可能引发长期疼痛并产生疤痕，长期接触低浓度氢氧化钠可能导致皮炎、皮肤干燥、龟裂，甚至慢性溃疡。

呼吸道接触高浓度氢氧化钠粉尘或气溶胶可刺激呼吸道，引发咳嗽、喉咙痛、呼吸困难，甚至可引起肺水肿，长期吸入低浓度粉尘或雾气可能引发慢性支气管炎、哮喘等呼吸系统疾病。眼睛接触即使是低浓度的溶液或粉尘，也可能造成眼睛严重灼伤，导致角膜损伤、视力下降甚至失明，长期暴露可能增加结膜炎、角膜混浊等风险。

9. 次氯酸钠

（1）理化特性。

分子式：NaClO。

相对分子质量：74.44。

外观与性状：微黄色溶液或白色粉末（固体），有类似氯气的气味。

熔点：-16 ℃。

沸点：111 ℃。

相对密度（水的相对密度为1）：1.21。

溶解性：溶于水。

稳定性：不稳定。

（2）职业病危害。

次氯酸钠的腐蚀性与氢氧化钠相当，加入酸会使次氯酸游离而刺激皮肤和黏膜，但很快使表皮钝化，几乎不会因吸收而引起全身中毒。溅入眼中将引起角膜病害。若吸入次氯酸钠雾滴，则刺激气管黏膜。

10. 六氟化硫

（1）理化特性。

分子式：SF_6。

相对分子质量：146.05。

外观与性状：无色无臭气体。

熔点：-51 ℃。

沸点：-64 ℃。

相对密度（水的相对密度为1）：1.67。

相对蒸汽密度（空气的相对蒸汽密度为1）：5.11。

溶解性：微溶于水、乙醇、乙醚，可溶于氢氧化钾。

稳定性：稳定。

（2）职业病危害。

六氟化硫是一种无色无味、不可燃的人造惰性气体，具有良好的电气绝缘性能及优异的灭弧性能。六氟化硫本身无毒，但在电气设备中经电晕、火花及电弧放电作用会产生多种有毒、腐蚀性气体，其中四氟化硫、十氟化二硫等的毒作用类似一氧化氮、二氧化氮和光气，对肺组织有明显刺激作用，严重时可引起肺水肿和肺出血，其中以十氟化二硫毒性最大；十氟化二硫等吸入后可在肺组织中水解生成氢氟酸和二氧化硫，对肺组织产生明显的刺激作用，出现头痛、头晕、咳嗽、咽痛、恶心等症状，吸入高浓度时可引起肺水肿、呼吸道出血和胸腔积液等；二氧化硫为无色、具辛辣和窒息性臭味的气体，呼吸道吸入易被湿润的黏膜表面吸收生成亚硫酸、硫酸，大量吸入可引起肺水肿、喉水肿、声带痉挛而致窒息，并对眼及呼吸道黏膜有强烈的刺激作用；氟化氢为无色、具强刺激性和腐蚀性气体，吸入高浓度时引起鼻、喉和胸骨后烧灼痛，胸部紧迫感、咳嗽、声音嘶哑等，严重时引起眼结膜炎、支气管炎、肺炎、中毒性肺水肿等。此外，六氟化硫密度大约是空气的 5~6 倍，易沉积于低洼处，一旦泄露容易因含量过大会出现使人窒息的危险。

11. 肼（联氨）

（1）理化特性。

分子式：N_2H_4

相对分子质量：32.05。

外观与性状：无色发烟液体，有氨的臭味。

熔点：1.4 ℃。

沸点：113.5 ℃。

相对密度（水的相对密度为 1）：1.01。

相对蒸汽密度（空气的相对蒸汽密度为 1）：1.1。

溶解性：与水混溶，溶于液氨以及醇类等多数有机溶剂。

稳定性：稳定。

（2）职业病危害。

肼属中等毒类，可经皮肤、消化道或呼吸道吸收。人吸入气体后可出现头晕、头痛、乏力、恶心、呕吐及眼睛和上呼吸道黏膜刺激症状（如眼痛、眼胀、双眼异物感）、咽痛、咳嗽，伴呼吸困难，严重时可引起肺水肿。有的会发生肝功能异常和贫血。皮肤接触可引起接触性皮炎和过敏性湿疹样皮损等。肼对人的慢性毒作用主要表现为类神经症以及贫血和肝功能障碍等。

12. 氰化氢

（1）理化特性。

分子式：HCN。

相对分子质量：27.03。

外观与性状：无色气体或液体，有苦杏仁味。

熔点：−13.4 ℃。

沸点：26 ℃。

相对密度（水的相对密度为 1）：0.697。

相对蒸汽密度（空气的相对蒸汽密度为 1）：0.93。

溶解性：能溶于水。

稳定性：不稳定。

（2）职业病危害。

IDLH：55 mg/m³（0.005%）。

急性毒性：小鼠经口 LD_{50} 为 3.7 mg/kg；大鼠吸入 LC_{50} 为 156.2 mg/m³（0.0142%）（30 min）。高浓度吸入或大量口服后立即昏迷、呼吸停止，于数分钟内死亡（猝死）。非骤死者临床表现分为 4 期：前驱期出现黏膜刺激、呼吸加快加深、乏力、头痛；呼吸困难期出现呼吸困难、血压升高、皮肤黏膜呈鲜红色等；惊厥期出现抽搐、昏迷、呼吸衰竭；麻痹期全身肌肉松弛，呼吸心跳停止。

皮肤或眼睛接触可引起灼伤，也可吸收致中毒。

13. 锰

（1）理化特性。

分子式：Mn。

相对分子质量：54.94。

外观与性状：银灰色粉末。

熔点：1242~1248 ℃。

沸点：1962 ℃。

相对密度（水的相对密度为 1）：7.2。

溶解性：易溶于酸。

稳定性：稳定。

（2）职业病危害。

大量吸入高浓度无机锰化合物烟尘可引起轻度呼吸道刺激症状，少数可致"金属烟热"；锰中毒主要为慢性中毒，早期表现为类神经症和自主神经功能障碍，之后可出现椎体外系神经障碍的症状和体征。重度中毒者常伴精神病状，并可出现椎体束神经损害。

14. 铅

（1）理化特性。

分子式：Pb。

相对分子质量：207.2。

外观与性状：灰白色质软的粉末，切削面有光泽，延性弱，展性强。

熔点：327 ℃。

沸点：1740 ℃。

相对密度（水的相对密度为 1）：11.34。

溶解性：不溶于水、稀硫酸，溶于硝酸、热浓硫酸、碱液。

稳定性：稳定。

（2）职业病危害。

急性中毒的机会较少。铅对全身都有毒性作用，但以神经系统、血液和心血管系统为甚。长期接触可出现头痛、头昏、乏力、失眠等中枢神经系统症状，系统损害主要表现为食欲不振、口内金属味、腹胀恶心、便秘等，严重者出现腹绞痛，此外可引起造血系统、肾脏等器官损害。

三、物理因素

1. 噪声

作业场所中的强噪声可干扰语言交流、影响工作效率、分散注意力，甚至由此引发意外伤害事故等。噪声可能导致的职业病为噪声聋。

长期在较高强度噪声环境下工作可使听力受损，噪声对神经系统的影响可表现为头痛、头晕、耳鸣、心悸、睡眠障碍等神经综合征；对心血管系统的影响可表现为血压和心率的改变，如血压升高、心率增快或减慢；对消化系统的影响表现为胃肠功能紊乱，如食欲下降、恶心消瘦等。噪声强度过大还可引起视觉反应时间延长。长期在高强度噪声环境下工作可导致听力损失，甚至噪声聋。现场调查结果表明，在接触噪声作业的工人中，耳鸣、耳聋、神经衰弱综合征检出率随噪声强度增加而增加。同样的噪声，接触时间越长对人体影响越大，噪声聋的发生率与工龄有密切关系，缩短接触时间有利于减轻噪声的危害。

2. 振动

生产中，由生产工具、设备等产生的振动称为生产性振动。

振动对人体各系统均可产生影响，按其作用于人体的方式可分为全身振动和局部振动。生产中常见的职业性危害因素是局部振动。局部振动也称手传振动。表现出对人体组织的交替压缩与拉抻，并向四周传播。振动对人体各系统影响表现在以下几点：

①引起脑电图改变；条件反射潜伏期改变；交感神经功能亢进；血压不稳、心律不稳等；皮肤感觉功能降低，如触觉、温热觉、痛觉，尤其是振动感觉最早出现迟钝。② 40~300 Hz 的振动能引起四周毛细血管形态和张力的改变，表现为末梢血管痉挛、脑血流图异常；心脏方面可出现心动过缓、窦性心律不齐和房内、室内、房室间传导阻滞等。③握力下降。④ 40 Hz 以下的大振幅振动易引起骨和关节的改变，骨的 X 射线底片上可见到骨质疏松、骨关节变形和坏死等。⑤振动引起的听力变化以 125~250 Hz 频段的听力下降为特点，但在早期仍以高频段听力损失为主，而后才出现低频段听力下降。振动和噪声有联合作用。⑥长期使用振动工具可产生局部振动病。局部振动病是以末梢循环障碍为主的疾病，也可累及肢体神经及运动功能。发病部位一般多在上

肢末端，典型表现为发作性手指变白（简称白指）。我国于1957年就将局部振动病定为职业病。

在《职业病危害因素分类目录》中，振动被列为可导致手臂振动职业病危害因素。

3. 高温

在高温作业时，人体可出现一系列生理功能改变，主要为体温调节、水盐代谢、循环、消化、神经、泌尿等系统的适应性变化。这些变化如果超过一定限度，就可产生不良影响。

中暑是指作业人员在高温作业场所劳动一定时间后，出现头昏、头痛、口渴、多汗、全身疲乏、心悸、注意力不集中、动作不协调等症状，体温正常或略有升高。轻症中暑除中暑先兆的症状加重外，出现面色潮红、大量出汗、脉搏快速等表现，体温升高，在38.5℃以上。重症中暑可分为热射病、热痉挛和热衰竭三型，也可出现混合型。

职业性中暑是在高温作业环境下，由热平衡和水盐代谢紊乱引起的以中枢神经系统和心血管障碍为主要表现的急性疾病。

在《职业病危害因素分类目录》中，高温被列为可能导致职业性中暑、职业性白内障的职业病危害因素。

4. 低温

低温一般是指工作环境中低于人体正常生理耐受温度的环境温度条件。通常情况下，当工作环境温度低于5℃时，可视为低温环境。低温对人体健康的影响主要是冻伤，可分为全身性冻伤和局部性冻伤两类。

局部冻伤常见于手指、脚趾、耳鼻等末梢部位。

全身性冻伤可导致器官衰竭，比如：①低温可致使皮肤血管收缩，血流减少，引起皮肤冻伤，出现红肿、疼痛、水疱等症状，甚至导致肢体末端的组织坏死，影响肢体功能；②低温环境中的空气可刺激呼吸道，使呼吸道血管收缩，黏膜缺血，抵抗力下降，容易引发感冒、支气管炎、肺炎等呼吸道疾病；③低温可致使人体血管收缩，血压升高，心脏负担加重，增加心绞痛、心肌梗死等疾病的发病风险；④低温环境可影响神经系统的正常功能，导致人体出现麻木、刺痛、感觉减退等症状，还可能影响神经传导速度，使反应变得迟缓。

5. 工频电场和工频磁场

工频电场和工频磁场统称工频电磁场，高压输变电设备产生的工频电磁场对作业人员会产生一定影响。当电流密度为0.1~1.0 mA/cm^{2}时，人的神经系统即开始出现反应。当人或动物触摸电场中对地绝缘的导电体时，会发生电击现象，电击电流的大小取决于场强的大小、物体的尺寸、物体和人体或动物对地绝缘的程度，心室纤颤是电流致死的主要原因。

四、不合理的人机工效学设计对人体健康的危害

发电厂可能存在的不合理的人机工效学设计对人体健康的危害见表2-7。

表2-7 不合理的人机工效学设计对人体健康的危害

不合理的人机工效学设计种类	对人体健康的危害
显示装置设计	指针式仪表设计中刻度盘、刻度和刻度线、文字符号、指针等设计，以及电子显示屏幕上显示的字符形状、大小、颜色、亮度、对比度和屏幕角度设计，若设计不合理，则可能使工作人员产生视觉疲劳、神经处于应激状态等生理或心理的不良后果，影响工作效率和身心健康
控制台、座椅设计	颈、肩、腕部疼痛、疲乏、活动受限及局部压痛等，同时可有头昏、头胀、失眠、眼睛胀痛、视力疲劳及其他慢性肌肉骨骼损伤

第三章

职业卫生法律法规和标准

第一节　职业卫生法律法规概述

职业卫生法律法规是指国家为了预防、控制和消除职业病危害，防治职业病，保护劳动者健康及其相关权益，促进经济社会发展而制定的有关法律法规及规定。

新中国成立以来，我国陆续颁布实施了一系列与职业卫生相关的法律法规和规章，如《中华人民共和国职业病防治法》《中华人民共和国基本医疗卫生与健康促进法》《中华人民共和国尘肺病防治条例》《用人单位职业健康监护监督管理办法》《职业健康检查管理办法》《职业卫生技术服务机构管理办法》《职业病诊断与鉴定管理办法》《工作场所职业卫生管理规定》等。目前，我国的职业卫生法律法规已初步形成一个以宪法为依据，由有关法律、行政法规、地方性法规和有关行政规章、技术标准所组成的综合体系。

按照立法主体、法律效力的不同，我国的职业卫生法律法规可分为宪法与职业卫生相关法律法规、规章和规范性文件；作为我国职业卫生法津法规标准体系的重要组成，职业卫生标准包括国家标准（GB）、国家职业卫生标准（GBZ）、行业职业健康标准（如 WS 等系列的职业健康标准）。我国职业卫生相关法津法规标准体系架构如图 3-1 所示。

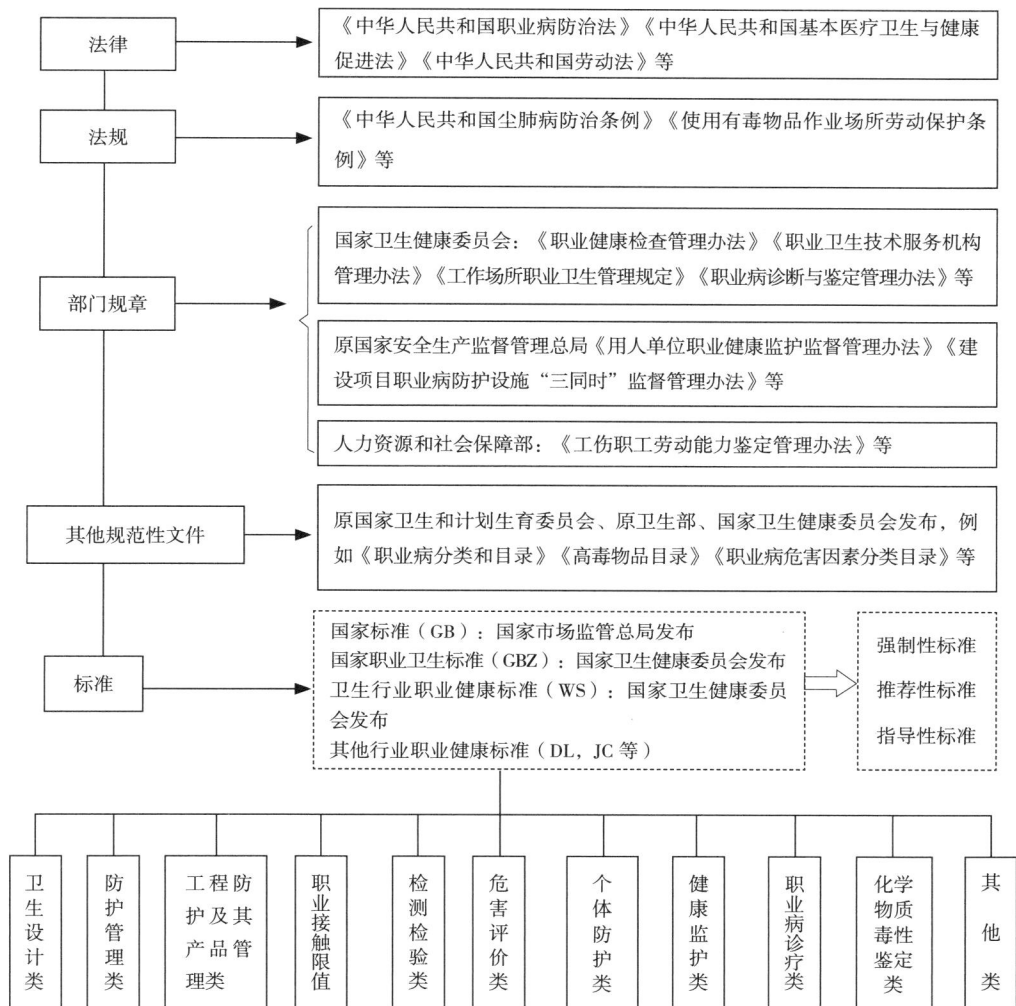

图 3-1 我国职业卫生相关法律法规标准体系图

第二节 职业卫生法律法规和规章简介

一、宪法

宪法是国家的根本大法，具有最高法律效力。一切法律、行政法规和地方性法规都不得同宪法相抵触。

《中华人民共和国宪法》第四十二条规定了职业安全卫生的基本要求，是职业卫生相关法律的基本依据。该条规定："国家通过各种途径，创造劳动就业条件，加强劳动保护，改善劳动条件，并在发展生产的基础上，提高劳动报酬和福利待遇。"

二、法律

法律由全国人代表大会及其常务委员会制定，与职业健康工作密切相关的法律主要包括《中华人民共和国职业病防治法》《中华人民共和国基本医疗卫生与健康促进法》《中华人民共和国安全生产法》《中华人民共和国劳动法》《中华人民共和国劳动合同法》《中华人民共和国矿山安全法》《中华人民共和国工会法》《中华人民共和国环境保护法》等。

（一）《中华人民共和国职业病防治法》

为了预防、控制和消除职业病危害，防治职业病，保护劳动者健康及其相关权益，促进经济社会发展，根据宪法，我国于 2001 年 10 月 27 日第九届全国人民代表大会常务委员会第二十四次会议通过《中华人民共和国职业病防治法》，自 2002 年 5 月 1 日起施行，之后分别于 2011 年、2016 年、2017 年和 2018 年进行了四次修正。本节从电力企业职业病防治的角度，对《中华人民共和国职业病防治法》的相关内容进行简要回顾和摘录。

1. 具体修订情况

2011 年 12 月 31 日第一次修正，明确了由国务院安全监管行政部门、卫生行政部门、劳动保障行政部门负责全国职业病防治的监督管理工作，从法律上确立了多方参与、"防治保"分段负责的职业病防治工作模式。2016 年 7 月 2 日第二次修正，取消了建设项目职业病防护设施"三同时"行政审批（医疗机构建设项目可能产生放射性职业病危害的除外），同时取消了职业病危害预评价、职业病危害控制效果评价资质认可的职业卫生技术服务机构进行的要求，强化了卫生行政部门对可能产生放射性职业病医疗机构建设项目的监管职责。2017 年 11 月 4 日第三次修正，取消了职业健康检查机构由省级卫生行政部门批准的要求，取消了职业病由三名以上职业病诊断医师进行集体诊断的规定。2018 年 12 月 29 日进行了第四次修正，由于政府机构改革，原安全生产监督管理部门负责的职业卫生监管职责划转至卫生行政部门，同时取消了职业病诊断机构由省级卫生行政部门批准的规定。

2. 主要内容

《中华人民共和国职业病防治法》包括总则、前期预防、劳动过程中的防护与管理、职业病诊断与职业病病人保障、监督检查、法律责任和附则，共 7 章 88 条。

（1）总则。该章节主要阐述了职业病防治法的立法目的、工作方针和要求。《中华人民共和国职业病防治法》的立法目的是"预防、控制和消除职业病危害，防治职业病，保护劳动者健康及其相关权益，促进经济社会发展"。同时，该法提出"职业病防治工作坚持预防为主、防治结合的方针"，明确了"用人单位负责、行政机关监管、行业自律、职工参与和社会监督"的工作机制，并提出职业病防治实施"分类管理、综合治理"。

（2）前期预防。该部分规定产生职业病危害的用人单位的工作场所应当符合的基本职业卫生要求，并提出了职业病危害项目申报、建设项目职业病防护设施"三同时"管理以及放射性、高毒、高危粉尘等作业的特殊管理要求。

（3）劳动过程中的防护与管理。该部分详细规定了用人单位生产运营过程中应当采取的各项职业病防治措施，涵盖综合管理、工作场所管理、作业管理和劳动者健康管理等内容，具体包括：设置或者指定职业卫生管理机构或者组织，配备专职或者兼职的职业卫生管理人员，负责本单位的职业病防治工作；制定职业病防治计划和实施方案；建立健全职业卫生管理制度和操作规程；建立健全职业卫生档案和劳动者健康监护档案；建立健全工作场所职业病危害因素监测及评价制度；建立、健全职业病危害事故应急救援预案。

（4）职业病诊断与职业病病人保障。该部分规定承担职业病诊断的医疗卫生机构应当具备的条件、职业病诊断鉴定委员会设置的基本要求，职业病诊断、鉴定的基本程序、原则、资料提供、举证与相关争议解决方式等要求，以及职业病报告、统计和职业病病人待遇和保障等内容。

（5）监督检查。该部分规定职业卫生监督管理部门依法履行监督检查职责的权责、执法要求及人员、队伍能力建设要求等。

（6）法律责任。该部分规定当用人单位等职业病防治责任主体违反《中华人民共和国职业病防治法》时，相关违法行为对应的法律责任要求。

（7）附则。该部分规定《中华人民共和国职业病防治法》相关用语的含义，以及该法第二条规定的用人单位以外的单位、劳务派遣用工单位、中国人民解放军参照执行本法的相关要求等。

（二）《中华人民共和国基本医疗卫生与健康促进法》

《中华人民共和国基本医疗卫生与健康促进法》于 2019 年 12 月 28 日审议通过，自 2020 年 6 月 1 日起施行。该法是卫生健康领域第一部基础性、综合性法律，对发展医疗卫生与健康事业，保障公民享有基本医疗卫生服务，提高健康水平，推进健康中国建设具有重要意义。

该法包括总则、基本医疗卫生服务、医疗卫生机构、医疗卫生人员、药品供应保障、健康促进、资金保障、监督管理、法律责任、附则，共 10 章 110 条，内容涵盖卫生健康领域的方方面面，凸显"保基本、强基层、促健康"理念，为做好新时期卫生健康工作提供了法治保障。

该法第二十三条规定："国家加强职业健康保护。县级以上人民政府应当制定职业病防治规划，建立健全职业健康工作机制，加强职业健康监督管理，提高职业病综合防治能力和水平。用人单位应当控制职业病危害因素，采取工程技术、个体防护和健康管理等综合治理措施，改善工作环境和劳动条件。"

（三）《中华人民共和国安全生产法》

《中华人民共和国安全生产法》（以下简称《安全生产法》）由 2002 年 6 月 29 日第九届全国人民代表大会常务委员会第二十八次会议通过，自 2002 年 11 月 1 日起施行。2021 年 6 月 10 日第十三届全国人民代表大会常务委员会第二十九次会议通过《全国人民代表大会常务委员会关于修改〈中华人民共和国安全生产法〉的决定》（第三次修正），自 2021 年 9 月 1 日起施行。

《安全生产法》的立法目的是"加强安全生产工作，防止和减少生产安全事故，保障人民群众生命和财产安全，促进经济社会持续健康发展"。该法包括总则、生产经营单位的安全生产保障、从业人员的安全生产权利义务、安全生产的监督管理、生产安全事故的应急救援与调查处理、法律责任、附则，共 7 章 119 条。

2002 年《安全生产法》的公布实施是我国安全生产领域影响深远的一件大事，是安全生产法制度建设的里程碑；2021 年《安全生产法》的修改标志着我国的安全生产工作进入一个新的阶段。

（四）《中华人民共和国劳动法》

《中华人民共和国劳动法》（以下简称《劳动法》）由 1994 年 7 月 5 日第八届全国人民代表大会常务委员会第八次会议通过，自 1995 年 1 月 1 日起施行。先后于 2009 年 8 月 27 日和 2018 年 12 月 29 日经历两次修正。

《劳动法》的立法目的是"保护劳动者的合法权益，调整劳动关系，建立和维护适应社会主义市场经济的劳动制度，促进经济发展和社会进步"。涉及职业安全健康方面的内容主要包括以下几个方面。

1. 劳动安全卫生

（1）规则制度。用人单位必须建立健全劳动卫生制度，严格执行国家劳动安全卫生规程和标准，对劳动者进行劳动安全卫生教育，防止劳动过程中的事故，减少职业危害。

（2）建设项目职业病防护设施"三同时"。劳动安全卫生设施必须符合国家规定的标准。新建、改建、扩建工程的劳动安全卫生设施必须与主体工程同时设计、同时施工、同时投入生产和使用。

（3）劳动防护用品配备及体检。用人单位必须为劳动者提供符合国家规定的劳动安全卫生条件和必要的劳动防护用品，对从事有职业危害作业的劳动者应当定期进行健康检查。

（4）特种作业人员培训。从事特种作业的劳动者必须经过专门培训并取得特种作业资格。

2. 女职工和未成年工特殊保护

（1）国家对女职工和未成年工实行特殊劳动保护。未成年工是指年满十六周岁未满十八周岁的劳动者。

（2）禁止安排女职工从事矿山井下、国家规定的第四级体力劳动强度的劳动和其他禁忌从事的劳动。

（3）不得安排女职工在经期从事高处、低温、冷水作业和国家规定的第三级体力劳动强度的劳动。

（4）不得安排女职工在怀孕期间从事国家规定的第三级体力劳动强度的劳动和孕期禁忌从事的劳动。对怀孕七个月以上的女职工，不得安排其延长工作时间和夜班劳动。

（5）不得安排女职工在哺乳未满 1 周岁的婴儿期间从事国家规定的第三级体力劳动强度的劳动和哺乳期禁忌从事的其他劳动，不得安排其延长工作时间和夜班劳动。

（6）不得安排未成年工从事矿山井下、有毒有害、国家规定的第四级体力劳动强度的劳动和其他禁忌从事的劳动。

（7）用人单位应当对未成年工定期进行健康检查。

（五）《中华人民共和国劳动合同法》

《中华人民共和国劳动合同法》（以下简称《劳动合同法》）由 2007 年 6 月 29 日第十届全国人民代表大会常务委员会第二十八次会议通过，并于 2008 年 1 月 1 日起施行。2012 年 12 月 28 日，第十一届全国人民代表大会常务委员会第三十次会议通过了《关于修改〈中华人民共和国劳动合同法〉的决定》，修改后的《劳动合同法》自 2013 年 7 月 1 日起施行。

该法是为了"完善劳动合同制度，明确劳动合同双方当事人的权利和义务，保护劳动者的合法权益，构建和发展和谐稳定的劳动关系"而制定的法律，适用于中华人民共和国境内的企业、个体经济组织、民办非企业单位等组织（以下简称用人单位）与劳动者建立劳动关系，订立、履行、变更、解除或者终止劳动合同。国家机关、事业单位、社会团体和与其建立劳动关系的劳动者，订立、履行、变更、解除或者终止劳动合同，依照该法执行。修改后的《劳动合同法》对劳务派遣用工进行了规范，以保障被派遣劳动者的合法权益。

该法涉及职业健康的内容主要包括以下几个方面。

1. 协商与公示

用人单位在制定、修改或者决定有关劳动报酬、工作时间、休息休假、劳动安全卫生、保险福利、职工培训、劳动纪律以及劳动定额管理等直接涉及劳动者切身利益的规章制度或者重大事项时，应当经职工代表大会或者全体职工讨论，提出方案和意见，与工会或者职工代表平等协商确定。

在规章制度和重大事项决定实施过程中，工会或者职工认为不恰当的，有权向用人单位提出，通过协商予以修改完善。

用人单位应当将直接涉及劳动者切身利益的规章制度和重大事项决定公示，或者告知劳动者。

2. 三方机制

县级以上人民政府劳动行政部门会同工会和企业方面代表，建立健全协调劳动关系三方机制，共同研究解决有关劳动关系的重大问题。

3. 职业病危害因素告知

用人单位招用劳动者时，应当如实告知劳动者工作内容、工作条件、工作地点、职业危害、安全生产状况、劳动报酬，以及劳动者要求了解的其他情况；用人单位有权了解劳动者与劳动合同直接相关的基本情况，劳动者应当如实说明。

4. 劳动合同内容

劳动合同的条款包括九条，其中第八条为劳动保护、劳动条件和职业危害防护。

5. 劳动者权利

劳动者拒绝用人单位管理人员违章指挥、强令冒险作业的，不视为违反劳动合同。劳动者对危害生命安全和身体健康的劳动条件，有权对用人单位提出批评、检举和控告。

用人单位有下列情形之一的，劳动者可以解除劳动合同：未按照劳动合同约定提供劳动保护或者劳动条件的；未及时足额支付劳动报酬的；未依法为劳动者缴纳社会保险费的；用人单位的规章制度违反法律、法规的规定，损害劳动者权益的；因本法第二十六条第一款规定的情形致使劳动合同无效的；法律、行政法规规定劳动者可以解除劳动合同的其他情形。

用人单位以暴力、威胁或者非法限制人身自由的手段强迫劳动者劳动的，或者用人单位违章指挥、强令冒险作业危及劳动者人身安全的，劳动者可以立即解除劳动合同，不需事先告知用人单位。

劳动者有下列情形之一的，用人单位不得依照《中华人民共和国劳动合同法》第四十条、第四十一条的规定解除劳动合同：从事接触职业病危害作业的劳动者未进行离岗前职业健康检查，或者疑似职业病病人在诊断或者医学观察期间的；在本单位患职业病或者因工负伤并被确认丧失或者部分丧失劳动能力的；患病或者非因工负伤，在规定的医疗期内的；女职工在孕期、产期、哺乳期的；在本单位连续工作满十五年，且距法定退休年龄不足五年的；法律、行政法规规定的其他情形。

6. 集体合同

企业职工一方与用人单位通过平等协商，可以就劳动报酬、工作时间、休息休假、劳动安全卫生、保险福利等事项订立集体合同。集体合同草案应当提交职工代表大会或者全体职工讨论通过。

企业职工一方与用人单位可以订立劳动安全卫生、女职工权益保护、工资调整机制等专项集体合同。

三、行政法规

行政法规是由国务院根据宪法和法律制定的各类法规的总称，是对法律内容具体化的一种主要形式。目前，与用人单位职业卫生工作相关的行政法规主要包括《使用有毒物品作业场所劳动保护条例》《中华人民共和国尘肺病防治条例》《放射性同位素与射线装置安全和防护条例》《女职工劳动保护特别规定》《工伤保险条例》《生产安全事故报告和调查处理条例》等。

（一）《使用有毒物品作业场所劳动保护条例》（国务院令第352号）

《使用有毒物品作业场所劳动保护条例》（国务院令第352号）由2002年4月30日国务院第57次常务会议通过，自2002年5月12日起施行。该条例共8章71条，内容包括总则、作业场所的预防措施、劳动过程的防护、职业健康监护、劳动者的权利与义务、监督管理、罚则和附则。该条例作为《中华人民共和国职业病防治法》配套的行政法规，对于作业场所安全使用有毒物品的劳动保护具有重要意义。

该条例从作业场所的预防措施、劳动过程中的防护、职业健康监护三个方面对从事使用有毒物品作业的用人单位提出了安全使用有毒物品，预防、控制和消除职业中毒危害的要求。同时明确了劳动者享有的合理避险权、职业卫生保护权、正式上岗前获取相关资料权、查阅（复印）本人职业健康监护档案权、患职业病的劳动者按照国家有关工伤保险的规定享受工伤保险待遇等权利，并明确了劳动者应当履行的义务，如学习和掌握相关职业卫生知识，遵守有关劳动保护的法律、法规和操作规程，正确使用和维护职业中毒危害防护设施及其用品；发现职业中毒事故隐患时，应当及时报告。当作业场所出现使用有毒物品产生的危险时，劳动者应当采取必要措施，按照规定正确使用防护设施，将危险加以消除或者减少到最低限度等。

（二）《中华人民共和国尘肺病防治条例》（国发〔1987〕105号）

《中华人民共和国尘肺病防治条例》于1987年12月3日发布。该条例是为保护劳动者健康，消除粉尘危害，防止发生尘肺病，促进生产发展而制定的，共6章28条，内容包括总则、防尘、监督和监测、健康管理、奖励和处罚以及附则。

该条例适用范围为所有存在粉尘作业的企业、事业单位。其明确了企业、事业单位的负责人对本单位的尘肺病防治工作负有直接责任、应采取有效措施使本单位的粉尘作业场所粉尘浓度达到国家卫生标准；同时，明确了粉尘危害预防、尘肺病诊断、防尘经费以及"三同时"等的防尘要求，明确了监管部门对粉尘作业的监督和检测职责，并对职工的健康检查、职业病报告制度以及社会保险待遇等健康管理问题进行了相应规范。

（三）《放射性同位素与射线装置安全和防护条例》（国务院令第449号）

《放射性同位素与射线装置安全和防护条例》于2005年8月31日通过，2005年12月1日起施行，并先后于2014年7月29日和2019年3月2日进行了两次修订。其立法目的是"加强对放射性同位素、射线装置安全和防护的监督管理，促进放射性同位素、射线装置的安全应用，保障人体健康，保护环境"。适用范围：在中华人民共和国境内生产、销售、使用放射性同位素和射线装置，以及转让、进出口放射性同位素的。

该条例中所称放射性同位素包括放射源和非密封放射性物质。该条例明确了国务院生态环境主管部门对全国放射性同位素、射线装置的安全和防护工作实施统一监督管理，有关部门按照职责分工和该条例的规定，对有关放射性同位素、射线装置的安全和防护工作实施监督管理。该条例从许可和备案、安全和防护、辐射事故应急处理等几个方面对生产、销售、使用放射性同位素和射线装置的单位提出了安全应用、保障人体健康、保护环境的要求。

（四）《女职工劳动保护特别规定》（国务院令第619号）

《女职工劳动保护特别规定》（国务院令第619号）于2012年4月28日公布，并自公布之日起施行。同时，1988年7月21日国务院发布的《女职工劳动保护规定》予以废止。

《女职工劳动保护特别规定》主要从三个方面对《女职工劳动保护规定》做了完善。

一是调整了女职工禁忌从事的劳动范围，将女职工禁忌从事的劳动范围放在附录列示，突出了对孕期和哺乳期的保护，扩大了孕期和哺乳期禁忌从事的劳动范围；按照《中华人民共和国劳动法》的规定，删去了已婚待孕期禁忌从事的劳动范围；为平衡女职工劳动保护与就业的关系，缩小了经期禁忌从事的劳动范围。

二是规定了产假假期和产假待遇，参照国际劳工组织有关公约关于"妇女须有权享受不少于 14 周的产假"的规定，将生育产假假期延长至 98 天（14 周）。为保障流产女职工的权益，明确了流产产假，规定怀孕未满 4 个月流产的，享受 15 天产假；怀孕满 4 个月流产的，享受 42 天（6 周）产假。对参加生育保险女职工和未参加生育保险女职工的产假期间待遇和相关费用支出分别做了规定。

三是调整了监督管理体制，根据《中华人民共和国职业病防治法》，将女职工劳动保护监督管理体制由以前的原劳动行政部门调整为县级以上人民政府人力资源和社会保障行政部门、安全生产监督管理部门按照各职责负责对用人单位遵守该规定的情况进行监督检查。

（五）地方性职业卫生法规

地方性职业卫生法规是指省、自治区、直辖市及省和自治区的人民政府所在市、经国务院批准的较大的市的人民代表大会及其常务委员会，为执行和实施宪法、职业健康法律、职业健康行政法规，根据本行政区域的具体情况和实际需要，在法定权限内制定、发布的规范性文件，经常以"条例""办法"等形式出现，例如《沈阳市职业卫生监督管理条例》等。

《沈阳市职业卫生监督管理条例》于 2013 年 9 月 27 日颁布，2014 年 1 月 1 日起施行，分为总则、职业病危害预防、劳动者保护、监督检查、法律责任、附则，共 6 章 45 条，适用于沈阳市行政区域内有职业病危害因素作业的企业、事业单位和个体经济组织以及与之形成劳动关系从事有害作业的劳动者的职业病防治工作。

四、部门规章

职业卫生部门规章是指由国务院所属部委在法律规定的范围内，依据职权制定、颁布的有关职业卫生管理的规范性文件。2018 年机构改革前，与职业卫生工作相关的部门规章主要是由国家安全生产监督管理总局、国家卫生和计划生育委员会（原卫生部）和人社部发布的。机构改革后，基于职能的调整，相关部门规章正在逐步进行修改完善。

目前，职业卫生相关的部门规章制度主要包括：《建设项目职业病防护设施"三同时"监督管理办法》（国家安全生产监督管理总局令第 90 号）、《用人单位职业健康监护监督管理办法》（国家安全生产监督管理总局令第 49 号）、《职业病危害项目申报办法》（国家安全生产监督管理总局令第 48 号）、《工作场所职业卫生管理规定》（国家卫生健康委员会令第 5 号）、《职业病诊断与鉴定管理办法》（国家卫生健康委员会令第 6 号）、《国家职业病防治规划（2021—2025 年）》（国卫职健发〔2021〕39 号）、《关于印发防暑降温措施管理办法的通知》（安监总安健〔2012〕89 号）、《建设项目职业病危害风险分类管理目录》（国卫办职健发〔2021〕5 号）、《职业健康检查管理办法》（国家卫生和计划生育委员会令第 5 号）等。

（一）《工作场所职业卫生管理规定》

《工作场所职业卫生管理规定》经 2020 年 12 月 4 日国家卫生健康委员会第二次委务会议审议通过，于 2020 年 12 月 31 日公布，自 2021 年 2 月 1 日起施行。原国家安全监管总局 2012 年 4 月 27 日公布的《工作场所职业卫生监督管理规定》同时废止。

1. 章节架构

《工作场所职业卫生管理规定》包括总则、用人单位的职责、监督管理、法律责任、附则，共 5 章 60 条。

2. 立法目的

加强职业卫生管理工作，强化用人单位职业病防治的主体责任，预防、控制职业病危害，保障劳动者健康和相关权益。

3. 适用范围

用人单位的职业病防治和卫生健康主管部门对其实施监督管理。

4. 主体责任

（1）用人单位是职业病防治的责任主体，并对本单位产生的职业病危害承担责任。
（2）用人单位的主要负责人对本单位的职业病防治工作全面负责。

5. 监管责任

（1）国家卫生健康委依照《中华人民共和国职业病防治法》和国务院规定的职责，负责全国用人单位职业卫生的监督管理工作。
（2）县级以上地方卫生健康主管部门依照《中华人民共和国职业病防治法》和本级人民政府规定的职责，负责本行政区域内用人单位职业卫生的监督管理工作。
（3）为职业病防治提供技术服务的职业卫生技术服务机构，应当依照国家有关职业卫生技术服务机构管理的相关法律法规及标准、规范的要求，为用人单位提供技术服务。

（4）明确了政府卫生健康主管部门依法对用人单位实施职业健康监督检查的 12 项重点内容。

（5）明确了政府卫生健康主管部门执法监督检查的程序。

（6）明确了政府卫生健康主管部门执法监察的权限和措施。

（7）明确了政府卫生健康主管部门参与职业病危害事故的职责、权限。

6. 用人单位职责

（1）设立职业卫生管理机构，配备职业卫生管理人员。

（2）对主要负责人、职业卫生管理人员进行职业卫生培训。

（3）对劳动者进行职业卫生培训，普及卫生知识。

（4）制定职业病危害防治计划和实施方案。

（5）建立、健全职业卫生管理制度和操作规程。

（6）保障工作场所、生产作业现场职业卫生条件。

（7）依法申报职业病危害项目。

（8）建设项目执行职业卫生"三同时"管理制度。

（9）告知管理。

（10）职业病危害事故预防管理。

（11）劳动者个体防护用品配置及管理。

（12）工作场所职业病防护设施配置及管理。

（13）职业病危害日常监测管理。

（14）职业病危害因素定期检测和定期评价管理。

（15）职业病危害作业转移管理。

（16）优先采取有利于防治职业病危害和保护劳动者健康的举措。

（17）劳动合同中的职业病危害防治管理。

（18）劳动者职业健康检查管理。

（19）劳动者职业禁忌证管理。

（20）建立健全职业卫生档案。

（21）职业病危害事故报告管理和应急救援。

（22）职业病病人或疑似职业病病人的报告管理。

（23）使用高毒物品的职业卫生安全许可证管理等。

7. 法律责任

（1）违法违规的经济罚款（包括对个人的罚款和对用人单位的罚款）。

（2）违法违规的行政处理。

（二）《职业病危害项目申报办法》

《职业病危害项目申报办法》于 2012 年 3 月 6 日经国家安全监管总局局长办公会议审议通过。2012 年 4 月 27 日以总局令第 48 号公布，自 2012 年 6 月 1 日起施行。

1. 立法目的

规范职业病危害项目的申报工作，加强对用人单位职业卫生工作的监督管理。

2. 适用范围

除煤矿外的工作场所存在职业病目录所列职业病的危害因素的用人单位。

3. 基本原则

（1）及时、如实申报。

（2）接受安全生产监督管理部门的监督管理。

（3）职业病危害因素按照国家《职业病危害因素分类目录》确定。

（4）职业病危害项目申报工作实行属地分级管理原则。

4. 申报程序

（1）明确了申报文件、资料如何提交的要求。

（2）明确了申报形式。

（3）明确了申报变更的要求。

5. 申报管理

明确了接收申报的安全生产监督管理部门的管理要求。

（三）《用人单位职业健康监护监督管理办法》

《用人单位职业健康监护监督管理办法》已经 2012 年 3 月 6 日国家安全生产监督管理总局局长办公会议审议通过，2012 年 4 月 27 日以总局令第 49 号公布，自 2012 年 6 月 1 日起施行。

《用人单位职业健康监护监督管理办法》包括总则、用人单位的职责、监督管理、法律责任、附则，共 5 章 32 条。

1. 立法目的

规范用人单位的职业健康监护工作，加强职业健康监护的监督管理，保护劳动者健康及其相关权益。

2. 适用范围

用人单位从事接触职业病危害作业的劳动者的职业健康监护和安全生产监督管理部门对其实施监督管理。

3. 职业健康监护基本内涵

该办法所称职业健康监护，是指劳动者上岗前、在岗期间、离岗时、应急的职业健康检查和职业健康监护档案管理。

4. 对用人单位职业健康监护基本要求

（1）用人单位应当建立、健全劳动者职业健康监护制度，依法落实职业健康监护工作。

（2）用人单位应当接受安全生产监督管理部门依法对其职业健康监护工作的监督检查，并提供有关文件和资料。

（3）对用人单位违反本办法的行为，任何单位和个人均有权向安全生产监督管理部门举报或者报告。

5. 用人单位职业健康监护管理职责

（1）用人单位是职业健康监护工作的责任主体。

（2）用人单位主要负责人对本单位职业健康监护工作全面负责。

（3）制定并落实本单位劳动者"四期"职业健康检查年度计划。

（4）保证职业健康监护的专项经费。

（5）劳动者接受职业健康检查视同正常出勤。

（6）用人单位应当选择由省级以上人民政府卫生行政部门批准的医疗卫生机构承担职业健康检查工作，并确保参加职业健康检查的劳动者身份的真实性。

（7）对委托职业健康检查机构如实提供文件、资料。

（8）履行职业健康检查结果告知义务。

（9）做好职业禁忌证管理。

（10）确保未成年工、女职工的职业健康。

（11）及时报告职业病例。

（12）建立完善劳动者个人职业健康监护档案，并保证劳动者的知情权。

（13）做好用人单位发生分立、合并、解散、破产时的职业健康检查，并妥善安置职业病病人、移交职业健康监护档案保管等。

6. 安全生产监督管理部门职责

（1）依法对用人单位落实有关职业健康监护的法律、法规、规章和标准的情况进行监督检查，明确了监督检查的重点内容。

（2）应当加强行政执法人员职业健康知识培训，提高行政执法人员的业务素质。

（3）安全生产行政执法人员依法履行监督检查职责时，应当出示有效的执法证件。

（4）安全生产行政执法人员应当忠于职守，秉公执法，严格遵守执法规范。

（5）涉及被检查单位技术秘密、业务秘密以及个人隐私的，安全生产行政执法人员应当为用人单位保密。

（6）安全生产监督管理部门履行监督检查职责时，有权进入被检查单位，查阅、复制被检查单位有关职业健康监护的文件、资料。

7. 法律责任

（1）明确了用人单位的法律责任。

（2）明确了对用人单位的处罚标准。

（四）《建设项目职业病防护设施"三同时"监督管理办法》

《建设项目职业病防护设施"三同时"监督管理办法》已经 2017 年 1 月 10 日国家安全生产监督管理总局第一次局长办公会议审议通过，自 2017 年 5 月 1 日起施行。

该办法包括总则、职业病危害预评价、职业病防护设施设计、职业病危害控制效果评价与防护设施验收、监督检查、法律责任、附则，共 7 章 46 条。

1. 立法目的

预防、控制和消除建设项目可能产生的职业病危害，加强和规范建设项目职业病防护设施建设的监督管理。

2. 适用范围

安全生产监督管理部门职责范围内、可能产生职业病危害的新建、改建、扩建和技术改造、技术引进建设项目（以下统称建设项目）职业病防护设施建设及其监督管理。

3.职业病危害的建设项目基本概念

该办法所称的可能产生职业病危害的建设项目，是指存在或者产生职业病危害因素分类目录所列职业病危害因素的建设项目。

该办法所称的职业病防护设施，是指消除或者降低工作场所的职业病危害因素的浓度或者强度，预防和减少职业病危害因素对劳动者健康的损害或者影响，保护劳动者健康的设备、设施、装置、构（建）筑物等的总称。

4.主体责任

建设单位是建设项目职业病防护设施建设的责任主体。

5."三同时"制度

建设项目职业病防护设施必须与主体工程同时设计、同时施工、同时投入生产和使用（以下统称建设项目职业病防护设施"三同时"）。职业病防护设施所需费用应当纳入建设项目工程预算。

建设项目职业病防护设施"三同时"工作可以与安全设施"三同时"工作一并进行。

6.监管责任

（1）国家安全生产监督管理总局在国务院规定的职责范围内对全国建设项目职业病防护设施"三同时"实施监督管理。

（2）县级以上地方各级人民政府安全生产监督管理部门依法在本级人民政府规定的职责范围内对本行政区域内的建设项目职业病防护设施"三同时"实施分类分级监督管理，具体办法由省级安全生产监督管理部门制定，并报国家安全生产监督管理总局备案。

跨两个及两个以上行政区域的建设项目职业病防护设施"三同时"由其共同的上一级人民政府安全生产监督管理部门管理。

上一级人民政府安全生产监督管理部门根据工作需要，可以将其负责的建设项目职业病防护设施"三同时"监督管理工作委托下一级人民政府安全生产监督管理部门实施；接受委托的安全生产监督管理部门不得再委托。

7.管理基本要求

（1）国家根据建设项目可能产生职业病危害的风险程度实施分类管理。

（2）安全生产监督管理部门应当建立职业卫生专家库，并根据需要聘请专家库专家参与建设项目职业病防护设施"三同时"的监督检查工作；专家库专家实行的回避制度。

8. 职业病危害预评价基本要求

（1）明确了预评价的实施主体、实施阶段。

（2）明确了预评价报告的主要内容。

（3）明确了预评价报告的评审程序。

（4）明确了预评价工作过程应当形成书面报告备查等。

9. 职业病防护设施设计基本要求

（1）明确了职业病防护设施设计专篇的编制主体及其内容。

（2）明确了职业病防护设施设计专篇的评审管理要求。

（3）明确了建设项目职业病防护设施设计过程应当形成书面报告备查。

10. 职业病危害控制效果评价与防护设施竣工验收基本要求

（1）明确了职业病防护设施与主体工程同时施工的要求。

（2）明确了职业病防护设施施工的过程要求。

（3）明确了职业病防护设施的试运行要求。

（4）明确了职业病防护设施试运行期间的职业病危害因素监测要求。

（5）明确了职业病防护设施试运行期间控制效果评价的要求。

（6）明确了控制效果评价报告的评审程序要求和备查要求。

（7）明确了分期建设、分期投入生产或者使用的建设项目，其配套的职业病防护设施应当分期与建设项目同步进行验收。

11. 法律责任

明确了建设单位的法律责任、处罚标准等。

（五）《职业病诊断与鉴定管理办法》

原卫生部于 2013 年 1 月 9 日通过了《职业病诊断与鉴定管理办法》。该办法实施以来，在规范职业病诊断与鉴定工作开展，明确监督管理职责方面发挥了重要作用。随着职业卫生工作进入新时期，对职业病诊断与鉴定工作提出了新的要求。为进一步贯彻落实《中华人民共和国职业病防治法》相关规定以及"放管服"改革相关精神，国家卫生健康委员会对该办法进行了修订，并于 2021 年 1 月 4 日公布并施行。该办法修订的主要内容包括：细化了劳动者提供相关证明资料的要求，突出了用人单位的相关义务，明确了职业病诊断机构的备案管理要求，规范了职业病诊断管理要求，明确了职业病诊断办理时限，并缩短了职业病鉴定办理时限。

该办法包括总则、诊断机构、诊断、鉴定、监督管理、法律责任和附则，共7章63条。

1. 总则

该部分主要明确了制定目的、制定依据、适用范围、管理职责与要求、用人单位义务。

2. 诊断机构

该部分主要明确了机构备案程序、备案条件、证明材料、工作职责、诊断医师条件、质量控制要求等内容。

3. 诊断

该部分主要明确了职业病诊断工作的原则、资料要求、资料提供、诊断证明书出具、诊断机构审核、职业病诊断档案、信息报告等内容。

4. 鉴定

该部分主要明确了两级职业病诊断鉴定制、鉴定办事机构、鉴定专家、鉴定委员会、鉴定办理、职业病诊断鉴定书出具、送达及信息报告等内容。

5. 监督管理

该部分主要就地方卫生健康主管部门对职业病诊断机构和鉴定办事机构监督检查内容进行了规定。

6. 法律责任

该部分对违反该办法和《中华人民共和国职业病防治法》的行为的法律责任进行了规定。

7. 附则

该部分明确了有关用语的含义和新修订该办法的施行时间。

五、规范性文件

规范性文件通常是由国务院或职业健康主管部门以通知等形式下发的规范某项职业健康工作的文件，与职业健康工作有关的其他规范性文件有200多份。这类文件主要针对法律、部门规章的要求规定具体措施。

（一）《用人单位职业病危害因素定期检测管理规范》（安监总厅安健〔2015〕16 号）

为进一步加强和规范用人单位职业病危害因素定期检测工作，依据《中华人民共和国职业病防治法》和《工作场所职业卫生监督管理规定》（国家安全生产监督管理总局令第 47 号）〔已由《工作场所职业卫生管理规定》（国家卫生健康委员会令第 5 号）替代〕，原国家安全生产监督管理总局研究制定了《用人单位职业病危害因素定期检测管理规范》，自 2015 年 2 月 28 日起实施。该规定有利于用人单位及时掌握其工作场所职业病危害因素的种类及危害程度，采取有针对性的防控措施保护劳动者职业健康。

（二）《用人单位职业病危害告知与警示标识管理规范》（安监总厅安健〔2014〕111 号）

职业病危害告知与警示标识管理工作是职业卫生管理的一项基础性工作，对于提高劳动者的自我防护意识、提升用人单位职业病防治水平具有重要作用。原国家安全生产监督管理总局依照《中华人民共和国职业病防治法》、《工作场所职业卫生监督管理规定》（国家安全生产监督管理总局令第 47 号）等法律规章，制定了《用人单位职业病危害告知与警示标识管理规范》（安监总厅安健〔2014〕111 号），以有效指导和规范用人单位的职业病危害告知与警示标识管理工作。

（三）《职业卫生档案管理规范》（安监总厅安健〔2013〕171 号）

根据《中华人民共和国职业病防治法》、《工作场所职业卫生监督管理规定》（国家安全生产监督管理总局令第 47 号）、《用人单位职业健康监护监督管理办法》（国家安全生产监督管理总局令第 49 号）的要求，为加强用人单位职业健康管理，保证职业卫生档案完整、准确和有效利用，推进用人单位职业病防治主体责任的落实，原国家安全生产监督管理总局研究制定了《职业卫生档案管理规范》（安监总厅安健〔2013〕171 号），该规范共 14 条，用于指导和规范用人单位的职业卫生档案建立和管理工作。

（四）《用人单位劳动防护用品管理规范》（安监总厅安健〔2015〕124 号）

《劳动防护用品监督管理规定》（国家安全生产监督管理总局令第 1 号）已于 2015 年 7 月 1 日废止，为加强用人单位劳动防护用品的管理，保护劳动者的生命安全和职业健康，依照《中华人民共和国安全生产法》《中华人民共和国职业病防治法》等法律、行政法规和规章，原国家安全生产监督管理总局制定了《用人单位劳动防护用品管理规范》。该规范要求用人单位为劳动者配备符合国家标准或者行业标准的劳动防护用品，规范行业行为和企业管理，同时作为监督执法的重要内容，指导用人单位落实劳动防护用品管理各项要求，对未给劳动者配备劳动防护用品或者配备不符合国家标准或者行业标准劳动防护用品的，依法予以处罚。

（五）《职业病分类和目录》（国卫职健发〔2024〕39 号）

2024 年 12 月，国家卫生健康委、人力资源社会保障部、国家疾控局、全国总工会印发了《职业病分类和目录》（国卫职健发〔2024〕39 号），调整后的职业病由原来的十大类 132 种增加到十二大类 135 种，包括：职业性尘肺病及其他呼吸系统疾病（19 种）、职业性皮肤病（9 种）、职业性眼病（3 种）、职业性耳鼻喉口腔疾病（4 种）、职业性化学中毒（59 种）、物理因素所致职业病（7 种）、职业性放射性疾病（13 种）、职业性传染病（5 种）、职业性肿瘤（11 种）、职业性肌肉骨骼疾病（2 种）、职业性精神和行为障碍（1 种）、其他职业病（2 种）。

（六）《职业病危害因素分类目录》（国卫疾控发〔2015〕92 号）

2015 年，国家卫生计生委、国家安全生产监督管理总局、人力资源社会保障部和全国总工会印发了《职业病危害因素分类目录》（国卫疾控发〔2015〕92 号），对《职业病危害因素分类目录》（卫法监发〔2002〕63 号）进行了修订，并于 2015 年 11 月 17 日起施行。《职业病危害因素分类目录》（国卫疾控发〔2015〕92 号）与《职业病危害因素分类目录》（卫法监发〔2002〕63 号）区别主要有以下三个方面。

（1）对类别进行了调整。《职业病危害因素分类目录》（国卫疾控发〔2015〕92 号）将职业病危害因素分为粉尘、化学因素、物理因素、放射性因素、生物因素和其他因素等 6 类，而将《职业病危害因素分类目录》（卫法监发〔2002〕63 号）中的"导致职业性皮肤病的危害因素、导致职业性眼病的危害因素、导致职业性耳鼻喉口腔疾病的危害因素、导致职业性肿瘤的职业病危害因素"等 4 类分别归入上述 6 类中。

（2）对部分内容进行了细化。随着我国职业病病种的增加，以及职业病危害因素的不断变化，本次修订对《职业病危害因素分类目录》（卫法监发〔2002〕63 号）所列职业病危害因素做了进一步的细化，如化学因素中除列举与 59 种职业性化学中毒对应的因素外，还细化增加了其他 316 种化学因素内容。

（3）不包括行业工种举例及可能导致的职业病。《职业病危害因素分类目录》（卫法监发〔2002〕63 号）除对职业病危害因素进行分类外，还通过行业工种举例的方式予以举例说明。行业工种举例与生产工艺有关，种类多、数量大，且在不断变化之中，往往列举不全。因此，本次修订为未提及的职业病危害因素设置开放性条款。关于可能导致的职业病，2024 年印发的《职业病分类和目录》（国卫职健发〔2024〕39 号）

已列出。

（七）《建设项目职业病危害风险分类管理目录》（国卫办职健发〔2021〕5号）

《建设项目职业病危害风险分类管理目录（2012年版）》（安监总安健〔2012〕73号）由国家安全生产监督管理总局于2012年5月31日公布实施。近年来，随着新技术、新材料、新工艺的广泛应用，部分行业风险分类存在与建设项目职业病危害实际不相适应的情况，为与现行法律、法规和标准有效衔接，2021年，国家卫生健康委员会对《建设项目职业病危害风险分类管理目录（2012年版）》的有关条款进行修订，颁布了新的《建设项目职业病危害风险分类管理目录》（国卫办职健发〔2021〕5号，以下简称《目录》）。

主要修订内容如下。

（1）将《目录》的适用范围由"指导安全生产监督管理部门实行建设项目职业卫生'三同时'分类监督管理"拓展为"适用于建设项目职业病防护设施'三同时'分类监督管理和用人单位工作场所职业病危害因素定期检测频次确定"。

（2）将建设项目职业病危害风险由原来的严重、较重、一般三类简化调整为严重和一般两类，删除较重等级。

（3）增加补充条款，"建设单位（或用人单位）所属行业存在职业病危害但未纳入本《目录》风险分类的，可根据职业病危害评价结果确定风险类别"。

（4）根据《国民经济行业分类》（GB/T 4754—2017），结合全国职业病报告数据、行业特点以及文献报道资料，纳入《目录》的行业领域补充了建筑业、农业、林业、渔业、开采专业及辅助活动、水产品加工、饮料制造、精制茶加工、文教工美体育和娱乐用品制造等行业的职业病危害风险类别，完善了需纳入管控的行业类别。

（八）《高毒物品目录》

依据《中华人民共和国职业病防治法》和《使用有毒物品作业场所劳动保护条例》等有关法律法规，2003年卫生部制定并发布了《高毒物品目录》。《高毒物品目录》共列举54种高毒物品，包括这些高毒物品的毒物名称与CAS（化学文摘号）、别名、英文名称、MAC（工作场所空气中有毒物质最高容许浓度）、PC-TWA（工作场所空气中有毒物质时间加权平均容许浓度）、PC-STEL（工作场所空气中有毒物质短时间接触容许浓度）等。

第三节 职业卫生标准体系简介

职业卫生标准是根据《中华人民共和国职业病防治法》的规定，以保护劳动者职业健康为目的，对劳动条件的卫生要求及有关职业卫生管理等做出的技术规定，是实施职业卫生法律、法规的技术规范，是职业卫生法律、法规体系的组成部分，是贯彻实施职业卫生法律、法规的重要技术依据，也是职业病防治工作监督管理的法定依据。

一、职业卫生标准制定原则

职业卫生标准制定遵循如下原则。

（1）符合国家有关法律、法规和方针、政策，满足职业卫生管理工作的需要。

（2）体现科学性和先进性，注重可操作性。

（3）在充分考虑我国国情的基础上，积极采用国际通用标准。

（4）逐步实现体系化，保持标准的完整性和有机联系。

二、职业卫生标准体系

职业卫生标准体系是根据职业安全和职业卫生标准的特点，按照它们的性质功能、内在联系进行分级、分类，构成一个有机联系的整体。体系内的各种标准互相联系，相互依存，互相补充，具有很好的配套性和协调性。

职业卫生标准体系不是一成不变的，它与一定时期的技术经济水平、安全状况、职业健康状况相适应，因此，随着科技的进步、经济的发展、职业安全和职业卫生要求的提高而不断变化。

（一）按照行政管理层级分类

国家现行的职业卫生标准体系，按照其管理权限的行政层级划分类别，主要由三级构成，即国家标准、行业标准和地方标准。

1. 国家标准

职业卫生国家标准是在全国范围内统一的技术要求，是国家职业卫生标准体系中的主体。其主要由国家卫生行政部门组织制定、归口管理，国家市场监督管理总局发布实施。强制性国家标准的代号为"GB"，推荐性国家标准的代号为"GB/T"。

2. 行业标准

职业卫生标准是对没有国家标准而又需要在全国范围内统一制定的标准，是国家标准的补充。其由卫生行政部门及各行业部门制定并发布实施，国家技术监督局备案。

职业卫生标准行业标准管理范围主要包括以下几个方面。

（1）职业卫生标准工程技术标准。

（2）工业产品设计、生产、检验、储运、使用过程中的安全、健康技术标准。

（3）特种设备和安全附件的安全技术标准，起重机械使用的安全技术标准。

（4）工矿企业工作条件及工作场所的安全、职业卫生技术标准。

（5）职业安全和职业健康管理人员、操作人员的技能考核标准。

（6）气瓶产品标准等。

3. 地方标准

根据《中华人民共和国标准化法》，对于没有国家标准和行业标准而又需要在省、自治区、直辖市范围内统一的工业产品的安全、卫生要求，可以制定地方标准。地方标准由省、自治区、直辖市标准化行政主管部门制定，并报国务院标准化行政主管部门和国务院有关行政主管部门备案。在公布国家标准或者行业标准之后，该项地方标准即废止。地方职业卫生标准是对国家标准和行业标准的补充，同时为将来制定国家标准和行业标准打下基础、创造条件。

当情况特殊而我国又暂无相对应的职业卫生标准时，可采用国际标准。采用国际标准时，必须与我国标准体系进行对比分析或验证，应不低于我国相关标准或暂行规定的要求，并经有关卫生行政部门批准。

（二）按照标准管控的对象特性分类

职业卫生标准体系按照标准对象的特性分类，主要包括基础管理标准、设计类标准、产品标准、方法和工艺标准、职业卫生标准、放射卫生防护标准、职业病诊断标准和防护用品类标准等。

1. 基础管理标准

基础管理标准是指在一定范围内作为基础性的管理或作为其他标准的基础被使用、具有广泛指导意义的标准。如《职业安全卫生术语》（GB/T 15236—2008）、《企业职工伤亡事故分类》（GB/T 6441—86）等。

2. 设计类标准

这类标准主要是指针对职业卫生的设计方面制定的标准。经常使用的主要有作业环境危害方面的厂址选择、厂区内布置、车间卫生、防暑、防寒、防湿、通风、采光照明等安全卫生方面的标准。

3. 产品标准

产品标准是指为保证产品的适用性，对产品必须达到的主要性能参数、质量指标、使用维护的要求等所制定的标准，如《防护鞋通用技术条件》、《固定式钢梯及平台安全要求第3部分：工业防护栏杆及钢平台》（GB 4053.3—2009）、《电梯技术条件》（GB/T 10058—2023）、《呼吸防护 自吸过滤式防毒面具》（GB 2890—2022）等。

4. 方法、工艺标准

该类标准是指以设计、实验、统计、计算、操作等各种方法（或工艺）为对象的标准。

该类标准对设计、制造、施工、检验、生产工艺等环节的技术事项（具体技术要求、实施程序等）做出统一规定，一般称作"规范"，如《工业企业噪声控制设计规范》（GB 50087—2013）、《工业企业总平面设计规范》（GB 50187—2012）、《缺氧危险作业安全规程》（GB/T 8958—2006）等。

5. 职业卫生标准

职业卫生标准中规定了工作场所中接触有毒有害物质所不应超过的数值。
（1）职业卫生设计类标准。
（2）职业卫生术语标准。
（3）职业病危害防护类标准。
（4）体力劳动强度分级标准。
（5）职业病危害程度分级标准。
（6）劳动卫生基本条件类标准。
（7）职业健康监护类标准。
（8）个体防护用品配备类标准。
（9）职业健康管理类标准。
（10）职业卫生建设项目"三同时"管理标准等。

6. 放射卫生防护标准

国家通过制定放射卫生防护标准，既要积极进行有益于人类的电离辐射实践活动，促进新技术的发展，又要最大限度地预防和减少电离辐射对人类的危害，特别是保护放射人员和广大公众及其后代的安全与健康。

7. 职业病诊断标准

国家为了规范职业病诊断及其鉴定工作，加强职业病诊断与鉴定管理，授权国家卫生管理机构根据相关法律法规制定职业病诊断标准。

8. 防护用品类标准

这类标准是为了控制防护用品质量，使其达到劳动安全卫生要求。

（三）按照法律效力分类

职业健康标准按法律效力分类，一般可分为强制性标准和推荐性标准两类。

1. 强制性标准

为改善劳动条件，加强劳动保护，防止各类事故发生，减轻职业危害，保护职工的安全和健康，国家建立统一协调、功能齐全、衔接配套职业安全和职业健康的强制性标准。

施行强制性的国家标准，在社会生活中，关注劳动者的生命安全和身体健康，以人为本，把安全健康放在第一位，把经济放第二位是国际惯例。

《中华人民共和国标准化法》规定："国家标准分为强制性标准、推荐性标准，行业标准、地方标准是推荐性标准……对保障人身健康和生命财产安全、国家安全、生态环境安全以及满足经济社会管理基本需要的技术要求，应当制定强制性国家标准。"省、自治区、直辖市标准化行政主管部门制定的工业产品的安全、卫生要求的地方标准，在本行政区域内是强制性标准。"

《中华人民共和国标准化法实施条例》第十八条规定："下列标准属于强制性标准：……（二）产品及产品生产、储运和使用中的安全、卫生标准，劳动安全、卫生标准，运输安全标准；（三）工程建设的质量、安全、卫生标准及国家需要控制的其他工程建设标准。"

2. 推荐性标准

国家根据现行生产水平、经济条件、技术能力和人员素质等方面的综合考虑，如果在全国（或全行业）强制统一执行有困难的标准，就将此类标准作为推荐性标准。

《中华人民共和国标准化法》及《中华人民共和国标准化法条文解释》中规定：对于推荐性标准，国家采取优惠措施，鼓励企业采用推荐性标准。推荐性标准一旦纳入指令性文件，将具有相应的行政约束力。

三、主要职业卫生标准简介

（一）《工业企业设计卫生标准》（GBZ 1—2010）

该标准是在《工业企业设计卫生标准》（GBZ 1—2002）基础上修订的，除个别语句明确表示为参照条款外均为强制性条款。

该标准规定了工业企业选址与总体布局、工作场所、辅助用室以及应急救援的基本卫生学要求，适用于工业企业新建、改建、扩建和技术改造、技术引进项目（以下统称建设项目）的卫生设计及职业病危害评价。事业单位和其他经济组织建设项目的卫生设计及职业病危害评价、建设项目施工期持续数年或施工规模较大、因各种特殊原因需要进行的临时性工业企业设计以及工业园区的总体布局等可参照该标准执行。

（二）《工作场所有害因素职业接触限值 第1部分：化学有害因素》（GBZ 2.1—2019）

该标准规定了工作场所化学有害因素和生物接触限值，适用于存在或产生化学有害因素的各类工作场所卫生状况、劳动条件、劳动者接触化学有害因素的程度、生产装置泄漏、防护措施效果的监测、评价、管理及职业卫生监督检查等。

该标准规定了358种化学毒物、49种粉尘、3种生物性因素的职业接触限值和28种化学有害因素的31个生物接触指标。

（三）《工作场所有害因素职业接触限值 第2部分：物理因素》（GBZ 2.2—2007）

该标准规定了9类物理有害因素的工作场所职业接触限值，适用于存在或产生上述物理因素的各类工作场所卫生状况、劳动条件、劳动者接触物理有害因素的程度、生产装置泄漏、防护措施效果的监测、评价、管理、工业企业卫生设计及职业卫生监督检查等。

（四）工作场所空气中有害物质检测标准类

在职业卫生标准体系中检测标准系列包括基础类标准和方法类标准。基础类标准有《工作场所空气中有害物质监测的采样规范》（GBZ 159—2004）、《职业卫生标准制定指南 第4部分：工作场所空气中化学物质测定方法》（ GBZ/T 210.4—2008）、《职业卫生标准制定指南 第5部分：生物材料中化学物质的测定方法》（GBZ/T 210.5—2008）及《职业人群生物监测方法总则》（GBZ/T 295—2017）。其中，GBZ 159—2004主要是依据职业病防治法对企业进行定期检测的采样策略，规定了个体采样和定点采样两种方法。标准一方面体现了与国际公认的方法接轨，另一方面也考虑了基层职业卫生技术机构的技术水平。个体采样是测定时间加权平均值（TWA）比较理想的采样方法，尤其适用于评价劳动者实际接触状况。定点采样也是测定 TWA 的一种方法，它除了反映个体接触水平，也适用于评价工作场所环境的卫生状况。但无论哪一种采样方法，都要严格按照工作场所有害化学物质监测采样方法标准的要求规范操作，以确保样品采集的可代表性、科学性和准确性。

GBZ/T 210.4—2008 主要是在制定工作场所空气中化学有害因素检测标准方法时，对标准方法的研究内容、研究方法、方法的技术指标等要求进行规定，是对工作场所空气中化学有害因素检测领域的指导性文件；GBZ/T 210.5—2008 和 GBZ/T 295—2017 主要是在职业卫生生物监测中生物材料中标志物的检测标准方法制定和方法验证时，对标准方法的技术路线、研究内容、研究方法、方法的技术指标等要求进行规定，是生物监测领域的指导性文件。

方法类标准依据检测对象分为工作场所有害因素检测标准和生物监测标准两大类，工作场所有害因素检测标准依据职业病危害因素的分类分为工作场所空气中化学有害因素检测标准和工作场所物理因素检测标准两大类，工作场所空气中的化学有害因素检测标准分为化学物质检测标准和粉尘检测标准。

工作场所空气中化学物质检测标准包括《工作场所空气有毒物质测定》（GBZ/T 160）（现行有效部分）系列、《工作场所空气有毒物质测定》（GBZ/T 300）（现行有效部分）系列等；粉尘检测标准包括《工作场所空气中粉尘测定》（GBZ/T 192.1~GBZ/T 192.6）系列 6 个标准。《工作场所空气有毒物质测定 第 1 部分：总则》（GBZ/T 300.1—2017）规定了工作场所空气中有毒物质测定的基本原则、要求和使用注意事项，适用于从事职业卫生检测的专业技术人员。标准内容包括检测方法的选用、空气样品的采集、标准检测方法的"仪器"、标准曲线或工作曲线的制备、待测物浓度计算、检测方法的性能指标以及个人防护要求。标准明确呼吸带是指以口鼻为球心、半径为 30 cm 的前半球区。个体采样时，空气收集器的进气口应在检测对象的呼吸带内，并尽量接近口鼻部。定点采样时，空气收集器的进气口应放在检测对象的呼吸带内。

工作场所物理因素检测标准包括《工作场所物理因素测量》（GBZ/T 189）系列 11 个标准；生物检测标准包括 WS/T 系列标准、GBZ/T 系列标准等。

工作场所环境和通风设施的检测职业卫生标准 GBZ 系列检测标准相对较少，有待后续完善和补充，现主要依据的是 GB 和 GB/T 相关标准。

（五）防护与管理类标准

目前，原卫生部已发布《石棉作业职业卫生管理规范》（GBZ/T 193—2007）、《工作场所防止职业中毒卫生工程防护措施规范》（GBZ/T 194—2007）、《有机溶剂作业场所个人职业病防护用品使用规范》（GBZ/T 195—2007）、《使用人造矿物纤维绝热棉职业病危害防护规程》（GBZ/T 198—2007）、《服装干洗业职业卫生管理规范》（GBZ/T 199—2007）、《血源性病原体职业接触防护导则》（GBZ/T 213—2008）、《密闭空间作业职业病危害防护规范》（GBZ/T 205—2007）、《建筑行业职业病危害预防控制规范》（GBZ/T 211—2008）、《纺织印染业职业病危害预防控制指南》（GBZ/T 212—2008）等防护与管理类标准。标准起草过程中除参考发达国家（主要为美国）的相关标准和有关指南外，还重点参考了国际劳工组织的有关公约、建议书、操作规程、手册和世界卫生组织的有关指南。

（六）警示标识和报警设置类标准

2003 年，卫生部制定发布了《工作场所职业病危害警示标识》（GBZ 158—2003），规范了工作场所职业病危害警示标识的种类、设计原则、选用和设置。2007 年，卫生部又制定发布了针对高毒物品危害告知和警示标识设置的《高毒物品作业岗位职业病危害告知规范》（GBZ 203—2007）和《高毒物品作业岗位职业病危害信息指南》（GBZ 204—2007）。

为预防急性职业中毒，规范报警装置设置，2009 年，卫生部制定发布了《工作场所有毒气体检测报警装置设置规范》（GBZ/T 223—2009），对有毒气体报警点和报警值的确定方法进行了规范，提出了仪器选型要求和具体选型方法，对加强工作场所有毒气体的检测报警并使其规范化具有重要意义。

（七）职业健康监护标准

《职业健康监护技术规范》（GBZ 188—2014）对健康监护的定义和范畴、开展健康监护的依据、工作程序、参与健康监护工作各方的责任和义务、健康监护资料的应用、目标疾病、开展健康监护职业病危害因素和人群的界定原则、健康监护的种类和周期、检查方法和指标的确定原则、健康监护结果的评价等都从理论上做了简要的描述；对基本医学检查和常规医学检查内容做了具体的规定，相应的检测方法在附录中做了较详细的描述；对接触有害化学因素、粉尘、有害物理因素、有害生物因素和特殊作业人群的健康监护做出了具体规定。

（八）职业病诊断标准

国家职业病诊断标准体系由职业病诊断基础标准、通用标准和特定疾病诊断标准构成。

（1）职业病诊断基础标准。职业病诊断基础标准主要有《职业病诊断名词术语》（GBZ/T 157—2009）、《职业病诊断文书书写规范》（GBZ/T 267—2015）和《职业病诊断标准编写指南》（GBZ 218—2017）。此外，国家标准《劳动能力鉴定　职工工伤与职业病致残等级》（GB/T 16180—2014）也可视为与职业病诊断有关的基础标准。

（2）职业病诊断通用标准。职业病诊断通用标准包括职业病诊断通则以及靶器官或系统疾病的诊断标准。

《职业病诊断通则》（GBZ/T 265—2014）是最具代表性的通用诊断标准，该标准规定了职业病诊断的基本原则和通用要求，适用于指导国家公布的《职业病分类和目录》中开放性条款职业病的诊断。

靶器官或系统疾病的诊断标准大体上可分为急性和慢性化学物中毒的诊断标准，代表性的主要有《职业性慢性化学物中毒性周围神经病的诊断》（GBZ/T 247—2013）和《职业性急性化学物中毒的诊断　总则》（GBZ 71—2013）等。

此外，《职业性尘肺病的诊断》（GBZ 70—2015）、《职业性尘肺病的病理诊断》（GBZ 25—2014）以及《职业性皮肤病的诊断　总则》（GBZ 18—2013）分别适用于符合《职业病分类和目录》中职业性尘肺病、职业性皮肤病开放性条款的其他职业病的诊断。

（3）特定职业病诊断标准。目前已发布的特定职业病的诊断标准涵盖了《职业病分类和目录》中列出的十二大类职业病的诊断标准，代表性的主要有《职业性慢性锰中毒诊断标准》（GBZ 3—2006）、《职业性光接触性皮炎诊断标准》（GBZ 21—2006）、《职业性中暑的诊断》（GBZ 41—2019）、《职业性苯中毒诊断标准》（GBZ 68—2022）、《职业性化学性眼灼伤的诊断》（GBZ 54—2017）和《职业性莱姆病的诊断》（GBZ 324—2019）等针对特定疾病的诊断标准。

（九）其他标准

《职业卫生名词术语》（GBZ/T 224—2010）规定了职业卫生术语的分类和定义或含义，适用于职业卫生的科研、管理及教学培训，2010年1月22日正式公布，自2010年8月1日起实施。

《劳动能力鉴定　职工工伤与职业病致残等级》（GB/T 16180—2014）是为保障因工作遭受事故伤害或者患职业病的劳动者获得医疗救治和经济补偿，对工伤或患职业病劳动者的伤残程度做出客观、科学的技术鉴定而制定。该标准是在总结全国劳动社会保障机构应用《劳动能力鉴定　职工工伤与职业病致残等级》（GB/T 16180—2006）开展工伤评残鉴定的实践基础上，对原标准的进一步补充与完善，充分反映了我国现阶段社会经济发展和保障水平。

此外，国家及各行业协会还发布了一系列有关职业卫生的行业标准，主要包括以下标准。

（1）《火力发电厂职业卫生设计规程》（DL 5454—2012）。

（2）《电力行业职业健康监护技术规范》（DL/T 325—2010）。

（3）《发电厂供暖通风与空气调节设计规范》（DL/T 5035—2016）。

（4）《燃气发电厂噪声防治技术导则》（DL/T 1545—2016）。

（5）《变电站噪声控制技术导则》（DL/T 1518—2016）。

（6）《电力行业劳动环境监测技术规范 第1部分：总则》DL/T 799.1—2019）。

（7）《电力行业劳动环境监测技术规范 第2部分：生产性粉尘监测》（DL/T 799.2—2019。）

（8）《电力行业劳动环境监测技术规范 第3部分：生产性噪声监测》（DL/T 799.3—2019）。

（9）《电力行业劳动环境监测技术规范 第4部分：生产性毒物监测》（DL/T 799.4—2019）。

（10）《电力行业劳动环境监测技术规范 第5部分：高温监测》（DL/T 799.5—2019）。

（11）《电力行业劳动环境监测技术规范 第6部分：微波辐射监测》（DL/T 799.6—2019）。

（12）《电力行业劳动环境监测技术规范 第7部分：工频电场、工频磁场监测》（DL/T 799.7—2019）。

（13）《220kV~750kV 变电站设计技术规程》（DL/T 5218—2012）。

第四节　我国职业卫生监管体制

我国职业卫生监管体制是国家对职业病防治实施监督管理采取的组织形式和基本制度。它是国家职业病防治法律规范得以贯彻落实的组织保障和制度保障。

自新中国成立以来，由于历史因素，我国职业卫生监督体制发生数次重大变化，存在不同形式，经历了曲折的发展历程。

一、我国职业卫生监管体制发展历程

（一）第一阶段：1949 年 10 月—1998 年 3 月

在这期间，职业健康监督管理工作以劳动部门为主，由国家劳动部门和国家卫生部门共同负责。

1949 年 9 月，第一届中国人民政治协商会议通过的《中国人民政治协商会议共同纲领》明确规定"实行工矿检查制度，以改进工矿的安全和卫生设备"。由劳动部进行监督检查、综合管理。

新中国成立后，中央人民政府于 1949 年 11 月 2 日组建了中华人民共和国中央人民政府劳动部，在劳动部下设劳动保护司，负责全国的劳动保护工作。

1970 年 6 月，劳动部被并入国家计划委员会。

1975 年 9 月，国家劳动总局成立。

1982 年 5 月合并成立中华人民共和国劳动人事部。

1988 年，根据第七届全国人民代表大会第一次会议批准的国务院机构改革方案，撤销劳动人事部，组建劳动部。新组建的劳动部是国务院领导下的综合管理全国劳动工作的职能部门。劳动部下设职业安全卫生监察局，是劳动部综合管理全国职业安全健康工作的职能部门。

劳动部职业安全卫生监察局的主要职责如下。

（1）监督检查执行职业卫生法规情况。

（2）调查研究和掌握企业职业卫生状况，并提出对策。

（3）综合管理新建、改建、扩建企业和老企业改造中工程项目的职业安全卫生"三同时"制度的监察工作。

（4）管理职业安全卫生技术措施经费、行业试点和组织职业卫生技术措施综合评价。

（5）统计分析职业病的情况并提出对策。

（6）管理乡镇企业的职业卫生工作。

（7）处理女职工与未成年工保护、工时休假、保健食品、提前退休和职业卫生的专业培训、考核发证等日常工作。

（二）第二阶段：1998 年 3 月—2003 年 10 月

为适应社会主义市场经济体制建设的需要，1998 年 6 月 17 日，国家政府机构按"政企分开""精简、统一、效率"的原则进行大幅度调整，职业卫生监管职能发生了重大变化，将劳动部承担的职业卫生监察（包括矿山卫生监察）职能交由卫生部承担。

（三）第三阶段：2003 年 10 月—2010 年 10 月

为了更好地保护广大劳动者的人身健康和安全，2001 年，国家安全生产监督管理局成立，负责全国的安全生产监管工作。2005 年，国家安全生产监督管理局升格为国家安全生产监督管理总局，为国务院直属机构。

为了做好全国的职业卫生监管工作，卫生部、国家安全生产监督管理总局经认真研究协商，对两个部门职业卫生监管的职责分工达成共识，并于 2005 年 1 月联合下发了《关于职业卫生监督管理职责分工意见的通知》（卫监督发〔2005〕31 号）。

（四）第四阶段：2010 年 10 月—2018 年 3 月

2010 年 10 月 8 日，中央机构编制委员会办公室印发了《关于职业卫生监管部门职责分工的通知》（中央编办发〔2010〕104 号）。该文件调整完善了职业卫生监管职责分工，明确了职业卫生监管"防、治、保"（职业危害防治、职业病诊断治疗、职业病病人社会保障）三个环节分别由一个部门为主负责的指导原则，确立了国家安全生产监督管理总局在职业卫生预防环节依法实施监管的主体地位。

（五）第五阶段：2018 年 3 月至今

2018 年 3 月，鉴于国际国内新形势，国务院启动了新一轮机构改革，将职业安全健康监督管理职责由原国家安全生产监督管理总局的职业安全健康监督管理职责整合到国家卫生健康委员会。组建职业健康司，拟定职业卫生、放射卫生相关政策、标准并组织实施。开展重点职业病监测、专项调查、职业健康风险评估和职业人群健康管理工作，并协调开展职业病防治工作。职业卫生监督由卫生健康委员会综合执法局负责。我国职业卫生监管工作进入新的历史时期。

二、我国现行职业卫生监管体制

2011 年 12 月 31 日，《中华人民共和国职业病防治法》（以下简称《职业病防治法》）经全国人民代表大会常务委员会修订，该法明确了职业病危害防治工作的监督管理体制，即"用人单位负责、行政机关监管、行业自律、职工参与和社会监督"。《职业病防治法》规定，县级以上地方人民政府统一负责领导、组织、协调本行政区域的职业病防治工作，建立健全职业病防治工作体制、机制，统一领导、指挥职业卫生突发事件应对工作；加强职业病防治能力建设和服务体系建设，完善、落实职业病防治工作责任制。县级以上地方人民政府卫生行政部门、劳动保障行政部门依据各自职责，负责本行政区域内职业病防治的监督管理工作。县级以上地方人民政府有关部门在各自的职责范围内负责职业病防治的有关监督管理工作。

（一）用人单位负责

《职业病防治法》规定："用人单位的主要负责人对本单位的职业病防治工作全面负责。"《工作场所职业卫生管理规定》（国家卫生健康委员会令第 5 号）规定："用人单位是职业病防治的责任主体，并对本单位产生的职业病危害承担责任。用人单位的主要负责人对本单位的职业病防治工作全面负责。"

用人单位负责是指用人单位在其经营活动中必须对本单位的职业病防治工作负全面的责任，用人单位主要负责人对本单位的职业卫生管理工作负全面责任。各用人单位应该建立职业卫生管理责任制，在管生产的同时搞好职业卫生管理工作，这样才能达到责权利的相互统一。职业卫生作为用人单位经营管理的重要组成部分，发挥着极大的保障作用。不能将职业卫生管理同用人单位的效益对立起来，不能片面理解、扩大用人单位的经营自主权。具体来说，用人单位应该自觉贯彻"预防为主、防治结合"的方针，遵守职业卫生的法律、法规和标准。用人单位应当依照《职业病防治法》《用人单位职业健康监护监督管理办法》等法律法规，以及《职业健康监护技术规范》（GBZ 188—2014）、《工作场所职业病危害警示标识》（GBZ 158—2003）、《用人单位职业病防治指南》（GBZ/T 225—2010）等国家职业卫生标准的要求，建立健全职业病防治责任制，有计划、有步骤地开展本单位的各项职业病防治工作，并保证所需的专项经费。

（二）行政机关监管

国家实行职业卫生监督制度。国务院卫生行政部门、劳动保障行政部门依照相关规定所确定的职责，负责全国职业卫生的监督管理工作。国务院有关部门在各自职责范围内负责职业卫生的有关监督管理工作。

行政机关监管是职业卫生行政部门根据国家法律法规的规定，对职业卫生工作进行的监管，具有相对独立性、公正性和权威性。相关行政部门对用人单位履行职业卫生监管职责，依据相关法律法规进行监督检查，对不遵守国家职业卫生法律法规、标准的用人单位，要下达监察通知书，做出限期整改或停产整顿的决定，必要时可以提请当地人民政府或行业主管部门关闭。

行政机关监管要求职业卫生监督管理部门按照职责分工，依法认真履行职业卫生监管职责，加大对重点行业、重点企业、重点人群的监督检查力度，严肃查处违反本法，损害劳动者健康及其相关权益的违法行为，对不履行或不认真履行工作职责的，要依法依纪追究相关责任人和负责人的责任。各有关部门要加强信息沟通，相互配合，形成监管合力。

（三）行业自律

行业自律是要求行业要自我约束，行业内一方面要遵守国家职业卫生法律法规和政策，另一方面要通过行规行约约束自己的行为。通过行业内的自律，促使相当一部分用人单位能从自身健康发展的需求和保护劳动者健康的角度出发，自觉开展职业病防治工作，切实履行企业的法定职责和社会责任。具体来说，行业自律主要体现在行业主管部门根据国家职业卫生有关的方针、政策、法规和标准，对行业职业病防治工作进行管理和检查，通过计划、组织、协调、指导和监督检查，加强对行业所属企业以及归口管理的用人单位的职业卫生工作的管理，防止和控制伤亡事故与职业病。

（四）职工参与和社会监督

职工参与和社会监督是职业卫生工作不可缺少的重要环节。随着新的经济体制的建立，社会监督的内涵也在扩大，除了各级工会，社会团体、新闻媒体等也应该对职业卫生起监督作用，这是维护员工的合法权益，维护员工身体健康和国家财产不受损失的重要保证。工会监督是群众监督的主体，是依据《中华人民共和国工会法》和国家有关法律法规对职业卫生工作进行的监督。

我国职业卫生管理体制的上述四个方面从各自的职能看，是层层作用的关系。用人单位自身管理是对用人单位自身负责，用人单位还应接受行业主管部门的行业管理和国家监管、社会监督。行业管理部门对本行业所属的企业及归口管理的各单位行使行业职业卫生管理的职能，同时接受行政机关监管和社会监督。国家行政部门对用人单位和行业管理部门的职业卫生工作实施国家监管，同时接受社会监督。社会监督的对象则包括用人单位、行业管理部门及政府行政部门等。

三、职业卫生工作方针、方法与原则

《职业病防治法》确立了职业卫生工作"预防为主、防治结合"的基本指导方针，应采取的"分类管理、综合治理"的基本方法，在职业病防治整体工作上，也贯彻了职业病防治"三级预防"的基本原则。

（一）工作方针

《职业病防治法》第三条规定，职业病防治工作坚持"预防为主、防治结合"的方针，建立用人单位负责、行政机关监管、行业自律、职工参与和社会监督的机制，实行分类管理、综合治理。

"预防为主"是做好职业病防治工作的基础和前提。由于多数职业病具有可以预防但是很难治愈的特点，有些职业病一旦发病较为严重、难以治愈，目前尚缺乏有效治疗手段（例如硅肺、职业性肿瘤），通过采取预防措施，可以减少职业病的发生，减轻职业病的危害程度，所以，职业病防治工作必须从致病源头抓起，控制职业病危害源头，并在一切职业活动中尽可能控制和消除职业病危害因素的产生，使工作场所职业卫生防护符合国家职业卫生标准和卫生要求。

坚持"防治结合"就是要处理好"防"和"治"的关系。既不能轻"防"重"治"，不"防"只"治"，也不能只"防"不"治"，不能轻视对职业病危害的治理和对劳动者职业病的检查诊断与治疗康复；不能把"防"与"治"对立起来或者相互分离，必须将二者结合起来。通过对工作场所职业病危害因素的治理，达到控制和消除职业病危害因素的效果，对已经引起的疾病，应重视治疗，救治病人，使其减少痛苦。

（二）工作方法

"分类管理、综合治理"是职业卫生工作的一个基本方式方法，是针对我国职业病危害因素种类繁多、分布广泛，而且职业病危害预防、控制措施包含了从源头控制、过程管理到后果处理的多个层面的现实情况提出的。要控制既复杂又有不同特点的职业病危害因素，宜采取不同的、有针对性的措施，为了取得较好的治理效果，需要多管齐下、多措并举。例如，我国在 20 世纪 50 年代即提出粉尘危害的预防控制措施，包括"革、水、密、风、护、管、教、查"八个方面。

（三）工作原则

职业卫生工作实践遵循"三级预防"的基本原则，每一级原则对应不同的具体工作内容，以有效预防、控制和消除职业病危害，预防和控制职业病或职业病危害事故的发生（表 3-1）。

表 3-1　职业卫生工作的三级预防及其主要内容

预防级别	目的	主要措施
第一级预防	从根本上消除或最大限度地减少劳动者接触职业病危害因素	改革工艺，改进生产流程，通过工程控制技术措施、个体防护措施等来预防、控制和消除职业病危害因素，使之符合有关标准等的规定
第二级预防	早期发现职业性病损者	通过职业健康体检早期诊断和治疗
第三级预防	防止职业性病损的进一步发展，促进康复	职业病病人的早期治疗

第四章

职业卫生综合管理

第一节 组织机构与职责

一、职业卫生职责

（一）职业病防治责任主体

《职业病防治法》明确规定，用人单位负有职业病防治的责任，是依法维护劳动者职业健康的第一责任人。

职业病的防治是用人单位的责任，职业病防治的关键在于企业责任的履行。预防和控制职业病的主体是用人单位，用人单位是职业病防治的最前沿。政府监督是外部的，不可能取代用人单位自身的管理。我国职业卫生工作的经验和实践证明，只有依靠用人单位，才能有效地预防和控制职业病。

原国家安全生产监督管理总局从 2013 年开始在全国开展的用人单位职业卫生基础建设活动，旨在推动用人单位落实职业病防治主体责任，切实保护劳动者健康权益，减少职业病的发生。职业卫生基础建设活动的主要内容分为责任体系、规章制度、管理机构、前期预防、工作场所管理、防护设施、个人防护、教育培训、健康监护、应急管理 10 个方面。

目前，我国职业病防控形势十分严峻，职业病病人总量大，且报告职业病例数呈连年上升趋势。同时，职业病危害分布领域广、接害人数多，群体性职业病事件屡有发生，社会影响较大。其重要原因是用人单位主体责任不落实，历史欠账多，基础工作薄弱，作业环境恶劣。

（二）用人单位的责任与义务

依据我国目前的法律法规，用人单位在职业病防治方面的主要义务主要包括以下内容。

（1）职业卫生管理义务。用人单位应建立健全职业病防治责任制、职业卫生管理组织机构和职业卫生管理制度。

（2）健康保障义务。用人单位应该采取有效的职业病危害防护措施，为劳动者提供符合国家职业卫生标准和卫生要求的工作场所、环境和条件。

（3）保险义务。用人单位应当依法参加工伤社会保险。

（4）卫生防护义务。用人单位必须设置有效的职业病防护设施，并为劳动者提供个人防护用品。

（5）报告义务。用人单位应当及时如实向职业卫生监管部门申报职业病危害项目，报告职业病危害事故和职业病危害监测、评价结果。

（6）减少职业病危害义务。用人单位必须采取有利于防治职业病和保护劳动者健康的新技术、新工艺、新材料，逐步替代职业病危害严重的技术、工艺、材料。

（7）不转移职业病危害义务。用人单位不得将产生职业病危害的作业转移给不具备职业病防护条件的单位和个人。

（8）职业病危害检测义务。用人单位应当定期对工作场所进行职业病危害检测、评价。

（9）职业病危害告知义务。用人单位对采用的技术、工艺、材料，应当知悉其产生的职业病危害，不得隐瞒其危害，还应通过合同、设置公示栏、警示标识和提供说明书等方式告知劳动者。

（10）健康监护义务。用人单位应当组织从事接触职业病危害因素的劳动者进行上岗前、在岗期间和离岗时的职业健康检查。

（11）培训教育义务。用人单位对劳动者应当进行上岗前、在岗期间的职业卫生培训和教育。

（12）落实职业病病人待遇义务。用人单位应当对遭受或者可能遭受急性职业病危害的劳动者，及时组织救治、进行健康检查和医学观察；及时安排疑似职业病病人进行诊断；负责职业病病人的诊断、治疗、康复和安置，并依法赔偿；对从事接触职业病危害作业的劳动者，给予适当岗位津贴；妥善安置有职业禁忌或者有与职业相关的健康损害的劳动者。

（13）特殊劳动者保护义务。用人单位不得安排未成年人从事接触职业病危害因素的作业；不得安排孕妇、哺乳期的女职工从事对本人和胎儿、婴儿有危害的作业。

（14）事故处理义务。发生或者可能发生急性职业病危害事故时，用人单位应当立即采取应急救援和控制措施。

（15）举证义务。劳动者申请职业病诊断或鉴定时，用人单位应当如实提供职业病诊断所需的有关职业卫生和健康监护等资料。

（16）接受行政监督和民主管理的义务。

（17）法律法规规定的其他保障劳动者权利的义务。

二、职业卫生管理机构配备

《职业病防治法》第二十条规定：用人单位应当设置或者指定职业卫生管理机构或者组织，配备专职或者兼职的职业卫生管理人员，负责本单位的职业病防治工作。

《工作场所职业卫生管理规定》（国家卫生健康委员会令第5号）第八条规定："职业病危害严重的用人单位，应当设置或者指定职业卫生管理机构或者组织，配备专职职业卫生管理人员。其他存在职业病危害的用人单位，劳动者超过一百人的，应当设置或者指定职业卫生管理机构或者组织，配备专职职业卫生管理人员；劳动者在一百人以下的，应当配备专职或者兼职的职业卫生管理人员，负责本单位的职业病防治工作。"

因此，用人单位应当按照规定设置或者指定职业卫生管理机构或者组织，配备专职或者兼职的职业卫生管理人员来负责本单位的职业病防治工作。

三、主要负责人和职业卫生管理人员的职责

《职业病防治法》第三十四条规定："用人单位的主要负责人和职业卫生管理人员应当接受职业卫生培训，遵守职业病防治法律、法规，依法组织本单位的职业病防治工作。"同样，《工作场所职业卫生管理规定》（国家卫生健康委员会令第5号）第九条对用人单位的主要负责人和职业卫生管理人员的要求更为具体："用人单位的主要负责人和职业卫生管理人员应当具备与本单位所从事的生产经营活动相适应的职业卫生知识和管理能力，并接受职业卫生培训。"

用人单位职业卫生管理部门以及其他部门按照本单位对各部门的职责划分来分别负责与职业病防治相关的具体工作。

第二节　职业病防治工作计划的内容与制订

职业病防治工作计划是企业职业病防治管理工作的重要环节，与企业生产经营计划一样，必须明确企业职业卫生工作拟定实现的目标以及实现这一目标所需解决的主要问题与措施，由此才能凝聚企业全体员工共同努力解决问题，通过持续改进来逐步实现企业的职业卫生方针。为此，《职业病防治法》第二十条要求用人单位应当"制定职业病防治计划和实施方案"。

企业内部的职业卫生管理机构与人员在制定和实施企业职业病防治工作计划中发挥着重要作用，不仅负责企业整体计划的制订与实施，对于较大规模的企业，还应对

企业下属层次的计划的制订与实施进行组织与指导。

一、职业病防治工作计划的内容

完整的职业病防治工作计划应包括以下内容。

1. 职业卫生基本方针

职业卫生基本方针是展示企业高层管理者对职业病防治工作的基本理念，是制订防治工作计划的重要背景与基础。

2. 目标

目标是企业各职能部门以及各层次为了实现基本方针要求而基于当前的实际情况所制定的具体绩效水平。

3. 实施事项与工作计划

实施事项是根据基本方针要求而实现目标所需要的具体手段和措施，工作计划是针对每一实施事项而制定的定期行动方案。

二、职业病防治工作计划制定

为了确保能够科学、有效地制定和实施职业病防治工作计划，在具体计划制订与实施过程中，必须注意以下问题。

（1）充分掌握企业及各职能部门与层次的实际状况，确保计划与实际相符。

（2）确保计划的内容能够充分反映各职能部门与各生产现场人员的意见。

（3）不能简单地将各部门与现场的实施事项予以罗列，而应重点关注能够有效预防职业病危害的事项。

（4）应确保企业、职能部门以及不同层次之间所制订计划的逻辑相关性。

（5）针对每一实施事项，应尽量明确年度所要达到的绩效水平。

（6）针对每一实施事项，应通过月度工作计划来明确具体的"哪一部门、何人、何时、如何做"等有关实施的要求。

（7）对工作计划的进展状况应定期检查，必要时予以修改。

为此，职业病防治工作计划的制订一般包括以下过程。

1. 掌握存在的问题

很多企业在制订职业病防治工作计划时，是根据前一年和本单位以往职业病危害的情况、日常关注的职业病防治的问题，以及上级主管部门的意见和政府监管部门的指导要求，由职业卫生管理人员来独自确定计划的实施事项的。但是，由于这种计划制订方法不能反映现场作业人员的意见，也未能综合性地掌握本单位职业卫生工作的实际状态，故制订的计划往往缺乏防治职业病的有效性。

因此，应从所有作业现场的讨论开始，综合性地检查现场职业卫生活动的实际状态，倾听有关人员的意见，掌握现场存在的问题点，从而制定出有助于防治职业病并能提高职业卫生管理水平的工作计划。

首先，在各个作业现场，从防护设施的日常检查结果、工作场所职业病危害检测结果、日常职业卫生检查结果以及员工作业状况等多个角度，列出每一项工作场所存在的问题点及其解决方案。这不仅有助于提高现场员工参加职业卫生活动的意识，也有助于教育员工采取正确的、避免职业病危害的作业方法。

其次，基于各个作业现场提出的问题点及其解决方案，职业卫生管理人员应结合企业职业健康检查结果、现场职业病危害因素检测结果、职业病防护设施自主检测结果、定期职业卫生检查结果以及职业卫生管理制度与作业标准的完善情况等，从众多现场问题点中筛选出企业共同的、对于防止职业病发生至关重要的关键问题，并分析每一个问题的本质性原因，从而形成最终的工作计划。

2. 确定实施事项与工作计划

针对反映问题本质性原因的对象，职业卫生管理人员应从技术、经济可行性的角度，策划和制订解决问题的具体实施事项与工作计划。工作计划中应在每一实施步骤，明确责任部门或人员、实施的具体方法与时间以及应达到的绩效水平等。

3. 确定工作目标

职业卫生工作目标应在确定的实施事项与工作计划基础上综合考量，针对作业场所职业病危害因素的检测水平、防护设施的改善要求、职业健康监护的实施与后续处理、员工职业卫生教育培训以及作业标准完善等方面，提出易于评估与考核的量化性要求。

第三节　职业病防治制度建立和完善

严格的制度是用人单位职业卫生管理工作规范、有序进行的前提和保障，也是职业卫生法律、法规对用人单位职业病防治工作的基本要求。所谓职业病防治制度，是指由用人单位制定，在用人单位职业活动过程中，全体人员应当共同遵守的，用于预防、控制和消除职业病危害，保护劳动者职业健康的管理规范。

一、要求

用人单位职业卫生管理员应当根据国家、地方的职业病防治法律法规的要求，结合本单位的实际情况，协助用人单位制定相应的规章制度。建立适合本单位的职业病防治制度，应当遵循下述几个基本要求。

（1）全面性。职业病防治制度应当涵盖国家法律法规所规定的主要内容。

（2）与法律法规、标准的衔接性。职业病防治制度应当与国家、地方职业病防治有关的法律法规等紧密衔接。

（3）实用性与可操作性。建立职业病防治制度的目的是促进和规范单位的职业病防治工作，所建立的制度必须适应本单位职业病防治工作的实际需要，应当针对本单位的工作特点、职业病危害特征，形成具体的、可操作的规范性要求，明确单位内部相关职业病防治责任主体的责权与义务，切忌流于形式、疏于内容且无可操作性与实际应用价值。

（4）时效性。因为职业卫生法律、法规和标准会经常更新，国家和地方的产业政策、职业卫生管理要求也是动态的、不断细化和深入的，因此，职业病防治制度一定要动态更新，确保其符合国家和地方最新职业卫生法律法规和相关产业政策的要求。

二、方法

用人单位应以国家和地方的职业卫生法律法规要求为依据，结合本单位生产经营等活动的具体内容、职业病危害的特点，按照前述职业病防治制度建立的基本要求，构建本单位职业病防治制度的框架，逐一形成具体职业病防治制度草案，并在充分征求主要负责人、班组管理人员、现场工作人员以及当地有关职业卫生专家等意见的基础上予以完善，这是建立健全一个单位职业病防治制度的基本思路与方法。

1. 构建框架

《中华人民共和国职业病防治法》和《工作场所职业卫生管理规定》等法律法规对用人单位应当实施的职业病防治工作做出了详细的规定。职业卫生管理员可依据职业病防治有关法律、法规的要求，明确用人单位应当开展的职业病防治工作内容，从原辅材料管理、设备管理、场所管理、作业管理、健康管理等多个方面构建企业职业病防治制度的框架。

2. 形成草案

根据形成的职业病防治制度框架，将框架范围内包含的制度内容逐一依据法律法规，结合本单位生产经营活动的类型、职能部门责任分工、单位内部事项工作流程等的实际情况，形成职业病防治制度的草案。

3. 修改完善

形成制度草案后，应当在征求单位主要负责人、相关职能部门管理人员、班组管理人员、现场工作人员等意见的基础上进行完善，如果条件许可，可进一步征求当地职业卫生专家或第三方技术服务机构等意见，并根据相关人员的建议修改完善，确保制度的全面性、实用性与有效性。

4. 持续改进

如前所述，国家和地方的职业病防治的法律法规、标准和政策要求是动态变化的，一个单位制定的职业病防治制度在实际应用或者执行过程中也是需要纠正或者完善的，因此，在制度建立完成并生效后，应当坚持持续改进，确保其时效性与可操作性。

另外，在职业病防治制度执行的过程中，随着企业技术改进或者其他新情况的出现，职业卫生管理员应该根据企业实际的职业病发生情况，对职业病防治制度进行适时调整。

三、内容

广义上讲，用人单位的职业病防治制度既包括职业病防治责任制、职业病防治前期预防与劳动过程中有关管理的要求，也包括具体职业病危害作业的操作规程或作业指导书。

1. 职业病防治责任制

职业病防治责任制是用人单位防治职业病的总体责任要求，是明确单位职业病防治的领导、组织、管理及相关人员职责的基本制度。该制度应当包括或明确单位防治职业病的基本组织管理体系、单位职业病防治的责任人、责任部门及其具体职责等相关内容。

2. 具体管理制度

职业病防治的具体管理制度所包含的内容相对较多，涉及职业病防治前期预防、劳动过程中管理的方方面面，具体主要包括职业病危害项目申报、建设项目职业病危害评价、作业场所管理、作业场所职业病有害因素监测、职业病防护设施管理、个人职业病防护用品管理、职业健康监护管理、职业卫生培训、职业危害告知等方面内容。

国家要求的各项职业病防治制度应当包含的主要内容见表4-1。

表 4-1　职业病防治制度名称及主要内容

序号	制度名称	主要内容
1	职业病防治责任制度	（1）组织管理体系； （2）主要负责人责任； （3）分管负责人责任； （4）各部门负责人责任； （5）专（兼）职部门及人员责任； （6）职业病危害岗位人员责任
2	职业病危害警示与告知制度	（1）警示标识与公告、告知管理的责任部门及其责任； （2）警示标识和公告栏设置与管理的基本要求以及程序等； （3）警示制度涵盖应当设置警示标识的设备、场所和岗位，警示的方式和内容等； （4）告知制度应涵盖实施告知的不同环节、方式、内容等，包括合同告知职业病危害、公告栏公告制度、作业场所公告、检测评价结果、岗位设置危害告知卡等； （5）警示标识悬挂、张贴及更新管理，以及公告栏公告内容悬挂、张贴及更新管理要求
3	职业病危害项目申报制度	（1）申报工作负责人； （2）申报表填写、审查与上报的程序及其管理； （3）变更申报等的办理； （4）申报回执等资料的存档管理
4	职业病防治宣传教育培训制度	（1）明确教育培训负责部门和培训对象（负责人、管理人员、特种作业人员、在岗员工、新进员工、转岗人员、外来人员、临时工作人员等）； （2）明确各类人员接受职业危害教育的内容（思想、政策、法律法规、事故教训、职业危害基本技能、常识、经验等）及教材； （3）明确培训应达到的目的及资格要求； （4）明确教育方式、培训时间、考核方式； （5）明确必须持证上岗的人员，依法接受有关培训、考核（包括复审）管理规定的要求
5	职业病危害防护设施维护检修制度	（1）制定职业危害维护检修规定； （2）明确维护检修单位和检修人的职责范围； （3）明确检修的种类； （4）各类检修作业应当遵循的规程或规定； （5）检修的程序和要求； （6）检修的记录要求； （7）检修的验收要求
6	职业病防护用品管理制度	（1）明确配备标准； （2）明确采购及特种劳保用品供应方的资质审验办法； （3）明确劳保用品的发放、使用、报废管理办法和管理责任人

表 4-1（续）

序号	制度名称	主要内容
7	职业病危害监测、检测和评价管理制度	（1）日常监测： ①明确日常监测负责部门与监测执行人员； ②明确职业病危害因素的监测方式、方法、频次及其记录； ③明确监测发现问题后的报告、处理方法与程序； ④监测仪器设备的维护管理。 （2）检测和评价： ①检测、评价管理的负责部门； ②实施委托检测与评价的情形； ③委托检测与评价的实施程序、质量控制等内容； ④检测或评价所发现问题的报告、处理方法与程序
8	建设项目职业卫生"三同时"管理制度	（1）建设项目职业卫生"三同时"管理制度负责部门； （2）建设项目可行性研究报告职业卫生内容的编制管理； （3）建设项目职业病危害预评价实施，预评价报告的备案与审核管理； （4）职业病防护设施设计专篇编制及审查管理； （5）职业病防护设施施工与内部验收管理； （6）建设项目职业病危害控制效果评价实施，职业病防护设施的竣工验收管理
9	职业健康监护及其档案管理制度	（1）职业健康监护的负责部门； （2）实施职业健康检查的人群范围； （3）不同类型职业健康检查的管理，包括上岗前、在岗期间、离岗、应急等类型职业健康检查的实施程序等； （4）职业健康检查结果告知与异常等情况处置管理； （5）职业健康监护档案建立、存放、复印等管理； （6）职业健康监护档案相关材料归档与管理（例如：职业健康监护委托书；职业健康检查结果报告和评价报告；职业病报告卡；对职业病病人、患有职业禁忌证者和已出现职业相关健康损害从业人员的处理和安置记录）
10	职业病危害检查和整改制度	（1）职业病危害检查负责部门和人员，以及相应的任务和职责； （2）职业病危害检查方式、周期、程序与内容； （3）对检查中发现问题的处理方式、方法，需要整改的，整改期限及复查要求等
11	职业病危害事故处置与报告制度	（1）职业病危害事故紧急处置的方式和内容； （2）职业病危害事故报告的程序和内容； （3）职业病危害事故调查处理过程中有关职能部门责任； （4）职业病危害事故后整改与复查的基本程序； （5）职业病危害事故档案和台账管理

表 4-1（续）

序号	制度名称	主要内容
12	职业病危害应急救援管理制度	（1）职业病危害事故应急机构，明确各人员应急救援管理责任； （2）应急救援设备设施配备、维护和管理； （3）应急救援预案； （4）应急救援演练与预案改进； （5）应急救援设备设施、演练记录等台账管理
13	职业卫生档案管理制度	（1）职业卫生档案管理部门； （2）职业卫生档案的内容、保持期限等要求； （3）职业卫生档案归类、转移、复印等管理
14	外来施工单位及人员的职业危害管理制度	（1）外来施工单位及人员的资质要求； （2）对外来施工单位及人员的教育和检查办法； （3）职业危害协议签订要求
15	"四新"职业危害风险评估制度	企业引进新材料、新设备、新工艺、新技术前进行职业病危害风险评估的流程和分工
16	岗位职业健康操作规程	建立健全各岗位职业健康操作规程，并张贴在操作岗位。内容主要包括： （1）生产操作方法和要求； （2）重点操作的复核、操作过程的职业危害要求和劳动保护； （3）异常情况处理和报告； （4）工艺卫生和环境卫生

第四节　职业病危害项目申报管理

《职业病防治法》第十六条规定："国家建立职业病危害项目申报制度。用人单位工作场所存在职业病目录所列职业病的危害因素的，应当及时、如实向所在地卫生行政部门申报危害项目，接受监督。"

一、职业病危害项目申报目的

职业病危害项目申报是职业病防治工作的一项基本制度要求，目的在于通过用人单位积极主动申报存在职业病危害的项目，行政管理部门掌握其工作场所存在的职业病危害因素的类型、存在环节和分布情况，从而为进一步职业卫生监督检查、指导和评估等工作奠定基础。

二、职业病危害项目申报管理原则

职业病危害项目申报工作实行属地分级管理的原则。中央用人单位、省属用人单位及其所属用人单位的职业病危害项目，向其所在地设区的市级人民政府职业卫生监督管理部门申报。

上述规定以外的其他用人单位的职业病危害项目，向其所在地县级人民政府职业卫生监督管理部门申报。

三、职业病危害项目申报准备工作

1. 辨识与分析存在的职业病危害因素

对照《职业病危害因素分类目录》中所列的十二大类135种职业病危害因素，通过对用人单位生产工艺和设备等的分析，结合生产过程中所使用到的原辅材料及其性状等，确定建设项目工作场所可能产生或存在的职业病危害因素的类型、存在环节、接触人数等内容。

2. 汇总职业病危害因素接触情况

在辨识与分析职业病危害的基础上，应对职业病危害因素的分布情况（存在的场所、环节等）进行汇总，包括接触职业病危害因素的总人数、不同类型职业病危害因素类型的接触人数，以及不同场所职业病危害因素的接触情况等。需要注意的是，由于存在一名作业人员同时接触多种类型职业病危害因素的情况，接触职业病危害因素的人数合计不是各危害因素接触人数的简单相加。

四、职业病危害项目申报内容

职业病危害项目申报内容主要包括用人单位地址、法人、行业等基本情况的信息，用人单位职业卫生管理机构与人员情况，工作场所职业病危害接触情况以及职业病发病情况等。

（1）用人单位基本信息。单位注册地址、工作场所地址、企业规模、行业分类、登记注册类型、法定代表人、联系电话、劳动者总人数。

（2）用人单位职业卫生管理机构与人员情况。职业卫生管理机构、职业卫生管理人员数（专职、兼职）。

（3）职业病危害因素接触情况。接触职业病危害因素总人数、分职业病危害因素类型的接触人数、分工作场所的职业病危害因素接触人数。

（4）职业病发病情况。职业病病人累计人数。

五、职业病危害项目申报程序

职业病危害项目申报工作基本程序如下。

（1）登录申报系统注册（https://www.zybwhsb.com）。

（2）在线填写和提交申报表。

（3）下载打印申报回执与申报记录，归入职业卫生管理档案后留底备查。

六、职业病危害项目变更申报

用人单位有下列情形之一的，应当向原申报机关申报变更职业病危害项目内容。

（1）进行新建、改建、扩建、技术改造或者技术引进建设项目的，自建设项目竣工验收之日起 30 日内进行申报。

（2）因技术、工艺、设备或者材料等发生变化导致原申报的职业病危害因素及其相关内容发生重大变化的，自发生变化之日起 15 日内进行申报。

（3）用人单位工作场所、名称、法定代表人或者主要负责人发生变化的，自发生变化之日起 15 日内进行申报。

（4）经过职业病危害因素检测、评价，发现原申报内容发生变化的，自收到有关检测、评价结果之日起 15 日内进行申报。

（5）用人单位终止生产经营活动的，应当自生产经营活动终止之日起 15 日内向原申报机关报告并办理注销手续。

七、其他事项

职业病危害项目申报不得收取任何费用。

八、职业病危害项目监督管理

卫生行政部门依法对用人单位职业病危害项目申报情况进行抽查，并对职业病危害项目实施监督检查。

（1）用人单位未按照申报管理的规定及时、如实地申报职业病危害项目的，由主管行政部门责令限期改正，给予警告，可以并处 5 万元以上 10 万元以下的罚款。

（2）用人单位有关事项发生重大变化，未按照申报管理的规定申报变更职业病危害项目内容的，责令限期改正，可以并处 5000 元以上 3 万元以下的罚款。

第五节　职业卫生教育培训

让员工掌握职业病防治知识，主动遵守单位职业病防治规章制度、做好个人防护，既有利于员工的自身健康，也有利于企业防止职业病事故的发生、降低生产成本；让管理者了解和掌握职业病防治知识及职业病防治相关法律知识，既有利于企业的管理，也有利于和谐生产。因此，《国家职业病防治规划（2021—2025年）》对我国职业卫生教育培训做出了如下规划："持续开展《职业病防治法》宣传周等活动，大力开展职业健康教育和健康促进活动，在全社会营造关心关注职业健康的文化氛围。推进将职业健康教育纳入国民教育体系，组织开展职业健康知识进企业、机构和学校等活动，普及职业健康知识，倡导健康工作方式。推动建立职业健康科普知识库。实施职业健康培训工程，加强用人单位主要负责人、职业健康管理人员培训工作，指导和督促用人单位做好接触职业病危害劳动者全员培训。推动有条件的地区或用人单位建设职业健康体验场馆，不断提升重点人群职业健康知识知晓率。"

一、用人单位主要负责人和职业卫生管理人员的培训教育

鉴于用人单位主要负责人在职业病防治工作中的地位和作用，用人单位要做好职业病危害防治的管理工作，首先需要用人单位负责人学好、用好《职业病防治法》等法律法规，增强职业病危害防治的法律意识，同时要学好有关的职业卫生知识，用科学的态度正确认识职业病危害防治的意义，处理好发展经济与保护劳动者健康的关系，从根本上转变观念，积极、主动地做好职业病危害防治的管理。因此，《职业病防治法》规定："用人单位的主要负责人和职业卫生管理人员应当接受职业卫生培训，遵守职业病防治法律法规，依法组织本单位的职业病防治工作。"

《工作场所职业卫生管理规定》（国家卫生健康委员会令第5号）要求：用人单位的主要负责人和职业卫生管理人员应当具备与本单位所从事的生产经营活动相适应的职业卫生知识和管理能力，并接受职业卫生培训。

二、对劳动者进行职业卫生教育培训

用人单位应当对劳动者进行上岗前的职业卫生培训和在岗期间的定期职业卫生培训，普及职业卫生知识，督促劳动者遵守职业病防治法律法规、规章和操作规程，指导劳动者正确使用职业病防护设备和个人使用的职业病防护用品。

用人单位应当对职业病危害严重的岗位的劳动者进行专门职业卫生培训，经培训合格后方可上岗作业。

因变更工艺、技术、设备、材料，或者岗位调整导致劳动者接触的职业病危害因素发生变化的，用人单位应当重新对劳动者进行上岗前的职业卫生培训。

三、职业卫生教育培训的内容要求

依据《国家卫生健康委办公厅关于进一步加强用人单位职业健康培训工作的通知》

（国卫办职健函〔2022〕441号）的有关规定：用人单位主要负责人、职业健康管理人员应当在任职后3个月内接受职业健康培训，初次培训不得少于16学时，之后每年接受一次继续教育，继续教育不得少于8学时。劳动者上岗前应接受职业健康培训，上岗前培训不得少于8学时，之后每年接受一次在岗培训，在岗培训不得少于4学时。培训内容应包括下列主要内容。

（1）职业卫生相关法律法规、规章和国家职业卫生标准。

（2）职业病危害预防和控制的基本知识。

（3）职业卫生管理相关知识。

（4）国家卫生健康委员会规定的其他内容。

第六节　职业卫生档案管理

用人单位职业卫生档案是指用人单位在职业病危害防治和职业卫生管理活动中形成的，能够准确、完整反映本单位职业卫生工作全过程的文字、图纸、照片、报表、音像资料、电子文档等文件材料。职业卫生档案是职业病防治过程的真实记录和反映，也是职业卫生行政执法监督的重要参考依据。

一、建立和完善用人单位职业卫生档案的目的

（1）系统、动态追踪和掌握国家对职业病防治的要求。

（2）系统记录所开展的职业卫生工作，积累资料。

（3）接受卫生行政部门监督，受到法律保护。

（4）解决单位和劳动者可能发生的法律纠纷。

（5）加强自身职业卫生管理，提高职业病防治水平。

二、职业卫生档案内容

按照国家职业病防治相关法律法规的规定，用人单位职业卫生档案管理主要包括以下内容。

（1）建设项目职业卫生"三同时"档案。

（2）职业卫生管理档案。

（3）职业卫生宣传培训档案。

（4）职业病危害因素监测与检测评价档案。

（5）职业健康监护管理档案。

（6）劳动者个人职业健康监护档案。

（7）法律、行政法规、规章要求的其他资料文件。

三、职业卫生档案管理基本要求

用人单位应当按《职业卫生档案管理规范》（安监总厅安健〔2013〕171 号）的要求对职业卫生档案进行完善，分类归档，基本要求如下。

（1）用人单位可根据工作实际对职业卫生档案的样表做适当调整，但主要内容不能删减。涉及项目及人员较多的，可参照样表予以补充。

（2）职业卫生档案中某项档案材料较多或者与其他档案交叉的，可在档案中注明其保存地点。

（3）用人单位应设立档案室或指定专门区域存放职业卫生档案，并指定专门机构和专（兼）职人员负责管理。

（4）用人单位应做好职业卫生档案的归档工作，按年度或建设项目进行案卷归档，及时编号登记，入库保管。

（5）用人单位要严格职业卫生档案的日常管理，防止遗失。

（6）职业卫生监管部门查阅或者复制职业卫生档案材料时，用人单位必须如实提供。

（7）劳动者离开用人单位时，有权索取本人职业健康监护档案复印件，用人单位应如实、无偿提供，并在所提供的复印件上签章。

（8）劳动者在申请职业病诊断、鉴定时，用人单位应如实提供职业病诊断、鉴定所需的劳动者职业病危害接触史、工作场所职业病危害因素检测结果等资料。

（9）本规范印发前用人单位已建立职业卫生档案的，应当按本规范要求进行完善，分类归档。

（10）用人单位发生分立、合并、解散、破产等情形的，职业卫生档案应按照国家档案管理的有关规定移交保管。

（11）用人单位应按照地方法规、地方政府部门规章的相关规定调整、补充职业卫生档案的内容。

（12）档案设置的具体内容见附件。

第七节 应急救援设施和预案管理

应急救援设施是指在工作场所设置的报警装置、现场急救用品、洗眼器、喷淋装置等冲洗设备和强制通风设备，以及应急救援中使用的通信、运输设备等。《中华人民共和国职业病防治法》规定："对可能发生急性职业损伤的有毒、有害工作场所，用人单位应当设置报警装置，配置现场急救用品、冲洗设备、应急撤离通道和必要的泄险区。"上述设备、设施是在可能发生急性职业损伤的场所，预防和及时控制劳动者急性职业损伤，确保劳动者得到及时救治、避免和控制身体伤害扩大、危害因素扩散等所必需的防护设施。

一、应急救援设施分类

依据用途和配备目的，应急救援设施可分为监测报警装置、现场紧急处置设施、急救或紧急处置用品、强制通风设施及其他设备设施。

（一）监测报警装置

就职业卫生工作领域的应急救援工作来说，应急救援用监测报警装置通常是指用于检测和（或）报警工作场所空气中有毒气体的装置和仪器，由探测器和报警控制器组成，具有有毒气体自动检测和报警功能，常用的有固定式、移动式和便携式检测报警仪。

（二）强制通风设施

强制通风设施也称事故通风设施，是用于有毒气体、易挥发性溶剂等发生逸散、泄漏等工作场所，为避免有害气体等的积聚而造成进一步人员伤害，所设置的与有害物质逸散或泄漏等相关联的事故通风设备设施。

（三）现场紧急处置设施

现场紧急处置设施主要是指用于处置喷溅于劳动者皮肤黏膜上的有毒、有害物质，避免急性职业损伤进一步加剧的设备设施，常见的有喷淋装置和洗眼器等冲洗用设备设施。

（四）急救或损伤紧急处置用品

急救或损伤紧急处置用品是指劳动者发生急性职业损伤后，用于急救的药品或紧急处置劳动者伤口、损伤的皮肤黏膜等的用品以及急救用药品等，包括针对某一类型特定化学物中毒的急救药品，剪刀、镊子、胶带、纱布、棉签、创可贴、生理盐水、医用酒精等紧急处置用品，用于中和酸碱的常用弱酸碱性药液等。

（五）其他设备设施

其他设备设施主要包括个体防护用品、通信设备设施、运输设备设施等。

（1）个体防护用品。应急救援用个体防护用品是用于可能发生急性中毒等急性职业损伤时，从事现场救助的人员必须佩戴的个体防护用具，主要是过滤式呼吸器、隔绝式呼吸器等，常存放于有毒有害工作场所专用的气体防护柜内。

（2）通信设备设施。用于发生急性职业损伤事故时指挥人员、救援人员等之间的紧急联络。

（3）运输设备设施。用于进行人员输送的设备设施，如担架等。

二、常见应急救援设施配置与管理要求

《工业企业设计卫生标准》（GBZ 1—2010）《工作场所有毒气体检测报警装置设置规范》（GBZ/T 223—2009）等标准对常见应急救援设施配置提出了具体要求。

（一）监测报警装置

对于监测报警装置，《工业企业设计卫生标准》（GBZ 1—2010）规定其配置要求如下。

（1）在生产中可能突然逸出大量有害物质或易造成急性中毒或易燃易爆的化学物质的室内作业场所，应设置与事故排风系统相连锁的泄漏报警装置。

（2）应结合生产工艺和毒物特性，在有可能发生急性职业中毒的工作场所，根据自动报警装置技术发展水平设计自动报警或监测装置。

（3）检测报警点应根据《工作场所有毒气体检测报警装置设置规范》（GBZ/T 223—2009）的要求，设在存在、生产或使用有毒气体的工作地点，包括可能释放高毒、剧毒气体的作业场所，可能大量释放或容易聚集的其他有毒气体的工作地点也应设置监测报警点。

（4）应设置有毒气体检测报警仪的工作地点，宜采用固定式，当不具备设置固定式的条件时，应配置便携式检测报警仪。

（5）毒物报警值应根据有毒气体毒性和现场实际情况至少设置警报值和高报值。预报值为 MAC 或 PC-STEL 的 1/2，无 PC-STEL 的化学物质，预报值可设在相应超限倍数值的 1/2；警报值为 MAC 或 PC-STEL 值，无 PC-STEL 的化学物质，警报值可设在相应的超限倍数值；高报值应综合考虑有毒气体毒性、作业人员情况、事故后果、工艺设备等各种因素后设定。

（二）强制通风设施

《工业企业设计卫生标准》（GBZ 1—2010）规定，在生产中可能突然逸出大量有害物质或易造成急性中毒或易燃易爆的化学物质的室内作业场所，应设置事故通风装置。

（1）事故通风宜由经常使用的通风系统和事故通风系统共同保证，在发生事故时，必须保证能提供足够的通风量。事故通风的风量宜根据工艺设计要求通过计算确定，但换气次数不宜少于 12 次 / 时。

（2）事故通风机的控制开关应分别设置在室内、室外便于操作的地点。

（3）事故排风的进风口应设在有害气体或有爆炸危险的物质放散量可能最大或聚集最多的地点。事故排风的死角处应采取导流措施。

（4）事故排风装置排风口的设置应尽可能避免对人员的影响。

① 事故排风装置的排风口应设在安全处，远离门、窗及进风口和人员经常停留或经常通行的地点。

② 排风口不得朝向室外空气动力阴影区和正压区。

此外，对于放散有爆炸危险的可燃气体、粉尘或气溶胶等物质的工作场所，按照《工业企业设计卫生标准》（GBZ 1—2010）的规定，也应设置防爆通风系统或事故排风系统。

（三）现场紧急处置设施

对于冲淋等现场紧急处置设施，《工业企业设计卫生标准》（GBZ 1—2010）规定如下。

（1）冲淋、洗眼设施应靠近可能发生相应事故的工作地点。

（2）冲淋、洗眼设施应保证连续供水。

（3）应有清晰的标识，并按照相关规定定期保养维护以确保其正常运行。

（四）急救或损伤紧急处置用品

对于急救或损伤紧急处置用品，通常集中放置于急救箱，不同类型的用人单位因其可能发生的急性职业损伤的类型不同，急救箱放置的药品等可能会有所差异。对于急救箱的配备，《工业企业设计卫生标准》（GBZ 1—2010）规定如下。

（1）急救箱应当设置在便于劳动者取用的地点。

（2）应有清晰的标识，由专人负责定期检查和更新。

（3）配备内容可根据工业企业规模、职业病危害性质、接触人数等实际需要确定。

（五）其他设备设施

对于除现场紧急处置设施、急救或损伤紧急处置用品外的其他设备设施（如个体防护用品、应急救援通信设备等），用人单位应当根据可能产生或存在的职业病危害因素及其特点在工作地点就近设置。对于容易发生急性职业中毒、化学性灼伤等急性职业损伤的场所，应根据车间（岗位）毒害情况配备防毒器具等个体防护用品，并设置防毒器具等个体防护用品的存放柜（防毒器具须在专用存放柜内铅封存放），设置明显标识，并定期维护与检查，确保应急使用需要。

对于生产或使用剧毒或高毒物质的高风险工业企业，《工业企业设计卫生标准（GBZ 1—2010）规定，应设置紧急救援站或有毒气体防护站。

三、应急预案编制与应急演练

为了科学、规范、有力、有序、有效地预防与控制突发职业病危害事件，快速有效地做好对受害人员的救治工作，保护劳动者健康，最大限度地减轻突发职业病危害事件的危害及其造成的损失，必须依照相关法律法规的规定，结合用人单位的实际情况，建立突发职业病危害事故应急预案，才能真正落实"预防为主"的职业病防治方针。

（一）应急预案编制工作流程

（1）编制（修订）工作的技术准备。

（2）资料收集。

（3）职业病危害危险源全面辨识。

（4）职业病危害风险评价。

（5）职业病危害事故应急救援能力全面评估。

（6）专项应急预案和现场处置方案编写。

（7）文稿征求意见。

（8）文稿修改。

（9）文稿审查。

（10）提交评审。

（11）评审意见修改。

（12）与本用人单位其他预案一起批准、发布。

（13）报备、存档。

（14）实施修订。

（二）应急预案主要内容

职业病危害事故应急预案是该用人单位生产安全事故应急预案中的一个组成部分。

1. 与《综合应急预案》有机衔接

按照相关法规和《生产经营单位生产安全事故应急预案编制导则》（GB/T 29639—2020）要求，用人单位的《综合应急预案》要素包括总则、事故风险描述、应急组织机构及职责、预防及信息报告、应急响应、信息公开、后期处置、保障措施、应急预案演练。

2.《职业病危害事故专项应急预案》主要内容

按照《生产经营单位生产安全事故应急预案编制导则》（GB/T 29639—2020）要求，

《职业病危害事故专项应急预案》要素为4个，分别是事故风险分析、应急指挥机构及职责、处置程序、处置措施。

（三）应急预案颁发和实施

应急预案由用人单位的主要负责人批准颁发并实施。批准的形式可以是本单位的批准令，也可以是行政文件。

（四）应急演练目的

1.检验预案

通过开展应急演练，查找职业病危害事故专项应急预案中存在的问题，进而完善应急预案，提高应急预案的实用性和可操作性。

2.完善准备

通过开展应急演练，检查职业病危害事故或突发事件所需应急队伍、物资、装备、技术等方面的准备情况，发现不足及时予以调整补充，做好应急准备工作。

3.锻炼队伍

通过开展应急演练，增强演练组织单位、参与单位、参与人员对职业病危害事故专项应急预案的熟悉程度，提高应急处置能力。

4.磨合机制

通过开展应急演练，进一步明确相关单位、人员的职责和任务，理顺工作关系，完善应急机制。

5.科普宣教

通过开展应急演练，普及应急知识，提高广大职工对职业病危害事故风险防范意识和自救互救等灾害应对能力。

（五）应急演练类别

（1）根据组织形式可分为桌面演练和实战演练。
（2）根据内容可分为单项演练和综合演练。
（3）根据目的与作用可分为检验性演练、示范性演练和研究性演练。

（六）规范编制应急演练文本

1.应急演练文本结构

应急演练文本是一系列文件，包括跨年度的《应急演练规划》和每一年度的《应急演练计划》；职业病危害事故专项应急预案的《应急演练实施演练方案》是上述规划、计划的配套资料。

2.应急演练文本编制依据

应急演练文本主要编制依据包括应急演练管理法律、法规，国家应急演练部门规章，技术标准，本单位备案的应急预案等。

3.应急演练文本审批

按照国家应急演练的相关标准规定，用人单位所编制的《应急演练规划》《应急演练计划》《应急演练实施演练方案》应分别由本单位的负责人或业务部门履行审批（或评审）的程序。

（七）应急演练组织和实施

1.做好应急演练前的动员和培训

动员和培训是应急演练的基础性工作，是保障演练有效性和成功的措施。演练之前，用人单位应明确动员、培训的方式方法和培训的内容；应明确实施动员和培训应达到的效果。

2.应急演练实施

按照应急演练方案及其脚本实施，做好过程控制、演练评估、演练记录。明确演练结束和中止的条件。

3.应急演练总结

在完成演练评估的基础上，按照演练方案策划完成演练评估报告。基层参演单位（生产车间）应首先总结，在此基础上，用人单位对应急演练进行全面总结和评价，肯定成绩，查找差距。

应急演练办公室负责相关资料收集，编写应急演练工作总结。其报告编制的格式、内容应符合国家应急预案演练标准的相关要求。

第八节　职业病危害告知管理

职业病危害告知制度是《职业病防治法》规定的重要内容之一，要求用人单位对劳动者充分履行职业病危害告知义务，保证劳动者职业卫生知情权的实现。劳动者的职业卫生知情权是《职业病防治法》赋予劳动者的一项职业卫生保护权利。劳动者职业卫生知情权的范围很广，与生命健康权有着密切的联系，贯穿劳动者从事存在职业病危害工作的整个过程，包括对工作场所作业环境、原材料、生产设备等有可能产生的职业病危害因素，以及职业病危害因素的性质、危害后果及防护措施、职业健康检查结果、劳动防护用品使用与维护等知识。保障劳动者职业卫生知情权是保护劳动者自身生命健康权的重要前提。保障劳动者健康是用人单位不可推卸的责任，用人单位理应对劳动者进行职业病危害告知。用人单位的职业病危害告知包括：合同职业病危害告知、工作场所职业病危害公告栏告知、职业病危害说明书和标识告知、职业病危害警示标识告知等。

一、合同职业病危害告知

《中华人民共和国劳动合同法》（以下简称《劳动合同法》）规定："用人单位招用劳动者时，应当如实告知劳动者工作内容、工作条件、工作地点、职业危害、安全生产状况、劳动报酬，以及劳动者要求了解的其他情况；用人单位有权了解劳动者与劳动合同直接相关的基本情况，劳动者应当如实说明。"

《职业病防治法》第三十三条规定："用人单位与劳动者订立劳动合同（含聘用合同，下同）时，应当将工作过程中可能产生的职业病危害及其后果、职业病防护措施和待遇等如实告知劳动者，并在劳动合同中写明，不得隐瞒或者欺骗。劳动者在已订立劳动合同期间因工作岗位或者工作内容变更，从事与所订立劳动合同中未告知的存在职业病危害的作业时，用人单位应当依照前款规定，向劳动者履行如实告知的义务，并协商变更原劳动合同相关条款。用人单位违反前两款规定的，劳动者有权拒绝从事存在职业病危害的作业，用人单位不得因此解除与劳动者所订立的劳动合同。"

二、工作场所职业病危害公告栏告知

工作场所是劳动者工作的地方，也是劳动者可能受到职业病危害的场所，同时是劳动者经常活动的场所。

《职业病防治法》第二十四条规定："产生职业病危害的用人单位，应当在醒目位置设置公告栏，公布有关职业病防治的规章制度、操作规程、职业病危害事故应急救援措施和工作场所职业病危害因素检测结果。对产生严重职业病危害的作业岗位，应当在其醒目位置，设置警示标识和中文警示说明。警示说明应当载明产生职业病危害的种类、后果、预防以及应急救治措施等内容。"

《工作场所职业卫生管理规定》（国家卫生健康委员会令第5号）第十五条规定："产生职业病危害的用人单位，应当在醒目位置设置公告栏，公布有关职业病防治的规章制度、操作规程、职业病危害事故应急救援措施和工作场所职业病危害因素检测结果。"

存在或者产生职业病危害的工作场所、作业岗位、设备、设施，应当按照《工作场所职业病危害警示标识》（GBZ 158—2003）的规定，在醒目位置设置图形、警示线、警示语句等警示标识和中文警示说明。警示说明应当载明产生职业病危害的种类、后果、预防和应急处置措施等内容。

存在或者产生高毒物品的作业岗位，应当按照《高毒物品作业岗位职业病危害告知规范》（GBZ/T 203—2007）的规定，在醒目位置设置高毒物品告知卡，告知卡应当载明高毒物品的名称、理化特性、健康危害、防护措施及应急处理等告知内容与警示标识。

三、职业病危害说明书和标识告知

职业病危害防治的根本目的在于控制和消除职业病危害因素。职业病危害与用人单位采用的技术、工艺、设备、材料有密切的关系，用人单位对于采用的技术、工艺、设备、材料应当知悉其产生的职业病危害。《职业病防治法》一方面规定了用人单位对其所采用的技术、工艺、设备、材料负有查证是否有职业病危害的责任，另一方面要求提供可能产生职业病危害的设备、产生职业病危害的化学品、放射性同位素和含放射物质的材料的生产、经营者，其产品说明书、标识应当符合《职业病防治法》的要求，并告知存在或可能产生的职业病危害。《职业病防治法》做出了如下规定。

向用人单位提供可能产生职业病危害的设备的，应当提供中文说明书，并在设备的醒目位置设置警示标识和中文警示说明。警示说明应当载明设备性能、可能产生的职业病危害、安全操作和维护注意事项、职业病防护以及应急救治措施等内容。

向用人单位提供可能产生职业病危害的化学品、放射性同位素和含有放射性物质的材料的，应当提供中文说明书。说明书应当载明产品特性、主要成分、存在的有害因素、可能产生的危害后果、安全使用注意事项、职业病防护以及应急救治措施等内容。产品包装应当有醒目的警示标识和中文警示说明。贮存上述材料的场所应当在规定的部位设置危险物品标识或者放射性警示标识。国内首次使用或者首次进口与职业病危害有关的化学材料，使用单位或者进口单位按照国家规定经国务院有关部门批准后，应当向国务院卫生行政部门报送该化学材料的毒性鉴定以及经有关部门登记注册或者批准进口的文件等资料。进口放射性同位素、射线装置和含有放射性物质的物品的，按照国家有关规定办理。

四、职业病危害警示标识告知

《工作场所职业卫生管理规定》（国家卫生健康委员会令第 5 号）规定：存在或者产生职业病危害的工作场所、作业岗位、设备、设施，应当按照《工作场所职业病危害警示标识》（GBZ 158—2003）的规定，在醒目位置设置图形、警示线、警示语句等警示标识和中文警示说明。警示说明应当载明产生职业病危害的种类、后果、预防和应急处置措施等内容。

《工作场所职业病危害警示标识》（GBZ 158—2003）规定了在工作场所设置的可以使劳动者对职业病危害产生警觉，并采取相应防护措施的图形标志、警示线、警示语句和文字。该标准适用于可产生职业病危害的工作场所、设备及产品。用人单位应根据工作场所实际情况，组合使用各类警示标识。

本节依据上述规定，结合《火力发电厂职业卫生设计规程》（DL 5454—2012）阐述对电力工程职业卫生警示标识的要求。

工作场所职业病危害警示标识包括图形标识、警示语句、有毒物品作业岗位职业病危害告知卡三类。

（一）图形标识

1. 图形标识分类

根据图形标识的设置位置，可将其分为环境信息标识（H）（所提供的信息涉及较大区域的图形标识）和［局部信息标识（J）所提供的信息只涉及某地点，甚至某个设备或部件］。

根据图形标识所表达的意思可将其分为禁止标识、警告标识、指令标识、提示标识和警示线。

（1）禁止标识。禁止不安全行为的图形，如"禁止入内"标识。禁止标识见表 4-2。

（2）警告标识。提醒对周围环境需要注意，以避免可能发生危险的图形，如"当心中毒"标识。警告标识见表 4-3。

（3）指令标识。强制做出某种动作或采用防范措施的图形，如"戴防毒面具"标识。指令标识见表 4-4。

（4）提示标识。提供相关安全信息的图形，如"救援电话"标识。提示标识见表 4-5。

图形标识可与相应的警示语句配合使用。图形、警示语句和文字设置在作业场所入口处或作业场所的显著位置。

（5）警示线。警示线是界定和分隔危险区域的标识线，分为红色、黄色和绿色三种。按照需要，警示线可喷涂在地面或制成色带设置。警示线见表4-6。

表4-2 禁止标识

序号	名称及图形符号	标识种类	设置范围和地点
1	禁止入内	H	可能引起职业病危害的工作场所入口处或泄险区周边，如高毒物品作业场所、放射性工作场所等，可能产生职业病危害的设备发生故障时，维护、检修存在有毒物品的生产装置时，根据现场实际情况设置
2	禁止停留	H	在特殊情况下，对劳动者具有直接危害的作业场所
3	禁止启动	J	在可能引起职业病危害的设备暂停使用或维修时，如设备检修、更换零件等，设置在该设备附近

表4-3 警告标识

序号	名称及图形符号	标识种类	设置范围和地点
1	当心中毒	H，J	使用有毒物品作业场所

表 4-3（续）

序号	名称及图形符号	标识种类	设置范围和地点
2	当心腐蚀	H，J	存在腐蚀物质的作业场所
3	当心感染	H，J	存在生物性职业病危害因素的作业场所
4	当心弧光	H，J	引起电光性眼炎的作业场所
5	当心电离辐射	H，J	产生电离辐射危害的作业场所
6	注意防尘	H，J	产生粉尘的作业场所

表 4-3（续）

序号	名称及图形符号	标识种类	设置范围和地点
7	注意高温	H，J	高温作业场所
8	当心有毒气体	H，J	存在有毒气体的作业场所
9	噪声有害	H，J	产生噪声的作业场所

表 4-4 指令标识

序号	名称及图形符号	标识种类	设置范围和地点
1	戴防护镜	H，J	对眼睛有危害的作业场所
2	戴防毒面具	H，J	可能产生职业中毒的作业场所

表 4-4（续）

序号	名称及图形符号	标识种类	设置范围和地点
3	戴防尘口罩	H，J	粉尘浓度超过国家标准的作业场所
4	戴护耳器	H，J	噪声超过国家标准的作业场所
5	戴防护手套	H，J	需对手部进行保护的作业场所
6	穿防护鞋	H，J	需对脚部进行保护的作业场所
7	穿防护服	H，J	具有放射性、高温及其他需穿防护服的作业场所

表 4-4（续）

序号	名称及图形符号	标识种类	设置范围和地点
8	注意通风 	H，J	存在有毒物品和粉尘等需要进行通风处理的作业场所

表 4-5 提示标识

序号	名称及图形符号	标识种类	设置范围和地点
1	左行紧急出口 	H，J	安全疏散的紧急出口处，紧急出口的通道处
2	右行紧急出口 	H，J	安全疏散的紧急出口处，紧急出口的通道处
3	直行紧急出口 	H，J	安全疏散的紧急出口处，紧急出口的通道处
4	急救站 	H	用人单位设立的紧急医学救助场所
5	救援电话 	H，J	救援电话附近

表 4-6　警示线

序号	名称	设置范围和地点
1	红色警示线	高毒物品作业场所、放射性作业场所、紧邻事故危害源周边
2	黄色警示线	一般有毒物品作业场所，紧邻事故危害区域的周边
3	绿色警示线	事故现场救援区域的周边

2. 警示图形标准规格及设置

（1）式样及颜色。

①基本几何图形式样、颜色及含义。

②基本几何图形式样、颜色及含义见表 4-7。

（2）安全色。红色表示禁止和阻止的意思；蓝色表示指令，要求人们必须遵守规定；黄色表示提醒人们注意；绿色表示给人们提供允许、安全的信息。

表 4-7　基本几何图形式样、颜色及含义

图形	含义	安全色	背景色	标识图色
圆环加斜线	禁止	红色	白色	黑色
圆	指令	蓝色	白色	白色
等边三角形	警告	黄色	黑色	黑色
正方形和长方形	提示	绿色	白色	白色

3. 警示标识设置和使用

（1）警示标识和设置高度。除警示线外，警示标识设置的高度应尽量与人眼的视线高度一致，悬挂式和柱式的环境信息警示标识的下缘距地面的高度不宜小于 2 m；局部信息警示标识的设置高度视具体情况确定。

（2）使用警示标识的要求。

①警示标识设在与职业病危险工作场所有关的醒目位置，并应使人有足够的时间来注意它所标示的内容。

②警示标识不设在门、窗等可移动的物体上。警示标识前不得放置妨碍认读的障碍物。

③警示标识（不包括警示线）的平面与视线夹角应接近 90°，观察者位于最大观察距离时，最小夹角不小于 75°，如图 4-1 所示。

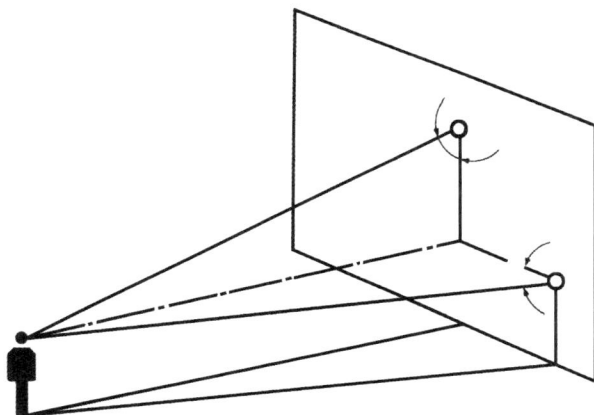

图 4-1　警示标识平面与视线夹角不小于 75°

④警示标识设置的位置应具有良好的照明条件。

⑤警示标识（不包括警示线）的固定方式分为附着式、悬挂式和柱式三种。悬挂式和附着式固定要稳固不倾斜，柱式的警示标识和支架应牢固地连接在一起。

（3）警示标识的其他要求。警示标识（不包括警示线）要有衬边。除警告标识边框用黄色勾边外，其余全部用白色将边框勾窄边，即警示标识的衬边。衬边宽度为标识边长或直径的 0.025 倍。

①警示识标的材质。警示标识（不包括警示线）采用坚固耐用的材料制作，一般不宜使用易变形、变质或易燃的材料。有触电危险的作业场所使用绝缘材料。

可能产生职业病危害的设备、化学品、放射性同位素和含放射性物质的材料产品包装上，可直接粘贴、印刷或者喷涂警示标识。

②警示标识（不包括警示线）表面质量。除上述要求外，标识牌图形要清楚，光滑、无孔洞，没有影响使用的任何缺陷。

③警示标识牌（不包括警示线）的尺寸见表4-8。

表4-8 警示标识牌尺寸表

单位：m

型号	观察距离	圆形标识的外直径	三角形标识外边长	正方形标识外边长	长方形附加提示标识（长×宽）
1	0 ~ 2.5	0.070	0.088	0.063	0.126 × 0.063
2	2.6 ~ 4.0	0.110	0.140	0.100	0.200 × 0.100
3	4.1 ~ 6.3	0.175	0.220	0.160	0.320 × 0.160
4	6.4 ~ 10.0	0.280	0.350	0.250	0.500 × 0.250
5	10.0 ~ 16.0	0.450	0.560	0.400	0.800 × 0.400
6	16.0 ~ 25.0	0.700	0.880	0.630	1.260 × 0.630
7	25.0 ~ 40.0	1.110	1.400	1.000	2.000 × 1.000

注：①允许有3%的误差。

②在特殊情况下，警示标识牌的尺寸可适当调整。

④设在固定场所的警示线宽度为10 cm，警示线可用涂料制作。临时警示线宽度为10 cm，可用纤维等材料制作。

（4）颜色。警示标识所用的颜色要符合GB/T 2893系列规定的颜色。

（5）检查与维修。警示标识每半年至少检查一次，如发现有破损、变形、褪色等不符合要求时要及时修整或更换。

（二）警示语句

警示语句是一组表示禁止、警告、指令、提示或描述工作场所职业病危害的词语。警示语句可单独使用，也可与图形标识组合使用。基本警示语句见表4-9。

表4-9 基本警示语句

序号	语句内容	序号	语句内容
1	禁止入内	10	注意高温
2	禁止停留	11	有毒气体
3	禁止启动	12	噪声有害
4	当心中毒	13	戴防护镜
5	当心腐蚀	14	戴防毒面具
6	当心感染	15	戴防尘口罩
7	当心弧光	16	戴护耳器
8	当心辐射	17	戴防护手套
9	注意防尘	18	穿防护鞋

表 4-9（续）

序号	语句内容	序号	语句内容
19	穿防护服	38	当心有毒气体
20	注意通风	39	接触可引起伤害
21	左行紧急出口	40	皮肤接触可对健康产生危害
22	右行紧急出口	41	对健康有害
23	直行紧急出口	42	接触可引起伤害和死亡
24	急救站	43	麻醉作用
25	救援电话	44	当心眼损伤
26	刺激眼睛	45	当心灼伤
27	遇湿具有刺激性	46	强氧化性
28	刺激性	47	当心中暑
29	刺激皮肤	48	佩戴呼吸防护器
30	腐蚀性	49	戴防护面具
31	遇湿具有腐蚀性	50	戴防溅面具
32	窒息性	51	佩戴射线防护用品
33	剧毒	52	未经许可，不许入内
34	高毒	53	不得靠近
35	有毒	54	不得越过此线
36	有毒有害	55	泄险区
37	遇湿分解放出有毒气体	56	不得触摸

（三）有毒物品作业岗位职业病危害告知卡

根据实际需要，由各类图形标识和文字组合成"有毒物品作业岗位职业病危害告知卡"（以下简称告知卡）。

告知卡是设置在使用高毒物品作业岗位醒目位置上的一种警示，它以简洁的图形和文字将作业岗位上所接触到的有毒物品的危害性告知劳动者，并提醒劳动者采取相应的预防和处理措施。告知卡包括有毒物品的通用提示栏、有毒物品名称、健康危害、警告标识、指令标识、应急处理和理化特性等内容。告知卡是针对某一职业病危害因素，告知劳动者危害后果及其防护措施的提示卡。

（1）通用提示栏。在告知卡的最上边一栏用红底白字标明"有毒物品，对人体有害，请注意防护"等作为通用提示。

（2）有毒物品名称。用中文标明有毒物品的名称。名称要醒目清晰，位于告知卡的左上方，可能时应提供英文名称。

（3）健康危害。简要表述职业病危害因素对人体健康的危害后果，包括急、慢性危害和特殊危害。此项目位于告知卡的中上部位。

（4）警告标识。在名称的正下方,设置相应的警示语句或警告标识,有多种危害时,可设置多种警告标识或警示语句。

（5）指令标识。用警示语句或指令标识表示要采取的职业病危害防护措施。

（6）应急处理。简要表述发生急性中毒时的应急救治与预防措施。

（7）理化特性。简要表述有毒物品理化、燃烧和爆炸危险等特性。

（8）救援电话。设立用于在发生意外泄漏或者其他可能引起职业病危险情况下的紧急求助电话,便于组织相应力量进行救援工作。

（9）职业卫生咨询电话。为劳动者设立的提供职业病危害防范知识和建议的咨询电话。告知卡示例如图 4-2 所示。

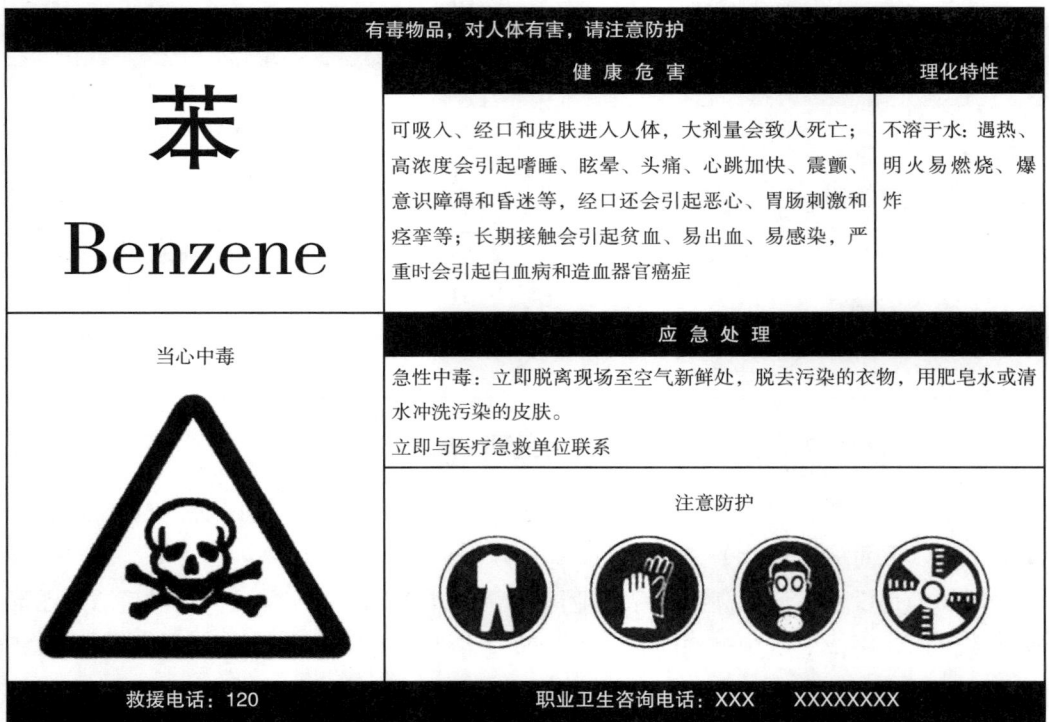

图 4-2　告知卡示例

五、职业病危害警示标识的设置要求

1. 使用有毒物品作业场所警示标识设置

在使用有毒物品作业场所入口或作业场所的显著位置,根据需要,设置"当心中毒""当心有毒气体"警告标识,"戴防毒面具""穿防护服""注意通风"等指令标识，以及"紧急出口""救援电话"等提示标识。

依据《高毒物品目录》，在使用高毒物品作业岗位醒目位置设置告知卡。

在高毒物品作业场所设置红色警示线，在一般有毒物品作业场所设置黄色警示线。警示线设在使用有毒作业场所外缘不小于30 cm处。

在高毒物品作业场所应急撤离通道设置紧急出口提示标识。在泄险区启用时，设置"禁止入内""禁止停留"警示标识，并加注必要的警示语句。

可能产生职业病危害的设备发生故障时，或者维修、检修存在有毒物品的生产装置时，根据现场实际情况设置"禁止启动"或"禁止入内"警示标识，可加注必要的警示语句。

2. 其他职业病危害工作场所警示标识设置

在产生粉尘的作业场所设置"注意防尘"警告标识和"戴防尘口罩"指令标识。

在可能产生职业性灼伤和腐蚀的作业场所设置"当心腐蚀"警告标识和"穿防护服""戴防护手套""穿防护鞋"等指令标识。

在产生噪声的作业场所设置"噪声有害"警告标识和"戴护耳器"指令标识。

在高温作业场所设置"注意高温"警告标识。

在可引起电光性眼炎的作业场所设置"当心弧光"警告标识和"戴防护镜"指令标识。

在存在生物性职业病危害因素的作业场所设置"当心感染"警告标识和相应的指令标识。

在存在放射性同位素和使用放射性装置的作业场所设置"当心电离辐射"警告标识和相应指令标识。

3. 设备警示标识设置

在可能产生职业病危害的设备上或其前方醒目位置设置相应警示标识。

4. 产品包装警示标识设置

可能产生职业病危害的化学品、放射性同位素和含放射性物质的材料的，产品包装要设置醒目的相应警示标识和简明中文警示说明。警示标识要载明产品特性、存在的有害因素、可能产生的危害后果，安全使用注意事项以及应急救治措施内容。

5. 储存场所警示标识设置

在储存可能产生职业病危害的化学品、放射性同位素和含有放射性物质材料的场所入口处和存放处设置相应警示标识以及简明中文警示说明。

6. 职业病危害事故现场警示线设置

在职业病危害事故现场，根据实际情况，设置临时警示线，划分出不同功能区。

红色警示线设在紧邻事故危害源周边。将危害源与其他的区域分隔开来，限佩戴相应防护用具的专业人员可以进入此区域。

黄色警示线设在危害区域的周边，其内外分别是危害区和洁净区，此区域内的人员要佩戴适当的防护用具，出入此区域的人员必须进行洗消处理。

绿色警示线设在救援区域的周边，将救援人员与公众隔离开来。患者的抢救治疗、指挥机构设在此区内。

第五章

职业病危害因素检测与评价

职业病危害因素检测与评价是指用人单位自主或委托具有资质的职业卫生技术服务机构对企业存在职业病危害因素的工作场所中职业病危害因素浓度（强度）进行的检测与评价。

职业病危害因素检测与评价工作应按照《职业病防治法》、《工作场所空气中有害物质监测的采样规范》（GBZ 159—2004）、《工作场所空气中粉尘测定》（GBZ 192）、《工作场所空气有毒物质测定》（GBZ/T 300）、《工作场所物理因素测量》（GBZ/T 189）等有关规定和标准进行，企业职业卫生管理员应熟悉国家职业卫生相关法律法规，能根据本企业情况制订企业职业病危害因素检测计划，并配合有资质的职业卫生检测机构实施，对职业卫生技术服务机构提供的检测数据能够进行分析，对检测结果超过国家标准的工作现场提出整改措施，预防职业病发生。

第一节　概　述

一、基本概念

1. 建设项目

建设项目是用人单位对生产系统、生产工艺、生产场所等实施新建、扩建、改建和技术改造、技术引进工程（或项目）的总称。

2. 职业病防护设施

职业病防护设施是指消除或者降低工作场所的职业病危害因素的浓度或者强度，预防和减少职业病危害因素对劳动者健康的损害或者影响，保护劳动者健康的设备、设施、装置、构（建）筑物等的总称。

3. 可能产生职业病危害的建设项目

可能产生职业病危害的建设项目是指存在或者产生《职业病危害因素分类目录》所列职业病危害因素的建设项目。

4. 建设项目职业病危害风险等级

为加强建设项目职业卫生"三同时"制度的监督管理工作，国家对建设项目职业病危害风险实施类别划分并实施分类管理。2021 年 3 月 12 日，国家卫生健康委下发了《国家卫生健康委办公厅关于公布建设项目职业病危害风险分类管理目录的通知》（国卫办职健发〔2021〕5 号）。《建设项目职业病危害风险分类管理目录》将建设项目职业病危害风险分别划分为严重和一般两个档次。

5. 建设项目职业卫生"三同时"制度

建设项目职业病防护设施必须与主体工程同时设计、同时施工、同时投入生产和使用。职业病防护设施所需费用应当纳入建设项目工程预算。

国家建立建设项目职业卫生"三同时"制度是为了预防、控制和消除建设项目可能产生的职业病危害，加强和规范建设项目职业病防护设施建设的监督管理工作而采取的措施。

6. "三同时"制度基本程序

（1）预评价。对于可能产生职业病危害的建设项目，建设单位在建设项目可行性研究阶段应当进行职业病危害预评价。

（2）编制防护设施设计专篇。在初步设计阶段，建设单位应当编制职业病防护设施设计职业卫生专篇。

（3）工程施工。建设项目职业病防护设施应当由取得相应资质的施工单位负责施工，并与建设项目主体工程同时进行。

建设单位应当对施工的职业病防护设施进行经常性检查，发现问题及时整改。

施工单位应当按照职业病防护设施设计和有关施工技术标准、规范进行施工，并对职业病防护设施的工程质量负责。工程监理单位、监理人员应当按照法律法规和工程建设强制性标准对职业病防护设施施工工程实施监理，并对职业病防护设施的工程质量承担监理责任。

（4）试运行。建设项目完工后，应进行试运行，其配套建设的职业病防护设施必须与主体工程同时投入试运行。

（5）控制效果评价。在建设项目试生产阶段应当进行职业病危害控制效果评价。

（6）竣工验收。建设单位依照法律法规和技术标准组织开展职业病危害预评价、职业病防护设施设计、职业病防护设施竣工验收，落实建设项目职业卫生"三同时"主体责任。

7. 职业病危害预评价

预评价是对可能产生职业病危害的建设项目在可行性论证阶段，对建设项目可能产生的职业病危害因素、危害程度、健康影响、防护措施等进行预测性卫生学评价，以了解建设项目在职业病防治方面是否可行，为职业病防治管理分类提供科学依据。

8. 职业病防护设施设计专篇

产生或可能产生职业病危害的建设项目，在初步设计（含基础设计）阶段，由建设单位对该项目依据国家职业卫生相关法律、法规、规范和标准，针对建设项目施工过程和生产过程中产生或可能产生的职业病危害因素采取的各种防护措施及其预期效果编制的专项报告。

9. 职业病危害控制效果评价

建设项目完工后、竣工验收前，对工作场所职业病危害因素及其接触水平、职业病防护设施与措施及其效果等做出的综合评价。

10. 用人单位

具有用人权利能力和用人行为能力，运用劳动力组织生产劳动，且向劳动者支付工资等劳动报酬的单位，包括企业、事业单位和个体经济组织等。

11. 日常监测

职业病危害因素日常监测是指用人单位根据其工作场所存在的职业病危害因素，通过购买监测技术服务或配备检测仪器以及安设实时监测设备等方式组织对工作场所职业病危害因素进行的周期性监测。

12. 定期检测

职业病危害因素定期检测是指用人单位定期委托具备资质的职业卫生技术服务机构对其产生职业病危害的工作场所进行的周期性检测。

13. 现状评价

对用人单位工作场所职业病危害因素及其接触水平、职业病防护设施及其他职业病防护措施与效果、职业病危害因素对劳动者的健康影响情况等进行的综合评价。

二、职业健康相关标准要求

下述标准与职业病危害因素检测与评价相关。

（1）职业卫生设计类标准。

（2）作业场所职业卫生条件类标准（包括放射、高温、低温、高处作业、噪声、粉尘、振动、有毒物质等）。

（3）劳动者劳动强度类标准。

（4）劳动者致残等级标准。

（5）标识和警示类标准。

（6）告知规范类标准。

（7）劳动者个体防护用品标准。

（8）职业卫生术语标准。

（9）职业安全健康管理类标准。

（10）建设项目职业卫生"三同时"制度实施标准〔《建设项目职业病防护设施设计专篇编制要求》（ZW–JB–2014–002）、《建设项目职业病危害控制效果评价报告编制要求》（ZW–JB–2014–003）、《建设项目职业病危害预评价报告编制要求》（ZW–JB–2014–004）〕。

（11）《用人单位职业病危害因素定期检测管理规范》（安监总厅安健〔2015〕16号）。

（12）《用人单位职业病危害现状评价技术导则》（WS/T 751—2015）。

第二节　职业病危害预评价

为了贯彻落实《职业病防治法》等相关法律、法规、规章、标准和国家产业政策，为了从源头控制和消除职业病危害，保护劳动者健康，需要对可能存在化学毒物、粉尘、放射性物质、噪声、高温和其他有毒、有害因素的建设项目进行职业病危害预评价。

一、预评价目的

识别、分析建设项目可能产生的职业病危害因素，评价危害程度，确定职业病危害类别，为建设项目职业病危害分类管理提供科学依据。

二、预评价内容

原则上以建设项目可行性研究报告中提出的工程项目为准，主要针对项目投产后运行期存在的职业病危害及防治内容进行评价。评价内容包括选址、总体布局、生产工艺和设备布局、建筑卫生学、职业病危害因素和危害程度及对劳动者健康的影响、职业病危害防护设施、辅助用室、应急救援、个人使用的职业病防护用品、职业卫生管理、职业卫生专项经费概算等。

三、预评价依据

建设项目职业病危害预评价的基本依据应包括如下内容。

（1）国家职业病防治法律、法规、规章、规范、标准。

（2）建设项目可行性研究的有关资料。

（3）预评价工作委托书。

（4）建设项目有关支持性文件。

（5）国内外文献资料及与评价工作有关的其他资料。

四、预评价基本原则

（1）贯彻落实"预防为主、防治结合"的方针，对建设项目实行分类管理、综合治理。

（2）遵循科学、公正、客观、真实的原则，保证评价工作的独立性，排除非技术人为因素的影响。

（3）遵循风险评估的原则，综合分析建设项目可能产生的职业病危害。

（4）遵循国家质量管理的相关规定。

五、预评价程序

预评价的整个工作流程如下。

（1）委托评价机构。

（2）提供有关资料。

（3）调查分析。

（4）划分评价单元。

（5）编制评价工作方案。

（6）对编制的评价工作方案进行技术性审核。

（7）依据评价工作方案开展评价工作。

（8）分析建设项目工程。

（9）现场调查检测。

（10）筛选重点评价项目。

（11）职业病危害因素定性、定量评价。

（12）资料汇总和分析。

（13）与国家职业卫生相关法律、法规、标准等相关要求对照。

（14）评价结论。

（15）采纳评价建议（包括补充措施）。

（16）编制预评价报告。

（17）预评价报告接受审核。

（18）建设单位接收预评价报告。

（预评价程序包括准备阶段、实施阶段、报告编制与评审阶段。）

（一）准备阶段

准备阶段主要工作流程如下。

（1）建设单位委托评价机构。

（2）签订评价的合同书。

（3）企业提供建设项目的有关资料。

（4）协同初步调查分析。

（5）编制预评价方案。

（6）对预评价方案进行技术审核。

（7）确定质量控制原则及要点等。

准备阶段应完成的工作如下。

（1）企业应提供的资料。

① 建设项目的立项审批文件、资料。

② 建设项目的可行性研究报告。

③ 建设项目的技术资料。

A. 建设项目概况。

B. 生产工艺、生产设备。

C. 辐射源项资料。

D. 生产过程拟使用的原料、辅料及其用量，中间品、产品及其产量等。

E. 劳动组织与工种、岗位设置及其作业内容、作业方法等。

F. 各种设备、化学品的有关职业病危害的中文说明书。

G. 拟采取的职业病危害防护措施。

H. 有关设计图纸（建设项目区域位置图、总平面布置图等）。

I. 有关职业卫生现场检测资料（类比工程）。

J. 有关劳动者职业健康检查资料（类比工程）。

K. 其他有关评价所需的技术资料。

④ 国家职业卫生法律法规。

⑤ 国家职业卫生相关标准。

⑥ 地方职业卫生法规、部门规章等。

（2）预评价方案编制。

① 建设项目概况。

② 预评价的目的、依据、类别、标准等。

③ 建设项目工程及职业病危害因素分析及方法。

④ 预评价工作的组织、经费、计划安排等。

（二）实施阶段

实施阶段主要是依据预评价方案开展评价工作，通过工程分析、职业卫生现场调查、类比调查，对职业病危害进行识别，并进行职业病危害因素定性、定量评价及风险评估。

该阶段的主要工作内容包括以下几方面。

1. 工程分析

工程分析就是对建设项目的工程特征和卫生特征进行系统的、全面的分析，了解项目的工艺特点、工艺流程和卫生防护水平，为解析项目可能存在的职业病危害因素的种类、性质、时空分布及其对劳动者的健康影响，筛选主要评价因子，确定评价单元提供依据。

工程分析主要包括以下内容。

（1）建设项目工程概况包括建设的地点、性质、规模、总投资、设计能力、劳动定员等。

（2）总平面布置、生产工艺、技术路线等。

（3）生产过程拟使用的原料、辅料、中间品、产品的名称、用量及产量，主要生产工艺流程，主要生产设备，可能产生的职业病危害种类、部位、存在形态，生产设备机械化或自动化程度、密闭化程度。

（4）拟采购的职业病防护设备及应急救援设施。

（5）拟配置的个人使用的职业病防护用品。

（6）拟配置的职业卫生设施。

（7）拟采取的职业病防治管理措施等。

2. 职业卫生调查

当建设项目的可行性研究中的技术资料不能满足评价需求时，应进一步收集有关资料，进行类比调查。

对扩建、改建和技术改造建设项目，应收集扩建、改建和技术改造之前运行期间的职业病危害监测、健康监护、职业病危害评价等资料。对于新建项目，应选择同类生产企业进行类比调查。

（1）选址。同类建设单位自投入使用以来，其选址与国家现行职业卫生法律、法规的协调情况。

（2）总平面布置。同类建设单位工作区、生活区、居住区、废弃物处理用地、辅助用地的分布，尤其是存在职业病危害因素的措施的布置、运行及相互之间的影响情况。

（3）职业病危害现状。同类建设单位职业病危害的种类、性质，近年来工作场所化学因素、物理因素、生物因素平均浓度（强度）。

（4）职业病防护设备。同类建设单位防毒、防尘、防高温、防寒、防湿、防噪声、防振动、防电离和非电离辐射等各类防护设施配置和运行效果；个体防护用品的配置和使用情况；休息室、卫生间、喷淋装置、冲洗装置等卫生设施的配置和使用情况。

（5）职业病发病情况。

（6）组织架构及管理情况。

（7）职业卫生经费投入、使用情况等。

3. 分析和评价

分析和评价是依据国家法律、法规、标准等，依据建设项目职业病危害特点，采用检查表法、类比法等评价方法对建设项目职业病危害的定性和定量评价。

（1）职业病危害因素识别和分析。识别所有职业病危害因素，分析对劳动者的健康影响，分析是否会产生职业病。

（2）职业病危害防护设施分析。对可行性研究报告中提出的职业病防护设施、职业健康管理措施、个人使用的职业病防护用品、辅助用室、应急救援措施、职业健康专项经费概算等进行分析。

（3）职业病危害评价。依据国家安全生产、职业健康相关法律法规及标准的规定，主要从职业病防护设施、职业健康管理措施、个人使用的职业病防护用品、辅助用室、应急救援措施、职业健康专项经费概算等进行符合性的评价。

（4）控制职业病危害的补充措施。在分析、评价的基础上，针对可行性研究报告中存在的不足，从组织管理、工程技术、个体防护、卫生保健、应急救援等方面分别提出控制职业病危害的补充措施，供设计单位在编写职业健康专篇时参考、使用。

（三）报告编制与评审阶段

（1）资料汇总。汇总、分析实施阶段获取的各种资料、数据。

（2）评价结论。通过分析、评价得出结论，并提出对策和建议。

（3）报告编制。编制职业病危害预评价报告书。

（4）报告评审。报告编制完成后，企业应组织专家对职业病危害预评价报告书进行评审。

第三节　职业病防护设施设计专篇

产生或可能产生职业病危害的建设项目在初步设计（含基础设计）阶段，由建设单位对该项目依据国家职业卫生相关法律、法规、规范和标准，针对建设项目施工过程和生产过程中产生或可能产生的职业病危害因素采取的各种防护措施及其预期效果编制的专项报告。

一、设计目的

（1）贯彻落实《职业病防治法》及国家相关的法律、法规、标准、规范。

（2）针对建设项目存在的职业病危害因素的种类和危害程度，提出职业病防护设施的设计方案与具体技术参数，为建设单位落实职业病防护措施提供依据。

（3）为职业卫生监督管理部门对建设项目职业病防护设施设计审查提供科学依据。

二、设计内容

根据建设项目可能产生的职业病危害因素，对应采取的防尘、防毒、防暑、防寒、降噪、减振、防辐射等防护设施的设备选型、设置场所和相关技术参数等内容进行设计；另外还包括与之相关的防控措施，如总平面布置、生产工艺及设备布局、建筑卫生学、辅助卫生设施、应急救援设施等的设计方案，并对职业病防护设施投资进行预算，最后对职业病防护设施的预期效果进行评价。

三、设计依据

1. 法律、法规、规章

国家现行与职业病防治有关的法律、法规、部门规章、规范性文件等。

2. 规范、标准

国家有关职业病防治和防护设施设计的标准、规范。

3. 基础依据

建设项目审批、核准、备案等立项文件，可行性研究报告，职业病危害预评价报告及其审核（备案）批复，初步设计等。

4. 其他依据

建设项目有关的支持性文件、国内外文献资料及与评价工作有关的其他资料。

四、设计基本原则

（1）贯彻落实"预防为主、防治结合"的工作方针。落实职业病危害"前期预防"控制制度，保证职业病防护设施的设计符合卫生要求。

（2）原则上应覆盖建设项目产生或可能产生的全部职业病危害因素。

（3）职业病防护设施设计应优先采用有利于保护劳动者健康的新技术、新工艺、新材料、新设备，限制使用或者淘汰职业病危害严重的工艺、技术、材料。

（4）应使工作场所职业病危害因素浓度或强度符合《工作场所有害因素职业接触限值 第 1 部分：化学有害因素》（GBZ 2.1—2019）和《工作场所有害因素职业接触限值第 2 部分：物理因素》（GBZ 2.2—2007）的要求，防止职业病危害因素对劳动者的健康损害。

（5）承担职业病防护设施设计的人员应了解职业卫生相关法律、法规、标准以及职业病防治知识，掌握建设项目可能存在的职业病危害因素种类、危害分布、毒物作用特点和有关预防控制技术。

（6）职业病防护设施设计应当具有针对性、可行性、有效性、先进性和经济性。

（7）职业病防护设施必须贯穿各专业设计中，做到安全可靠，保障劳动者在劳动过程中的健康。

五、设计程序及要求

1. 提供资料

企业提供职业病防护设施设计所需的各种文件、资料和数据。

（1）基础性资料。

①建设项目审批、核准、备案等立项文件，可行性研究报告，初步设计等设计文件。

②建设项目职业病危害预评价报告。

（2）建设项目的技术资料。

①建设项目概况。

②总平面布置、生产工艺及技术路线。

③原材料（含辅料）、中间产品、产品（含副产品）的名称及用量或产量。

④主要设备数量和布局，机械化、自动化和密闭程度、操作方式等。

⑤劳动组织、工作制度。

⑥岗位设置及其作业内容、作业方法等。

⑦可能产生的职业病危害因素种类、分布部位、存在的形态、主要理化性质和毒性及危害的范围与程度。

⑧新建项目类比资料，改建、扩建、技术改造项目原有资料（监测结果、防护措施等）。

⑨建筑施工工艺资料（包括建筑施工工程类型、施工地点和作业方式等）；设计图纸（总平面布置图、生产工艺布置图等）。

⑩其他所需资料、文件。

2. 工程分析

对建设项目的工程概况，建设地点，总体布局，生产工艺与设备布局，原辅材料与产品的名称、主要成分及用（产）量，劳动组织与工作制度，工种（岗位）设置及其作业内容与作业方法，建筑卫生学，建筑施工工艺等主要内容与结果进行分析。

3. 职业病危害因素分析及危害程度预测

（1）明确建设项目施工过程和生产过程中产生或可能产生的职业病危害因素的种类、名称、存在形态、理化特性和毒理特征，分析其来源和产生方式，明确产生职业病危害因素的设备名称、数量及分布。

（2）分析接触职业病危害因素作业人员情况，接触职业病危害因素种类、接触方式、接触时间、接触人数及接触机会等，可能产生严重职业病危害因素的种类、原因、作业岗位及影响范围。

（3）根据类比检测结果、原辅材料使用量或物料平衡关系等，推算职业病危害因素的预期浓度（强度），预测职业病危害程度。

（4）分析职业病危害因素对人体健康的影响及可能导致的职业病，根据可能的接触水平，分析潜在危害性和发生职业病的危险程度。

4. 职业病防护设施设计

（1）构（建）筑物设计。依据《生产过程安全卫生要求总则》（GB/T 12801—2008）、《工业企业总平面设计规范》（GB 50187—2012）、《工业建筑供暖通风与空气调节设计规范》（GB 50019—2015）、《建筑采光设计标准》（GB 50033—2013）、《建筑照明设计标准》（GB/T 50034—2024）、《洁净厂房设计规范》（GB 50073—2013）、《工业企业设计卫生标准》（GBZ 1—2010）等有关标准和规范，对建设项目的总平面布置、竖向布置和建（构）筑物进行设计。

（2）总平面布置。重点对功能分区和存在职业病危害因素作业场所以及减少相互之间影响进行分析和设计。

（3）竖向布置。重点对放散大量热量或有害气体的厂房、噪声与振动较大的生产设备安装、含有挥发性气体与蒸汽的各类管道等进行设计。

（4）建（构）筑物设计。对建筑结构、采暖、通风、空气调节、采光照明、微小气候等进行设计，包括建（构）筑物朝向，以自然通风为主的车间天窗设计，高温、热加工、有特殊要求（如产生粉尘、有毒物质、酸碱等强腐蚀介质、剧毒工作场所）和人员较多的建（构）筑物设计，厂房降噪和减振设计，车间办公室布置以及空调厂房及洁净厂房的设计等。

5. 防护设施设计及其控制性能

对拟采取的防尘、防毒、防暑、防寒、防噪、减振、防非电离辐射与电离辐射等职业病防护设施的名称、规格、型号、数量、分布及控制性能进行分析和设计，并提出保证职业病防护设施控制性能的管理措施和建议。

按照种类详细列出建设项目设计中所采用的全部职业病防护设施，并对每个防护设施说明符合或者高于国家现行有关法律、法规和部门规章及标准的具体条款，或者借鉴国内外同类建设项目所采取的防护设施。

6. 应急救援设施

（1）对建设项目施工过程和生产过程中可能发生的职业病危害事故进行分析和判断，对建设项目应配备的事故通风设施、救援装置、防护设备、急救用品、急救场所、冲洗设备、泄险区、撤离通道、报警装置类型、规格型号、数量、存放地点等内容进行设计。

（2）在产生有毒有害气体、易燃易爆物质或易挥发性物质且可能泄漏或积聚的地方，必须设置固定式或便携式检测报警仪器和事故通风设备；可能突然泄漏大量有毒化学品或者易造成急性中毒的施工现场（如接触酸、碱、有机溶剂、危险性物品的工作场所等），应设置自动检测报警装置、事故通风设施、冲洗设备（沐浴器、洗眼器和洗手池）、应急撤离通道和必要的泄险区。

（3）放射性工作场所和放射性同位素的运输、储存，应配置防护设备和报警装置。

7. 职业病防治管理措施

职业病防治管理措施包括建设单位拟设置或指定职业卫生管理机构或者组织、拟配备专职或兼职的职业卫生管理人员情况；拟制定职业卫生管理方针、计划、目标、制度；职业病危害因素日常监测、定期检测评价、职业病危害防护措施、职业健康监护等方面拟采取的措施；其他依法拟采取的职业病防治管理措施。

8. 职业病危害警示标识

对存在或者产生职业病危害的工作场所、作业岗位、设备、设施设置警示图形、警示线、警示语句等警示标识和中文警示说明，并对存在或产生高毒物品的作业岗位设置高毒物品告知卡的数量和位置进行设计。

9. 辅助卫生设施

根据工业企业生产特点、实际需要和使用方便的原则，进行辅助卫生设施设计，包括车间卫生用室（浴室、更 / 存衣室、盥洗室以及在特殊作业、工种或岗位设置的洗衣室）、生活室（休息室、就餐场所、厕所）、妇女卫生室，辅助卫生设施的设计应符合《工业企业设计卫生标准》（GBZ 1—2010）的有关要求。

10. 预评价报告补充措施及建议的采纳情况说明

对职业病危害预评价报告中职业病危害控制措施及建议的采纳情况进行说明，对于未采纳的措施和建议，应当说明理由。

11. 职业病防护设施投资概算

依据建设单位提供的有关数据资料，对建设项目为实施职业病危害治理所需的装置、设备、工程设施、应急救援用品、个体防护用品等费用进行估算。

六、职业病防护设施设计专篇内容

应根据《建设项目职业病防护设施设计专篇编制要求》（ZW–JB–2014–002）的规定编制职业病防护设施设计专篇。

（1）概述。包括任务来源及目的、设计依据、设计范围和设计内容。

（2）建设项目概况及工程分析。

（3）建设单位、自然环境概况、项目组成及主要工程内容、生产制度、岗位设置、建筑施工工艺、主要技术经济指标、职业卫生"三同时"执行情况等。

（4）工程分析。包括总平面布置及竖向布置、主要技术方案及生产工艺流程、原辅材料及产品情况、工艺设备布局及先进性、建（构）筑物及建筑卫生学、辅助设施等。

（5）职业病危害因素分析及危害程度预测。

（6）职业病防护设施设计。依照设计所依据的法律、法规、标准和技术规范等，对建设项目应采取的建（构）筑物、职业病防护设施、应急救援设施、职业病危害警示标识、辅助卫生设施等进行设计，并对职业病防护设施投资进行预算。

（7）预期效果评价。结合现有同类生产的检测数据、运行管理经验，对提出的各项防护措施的预期效果进行评价，预测建设项目建设投产后作业场所中各项职业病危害因素的浓度（强度）能否满足相关法律、法规和标准的要求。

七、职业病防护设施设计专项评审

建设单位应结合单位及建设项目实际情况，组织相关职业卫生专家对职业病防护设施计专篇进行评审，确保防护设施设计具备针对性、经济合理性、合法合规性。

第四节　建设项目施工过程管理

建设项目工作场所是指劳动者进行职业活动的所有地点，也应当包括建设单位施工场所。

在建设项目施工过程中，建设施工单位有关工作场所各项职业卫生管理的情况应当包括施工阶段职业卫生检测、施工阶段职业健康监护、施工阶段建设项目采取的职业病防护设施和应急救援措施以及施工期工人的个体防护等内容。

一、施工阶段职业病危害因素

建设项目施工过程中产生或可能产生的职业病危害因素是多样的，首先应当明确危害因素的种类、名称、存在形态、理化特性和毒理特征，来源和产生方式，产生职业病危害因素的设备名称、数量及分布；其次，应分析产生职业病危害作业的工种（岗位）、工作地点、作业方法、接触时间与频度，以及可能引起的职业病及其他健康影响等。

二、施工阶段职业病防护设施与应急救援

在建设项目施工过程中，建设施工单位应当对可能发生的职业病危害事故进行分

析和判断，建设单位应配备事故通风、救援装置、防护设备、急救用品、急救场所、冲洗设备、泄险区、撤离通道、报警装置等，并明确其类型、规格型号、数量、存放地点等。

建设单位依据建设项目的建设施工过程可能存在的发生急性职业损伤的工作场所和该工作场所导致急性职业损伤职业病危害因素的理化性质和危害特点、可能发生泄漏（逸出）或聚积的状况以及相关职业卫生法规标准要求等，设置相应的应急救援设施。

建设单位可针对建设项目施工过程的职业卫生管理，根据职业病危害因素、防护措施等内容的分析与评价结果，从建设工程的发包、施工组织设计、防护设施与主体工程的施工过程以及施工监理等方面，设置相应的职业病防护设施。

三、施工阶段个人职业病危害防护

建设单位应明确建设施工过程中可能存在的职业病危害作业工种（岗位）以及建设单位相应防护用品的配备状况，根据该工种（岗位）及其相关工作地点的作业环境状况、职业病危害因素的理化性质、类比检测接触水平，按照评价报告意见为职业病危害作业的工种（岗位）配备个人职业病防护用品。

第五节　职业病危害控制效果评价

《职业病防治法》规定："建设项目在竣工验收前，建设单位应当进行职业病危害控制效果评价。"

一、控制效果评价的目的

明确建设项目产生的职业病危害因素，分析其危害程度及对劳动者健康的影响，评价职业病危害防护措施及其效果，对未达到职业病危害防护要求的系统或单元提出职业病控制措施的建议，针对不同建设项目的特征，提出职业病危害的关键控制点和防护的特殊要求，为建设项目职业病防护设施竣工验收提供科学依据，为建设单位职业病防治的日常管理提供依据。

二、控制效果评价的主要依据

（1）国家职业病防治的法律、法规、规章、规范、标准。

（2）行政管理部门审查的相关文件。

（3）建设项目设计及试运行情况的有关资料。

（4）建设项目职业病危害预评价报告书。

（5）职业卫生调查、职业卫生检测和健康监护资料。

（6）控制效果评价工作委托书等。

三、控制效果评价的主要内容

控制效果评价的主要内容以建设项目实施的工程项目为准，针对试运行期间职业病危害防护设施及效果和职业卫生管理措施等进行评价。

（1）改建、扩建和技术引进、技术改造的项目应对利旧内容进行评价。

（2）总体布局及设备布局的合理性。

（3）建筑卫生学。

（4）职业病危害因素及分布、对劳动者健康的影响程度。

（5）职业病危害防护设施及效果（辅助用室，个人使用的职业病防护用品等）。

（6）职业健康监护情况。

（7）职业卫生管理措施及落实情况等。

四、控制效果评价的基本原则

（1）贯彻落实"预防为主、防治结合"的方针，对建设项目实行分类管理、综合治理。

（2）遵循科学、公正、客观、真实的原则，保证评价工作的独立性，排除非技术人为因素的影响。

（3）评价工作应在生产满负荷或正常生产情况下进行。

（4）评价工作应遵循国家质量管理的相关规定。

五、控制效果评价程序

控制效果评价程序包括准备、实施、报告编制、评审四个阶段。

（一）准备阶段

（1）建设单位委托有资质的评价机构。

（2）签订评价工作合同。

（3）建设单位整理提供完整的资料。

① 职业病危害预评价报告书、初步设计、政府监管部门对项目在可行性研究阶段及设计阶段的审查意见。

② 建设项目的技术资料。

A. 建设项目概况。

B. 生产过程的物料、产品及其有关职业病危害的中文说明书。

C. 生产工艺。

D. 辐射源项。

E. 生产设备及其有关职业病危害的中文说明书。

F. 采取的职业病危害防护措施。

G. 设计图纸。

H. 职业卫生现场检测资料。

I. 劳动者职业健康检查资料。

J. 职业卫生管理的各类资料。

K. 项目试运行情况。

L. 国家、地方、行业有关职业卫生方面的法律、法规、标准、规范。

M. 项目建设施工期建设施工单位有关工作场所职业卫生检测与职业健康监护等相关资料等。

（4）协同开展初步现场调查。

（5）编制控制效果评价方案并对方案进行技术审核，确定质量控制要点。

（6）开展评价工作所需要的工具、文书等。

（二）实施阶段

1. 职业卫生调查

（1）项目概况与试运行情况调查。主要调查内容包括：工程性质、规模、地点、建设施工阶段工作场所职业病危害因素检测、职业健康监护等职业卫生管理情况、"三同时"执行情况及工程试运行情况等。

（2）总体布局和设备布局调查。调查项目的总体布局和设备布局情况。

（3）职业病危害因素调查。调查生产工艺过程中存在的职业病危害因素及其来源、理化性质与分布以及生产环境和劳动过程中的职业病危害因素，开展工作日写实并调查劳动定员以及职业病危害作业的相关情况。

（4）职业病防护设施与应急救援设施调查。

①生产工艺过程、生产环境和劳动过程中存在的职业病危害因素发生（散）源或产生过程。

②职业病危害因素的理化性质和发生（散）特点。

③设置的各类职业病防护设施的种类、地点及运行维护状况。

④生产工艺过程、生产环境和劳动过程中存在的可导致急性职业损伤的职业病危害因素及其理化性质和危害特点。

⑤可能发生泄漏（逸出）或聚积的工作场所。

⑥设置的各类应急救援设施的种类、地点及运行维护状况等。

（5）个人使用的职业病防护用品调查。

①各类职业病危害作业工种（岗位）及其相关工作地点的环境状况。

②所接触职业病危害因素的理化性质。

③作业人员实际接触职业病危害因素状况。

④各类职业病危害作业工种（岗位）所配备防护用品的种类、数量、性能参数、适用条件。

⑤防护用品使用管理制度的建立情况等。

（6）建筑卫生学调查。调查建筑结构、采暖、通风、空气调节、采光照明、微小气候等建筑卫生学情况。

（7）辅助用室调查。调查工作场所办公室、生产卫生室（浴室、存衣室、盥洗室、洗衣房）、生活室（休息室、食堂、厕所）、妇女卫生室、医务室等辅助用室情况。

（8）职业卫生管理情况调查。

①职业卫生管理组织机构及人员设置情况。

②职业病防治计划与实施方案及其执行情况。

③职业卫生管理制度与操作规程及执行情况。

④职业病危害因素定期检测制度。

⑤职业病危害的告知情况。

⑥职业卫生培训情况。

⑦职业健康监护制度。

⑧职业病危害事故应急救援预案编制及其演练情况。

⑨职业病危害警示标识及中文警示说明的设置状况。

⑩职业病危害因素申报情况。

⑪职业病危害防治经费投入和保障情况等。

（9）职业健康监护情况调查。

①职业健康检查的实施范围。

②职业健康检查的种类。

③健康监护档案建立与管理。

④职业禁忌证管理。

⑤职业病病人的管理情况等。

2. 职业卫生检测

（1）职业病危害因素检测。依据评价方案实施现场职业病危害因素检测，并按照划分的评价单元整理和分析其所存在的职业病危害作业工种（岗位）及其相关工作地点的作业方法、接触时间与频度以及接触水平检测结果等，并分析各个职业病危害因素可能引起的职业病以及其他健康影响等。

（2）职业病防护设施检测。依据评价方案实施现场职业病防护设施检测，并按照划分的评价单元整理和分析其所设置的职业病防护设施及其位置、性能参数的检测结果以及该工作场所职业病危害因素的检测结果等。

（3）建筑卫生学检测。依据评价方案实施现场建筑卫生学检测，并按照检测内容整理和分析检测结果。

3. 职业病危害评价

（1）职业病危害因素评价。按照划分的评价单元，针对各类职业病危害作业工种（岗位）及其相关工作地点，根据职业病危害因素的检测结果并对照《工作场所有害因素职业接触限值 第 1 部分：化学有害因素》（GBZ 2.1—2019）和《工作场所有害因素职业接触限值 第 2 部分：物理因素》（GBZ 2.2—2007）等标准，评价职业病危害因素接触水平的符合性。

作业人员接触职业病危害因素的浓度或强度超过标准限值时，应寻求评价机构提出针对性的控制措施建议，并采纳。

（2）职业病防护设施评价。按照划分的评价单元，针对设置的各类职业病防护设施，根据职业病防护设施调查结果、作业现场职业病危害因素检测结果、职业病危害防护设施检测结果以及职业健康监护调查结果等，并对照《排风罩的分类及技术条件》（GB/T 16758—2008）等相关标准要求，评价职业病防护设施设置的合理性与有效性。

工作场所职业病危害因素的浓度或强度超过《工作场所有害因素职业接触限值 第 1 部分：化学有害因素》（GBZ 2.1—2019）和《工作场所有害因素职业接触限值 第 2 部分：物理因素》（GBZ 2.2—2007）规定时，应寻求评价机构提出针对性的防护设施改善建议，并采纳。

（3）个人使用的职业病防护用品评价。按照划分的评价单元，针对各类职业病危害作业工种（岗位），根据个人使用的职业病防护用品调查结果、职业病危害因素调查与检测结果以及职业健康监护调查结果，并对照《个体防护装备配备规范 第 1 部分：总则》（GB 39800.1—2020）、《个体防护装备配备规范 第 6 部分：电力》（GB 39800.6—2023）和《呼吸防护用品的选择、使用与维护》（GB/T 18664—2002）等相关标准要求，评价配备个人使用职业病防护用品的符合性与有效性。对防护用品配备存在问题的，应寻求评价机构提出针对性改善建议并采纳。

（4）总体布局与设备布局评价。根据总体布局和设备布局的调查结果，对照《工业企业总平面设计规范》（GB 50187—2012）、《生产过程安全卫生要求总则》（GB/T 12801—2008）、《工业企业设计卫生标准》（GBZ 1—2010）、《生产设备安全卫生设计总则》（GB 5083—2023）等相关职业卫生法规标准要求，评价总体布局及设备布局的符合性。

（5）建筑卫生学评价。根据建筑卫生学的调查与检测结果并对照《生产过程安全卫生要求总则》（GB/T 12801—2008）及《工业企业设计卫生标准》（GBZ 1—2010）等相关标准要求，评价建设项目的建筑结构、采暖、通风、空气调节、采光照明、微小气候等建筑卫生学的符合性。

（6）辅助用室评价。根据职业卫生调查结果确定不同车间的车间卫生特征等级，结合辅助用室调查结果并对照《工业企业设计卫生标准》（GBZ 1—2010）等相关职业卫生法规标准要求，评价建设项目的工作场所办公室、生产卫生室（浴室、存衣室、盥洗室、洗衣房）、生活室（休息室、食堂、厕所）、妇女卫生室、医务室等辅助用室的符合性。

（7）职业卫生管理评价。根据职业卫生管理情况的调查结果，对照相关职业卫生法规标准要求，评价建设项目及其建设施工阶段各项职业卫生管理内容的符合性。

（8）职业健康监护评价。根据职业健康监护调查结果和职业病危害因素调查结果等，对照相关职业卫生法规标准要求，评价职业健康检查实施、职业健康监护档案管理以及检查结果处置等的符合性。

4. 采纳措施建议

在对建设项目全面分析、评价的基础上，针对试运行阶段存在的职业病防护措施的不足，从职业卫生管理、职业病防护设施、个体防护、职业健康监护、应急救援等方面，综合提出控制职业病危害的具体补充措施与建议，建设单位在整改过程中应予以实施。

5. 评价结论

在全面总结评价工作的基础上，归纳建设项目的职业病危害因素及其接触水平、职业病防护设施、个人使用的职业病防护用品、建筑卫生学及辅助用室、职业卫生管理等的评价结果，指出存在的主要问题，对该建设项目职业病危害控制效果做出总体评价，并阐明是否达到建设项目职业病防护设施竣工验收的条件。

（三）报告编制与评审阶段

依据《建设项目职业病危害控制效果评价报告编制要求》（ZW-JB-2014-003）编制。主要工作为分析、整理所得的资料、数据，并对其进行评价，得出结论，提出对策和建议，完成评价报告书编制。对评价报告书进行评审、修改。

六、职业病危害控制效果评价报告内容

1. 建设项目概况

建设项目名称、性质、规模、拟建地点、建设单位、项目组成、辐射源项、主要工程内容、试运行情况、职业病防护设施设计专项的建设施工落实情况以及建设项目建设施工过程职业卫生管理情况的简介等。

2. 职业病危害评价

（1）针对接触职业病危害作业的工种（岗位）及其相关工作地点，给出各个主要职业病危害因素的接触水平及其评价结论。

（2）针对职业病危害因素的发生（散）源或生产过程，给出设置的职业病防护设施及其合理性与有效性评价结论。

（3）针对接触职业病危害作业的工种（岗位），给出配备的个人使用职业病防护用品及其符合性与有效性评价结论。

（4）针对可能发生急性职业损伤的工作场所，给出应急救援设施及其合理性与符合性评价结论；给出建设项目所采取的总体布局、生产工艺及设备布局、建筑卫生学、辅助用室、应急救援措施、职业卫生管理、职业健康监护等及其法规符合性评价，列出其中的不符合项。

3. 措施及建议

针对建设项目试运行阶段存在的不足，提出控制职业病危害的具体补充措施与建议。

4. 评价结论

明确建设项目是否能满足国家和地方对职业病防治方面法律、法规、标准的要求，明确是否具备职业病防护设施竣工验收条件。

第六节 职业病危害防护设施竣工验收

一、基本要求

建设项目职业病防护设施竣工验收是指由建设单位依据相关法律、法规和标准的规定，对照职业病危害控制效果评价检测或调查结果，通过现场检查等手段，考核该建设项目是否达到控制职业病危害要求的活动。

建设项目职业病防护设施竣工验收的基本要求包括以下几点。

1. 必须进行试运行

根据《建设项目职业病防护设施"三同时"监督管理办法》的规定，凡是应试运行的，其试运行的时间应当不少于 30 日，最长不得超过 180 日。

2. 必须进行监测

根据《建设项目职业病防护设施"三同时"监督管理办法》的规定，建设项目试运行期间，建设单位应当对职业病防护设施运行的情况和工作场所的职业病危害因素进行监测。

3. 必须进行控制效果评价

根据《职业病防治法》和《建设项目职业病防护设施"三同时"监督管理办法》的规定，在建设项目试运行期间，建设单位应当对职业病防护设施运行的情况和工作场所的职业病危害因素进行日常监测，进行职业病危害控制效果评价。

4. 必须对报告进行评审

根据《建设项目职业病防护设施"三同时"监督管理办法》的规定，建设单位在职业病危害控制效果评价报告编制完成后，应当组织有关职业卫生专家对职业病危害控制效果评价报告进行评审。

5. 分期建设的项目竣工验收

分期建设、分期投入生产或者使用的建设项目配套的职业病防护设施应当分期与建设项目同步进行验收。

6. 严禁违规投入生产或使用

建设项目职业病防护设施竣工后未经验收合格的，不得投入生产或者使用。

二、竣工验收的范围

1. 设施和设备

与建设项目有关的各项职业病防护设施，包括为预防、控制或消除粉尘、化学毒物、噪声、高温、振动、放射性等职业病危害所建成或配备的工程、设备、装置等各项防护设施。

2. 文件和资料

职业病危害评价报告书和有关项目设计文件规定应采取的其他各项职业病防护措施。

3. 管理措施

职业病防治法律、法规和规章等规定的各项职业病防治管理措施。

三、建设单位竣工验收工作准备

为了达到职业病防护设施竣工验收的要求，建设单位应当从以下方面进行相关工作准备。

1. 组织机构证据资料和规章制度资料准备

（1）领导机构。

（2）管理机构。

（3）人员配置。

（4）工作计划及实施方案。

（5）各项岗位责任制。

（6）规章制度。

（7）操作规程。

（8）职业病防治投入保障。

（9）职业卫生档案建立情况。

2. 前期预防的证据资料

（1）建设项目预评价系列化的资料。

（2）职业病危害控制效果评价系列化资料等。

3. 材料和设备管理资料

（1）新技术、新工艺和新材料的使用。

（2）有毒物质管理等。

4. 作业场所管理状况

（1）生产布局的合理性（有毒有害和无毒无害是否分开作业等）。

（2）职业卫生的基本条件。

（3）警示标识、中文警示说明。

（4）报警装置及其运行。

（5）现场急救用品、冲洗设备、应急撤离通道的设置。

（6）必要的泄险区设置。

（7）辅助卫生用室设置。

（8）放射工作场所的防护设施及其运行。

（9）高毒作业场所的防护设施及其运行。

（10）女职工、职业禁忌、未成年工等特殊劳动保护设施及其运行等。

5. 作业场所职业病危害因素监测

（1）监测系统及其运行的稳定性、可靠性。

（2）职业病危害因素的监测频次、强度或浓度的符合性。

6. 告知义务履行证据资料

（1）劳动合同告知。

（2）操作规程告知。

（3）应急救援措施告知。

（4）作业场所职业病危害因素监测、评价结果告知。

（5）职业健康体检结果告知、职业禁忌告知。

7. 防护设施和个人防护用品管理状况

（1）职业病防护设施类别、台账及其管理状况。

（2）防护用品的配置、批准、采购、库存、发放、使用、报废、监督等。

8. 职业健康监护管理

（1）管理制度建立及其内容的完整性。

（2）"三期"职业健康检查实施。

（3）职业禁忌作业管理。

（4）女职工特殊劳动保护管理。

（5）职业健康监护档案建立和管理。

9. 职业病危害事故的应急救援管理

（1）职业病危害事故专项应急预案编制、审批和实施。

（2）职业病危害事故应急救援资源配置和保障。

（3）职业病危害事故应急预案的演练实施。

10. 职业卫生培训管理及证据资料

（1）培训工作规章制度的建立情况。

（2）培训师资、设施、场所等硬件配置。

（3）培训对象的完整性。

（4）培训计划和方案编制、审批及培训内容的完整性。

（5）培训计划和方案的实施及指标完成状况。

（6）培训对象的资质管理。

四、建设项目职业病防护设施竣工验收必备条件

建设项目职业病防护设施竣工验收前必须具备以下条件。

（1）建设项目已经依法审批、核准、备案。

（2）建设项目单位已完成职业病危害预评价。

（3）建设单位已完成《职业病防护设施设计专篇》编制。

（4）建设项目职业病防护设施与建设项目主体工程同时进行，分阶段完成或全部完成。

（5）建设项目已完整取得施工单位提交的与项目建设相关的资质、证明资料。

（6）建设项目已完整取得监理单位提交的与项目建设监理相关的资质、证明资料。

（7）建设单位已完成《职业病危害控制效果评价报告》编制。

（8）建设单位已按照规定期限完成了联合试运转（使用），编制完成了《联合试运转（使用）报告》。

（9）建设项目工程已经通过工程质量监督部门验收，并取得质量合格的认证。

（10）建设项目职业病危害预评价报告完成后，建设项目的选址、生产规模、工艺或者职业病危害因素的种类、职业病防护设施等发生重大变更的，建设单位已完成变更内容的职业病危害预评价。

（11）建设项目职业病防护设施设计完成后，建设项目的生产规模、工艺或者职业病危害因素的种类等发生重大变更的，建设单位已完成职业病防护设施的重新设计。

第七节 职业病危害因素日常监测

一、职业病危害因素日常监测的法律规定

1.《职业病防治法》相关规定

《中华人民共和国职业病防治法》第二十六条规定："用人单位应当实施由专人负责的职业病危害因素日常监测，并确保监测系统处于正常运行状态。"

2.《使用有毒物品作业场所劳动保护条例》相关规定

《使用有毒物品作业场所劳动保护条例》第二十六条规定："用人单位应当按照国务院卫生行政部门的规定，定期对使用有毒物品作业场所职业中毒危害因素进行检测、评价。检测、评价结果存入用人单位职业卫生档案，定期向所在地卫生行政部门报告并向劳动者公布。从事使用高毒物品作业的用人单位应当至少每一个月对高毒作业场所进行一次职业中毒危害因素检测；至少每半年进行一次职业中毒危害控制效果评价。"

3.《工作场所职业卫生管理规定》相关规定

《工作场所职业卫生管理规定》第十九条规定："存在职业病危害的用人单位，应当实施由专人负责的工作场所职业病危害因素日常监测，确保监测系统处于正常工作状态。"

二、职业病危害因素监测计划制订

《职业病防治法》规定的日常监测要求用人单位根据我国相应的规范、标准进行，但我国大多数用人单位受设备、人员限制，难以按照我国规定的标准、规范开展监测。因此，对于具备条件的用人单位，应按照我国相关职业卫生标准进行日常监测，具体计划制订方法可参考定期检测。对于不具备条件的用人单位，用人单位应购置一些常见检测设备或快速检测设备，企业职业卫生管理员应制订日常监测计划，定期对本企业存在的噪声、粉尘、一些常见毒物进行日常监测。日常监测计划应包括监测地点、监测项目、监测频率等。

三、用人单位职业病危害因素日常监测实施

1. 意义

（1）及时了解、及时掌握、及早发现。及时了解、掌握工作场所职业病危害因素的浓度或强度，早期发现职业病危害，及时采取防护措施，消除或减少职业病危害因素对劳动者健康的影响，是职业病二级预防的关键环节。

只有通过日常监测，用人单位才能及时了解、掌握工作场所职业病危害因素的浓度或强度。职业病危害因素日常监测是用人单位自身职业病防治管理义务之一，用人单位应当依据国务院卫生行政部门制定的规范，根据工作场所职业病危害因素的类别，确定日常监测点、监测项目、监测方法、监测频率（次），建立监测系统，建立监测仪器设备使用管理制度和监测结果统计、公布、报告制度等，设立专人负责监测实施和管理，对主要职业病危害因素进行动态观察，及时发现、处理职业病危害隐患。

用人单位应当切实落实有关监测管理制度，确保监测系统时刻处于正常运行状态。

（2）自我管理、有效防范。职业病危害因素的日常监测是用人单位自我管理、自我预防的有效办法。它可以使用人单位在发现工作场所职业病危害因素不符合国家职业卫生标准和卫生要求时，立即采取相应的治理措施，可以有效地防止职业病危害事故的发生，也可以及早发现突发性的职业病危害事故的苗头，及时采取应急救治措施，避免事故发生或减少事故造成的损失。日常监测也是卫生行政部门执法监督内容，对用人单位可以起到督促作用。

2. 分类

（1）现场检测。

① 检气管法。将浸渍化学试剂的硅胶装在玻璃管内，当空气通过时，有害物质与化学试剂反应生成颜色，根据颜色的深浅或色调与标准色列比较进行定性和定量。

② 便携式气体分析仪测定法。采用以红外线、半导体、电化学、色谱分析、激光等检测原理制成的便携式直读仪器在工作现场进行的快速检测。

③ 物理因素的现场测量。利用仪器设备对工作场所噪声、高温、振动、射频辐射、紫外光、激光等物理因素的强度及其接触时间进行测量，以评价工作场所的职业卫生状况和劳动者的接触程度及其可能的影响。

（2）实验室检测。在现场采样后，将样品送回实验室，利用实验室分析仪器进行测定分析的方法，是目前工作场所空气中化学物质检测最常用的检测方法。

3. 注意事项

（1）用人单位不具备开展职业病危害因素日常监测条件的，可委托具有资质的职业卫生技术服务机构按期进行。

（2）职业病危害因素日常监测结果不符合相关要求时，应立即对超标作业场所进行整改，整改结束后进行复测，直至作业场所职业病危害因素监测结果符合相关要求为止。

（3）职业病危害因素日常监测结果及落实整改情况存入本单位职业卫生档案。

（4）职业病危害因素日常监测结果通过公告栏及时向劳动者公布。

（5）鼓励有条件的用人单位采用新技术实施在线监测。

第八节　职业病危害因素定期检测

一、职业病危害因素定期检测的法律规定

1.《职业病防治法》相关规定

《中华人民共和国职业病防治法》第二十六条规定："用人单位应当按照国务院卫生行政部门的规定，定期对工作场所进行职业病危害因素检测、评价。检测、评价结果存入用人单位职业卫生档案，定期向所在地卫生行政部门报告并向劳动者公布。

"职业病危害因素检测、评价由依法设立的取得国务院卫生行政部门或者设区的市级以上地方人民政府卫生行政部门按照职责分工给予资质认可的职业卫生技术服务机构进行。职业卫生技术服务机构所做检测、评价应当客观、真实。

"发现工作场所职业病危害因素不符合国家职业卫生标准和卫生要求时，用人单位应当立即采取相应治理措施，仍然达不到国家职业卫生标准和卫生要求的，必须停止存在职业病危害因素的作业；职业病危害因素经治理后，符合国家职业卫生标准和卫生要求的，方可重新作业。"

2.《用人单位职业病危害因素定期检测管理规范》相关规定

《用人单位职业病危害因素定期检测管理规范》第四条规定："用人单位应当建立职业病危害因素定期检测制度，每年至少委托具备资质的职业卫生技术服务机构对其存在职业病危害因素的工作场所进行一次全面检测。法律法规另有规定的，按其规定执行。"

3.《工作场所职业卫生管理规定》相关规定

《工作场所职业卫生管理规定》第二十条规定："职业病危害严重的用人单位，应当委托具有相应资质的职业卫生技术服务机构，每年至少进行一次职业病危害因素检测。

"职业病危害一般的用人单位，应当委托具有相应资质的职业卫生技术服务机构，每三年至少进行一次职业病危害因素检测。"

二、职业病危害因素检测计划制订

职业病危害因素定期检测与评价计划是用人单位职业病危害监测及评价管理制度的重要内容，是指导用人单位开展职业病危害因素监测及评价的重要依据。职业卫生

管理员应通过委托有相应资质的职业卫生技术服务机构识别本企业存在的职业病危害因素，制订企业职业病危害因素定期检测计划。职业病危害因素定期检测计划包括检测目的、主要内容和适用范围、法规依据、检测项目、检测周期、检测机构、检测经费来源、检测结果的记录和公示、整改措施等内容。

三、用人单位职业病危害因素日常监测实施

（1）用人单位应当建立职业病危害因素定期检测档案，并纳入其职业卫生档案体系。

（2）用人单位在与职业卫生技术服务机构签订定期检测合同前，应当对职业卫生技术服务机构的资质、计量认证范围等事项进行核对，并将相关资质证书复印存档。

定期检测范围应当包含用人单位产生职业病危害的全部工作场所，用人单位不得要求职业卫生技术服务机构仅对部分职业病危害因素或部分工作场所进行指定检测。

（3）用人单位与职业卫生技术服务机构签订委托协议后，应将其生产工艺流程、产生职业病危害的原辅材料和设备、职业病防护设施、劳动工作制度等与检测有关的情况告知职业卫生技术服务机构。

（4）职业卫生技术服务机构对用人单位工作场所进行现场调查后，结合用人单位提供的相关材料，制订现场采样和检测计划，用人单位主要负责人按照国家有关采样规范确认无误后，应当在现场采样和检测计划上签字。

（5）职业卫生技术服务机构在进行现场采样检测时，用人单位应当保证生产过程处于正常状态，不得故意减少生产负荷或停产、停机。用人单位因故需要停产、停机或减负运行的，应当及时通知技术服务机构变更现场采样和检测计划。用人单位应当对技术服务机构现场采样检测过程进行拍照或摄像留证。

（6）用人单位与职业卫生技术服务机构应当互相监督。

（7）用人单位在委托职业卫生技术服务机构进行定期检测过程中不得有下列行为。

①委托不具备相应资质的职业卫生技术服务机构检测。

②隐瞒生产所使用的原辅材料成分及用量、生产工艺与布局等有关情况。

③要求职业卫生技术服务机构在异常气象条件、减少生产负荷、开工时间不足等不能反映真实结果的状态下进行采样检测。

④要求职业卫生技术服务机构更改采样检测数据。

⑤要求职业卫生技术服务机构对指定地点或指定职业病危害因素进行采样检测。

⑥以拒付少付检测费用等不正当手段干扰职业卫生技术服务机构正常采样检测工作。

⑦妨碍正常采样检测工作，影响检测结果真实性的其他行为。

（8）定期检测结果中职业病危害因素浓度或强度超过职业接触限值的，职业卫生技术服务机构应提出相应整改建议。用人单位应结合本单位的实际情况，制订切实有效的整改方案，立即进行整改。整改落实情况应有明确的记录并存入职业卫生档案备查。

（9）用人单位应当及时在工作场所公告栏向劳动者公布定期检测结果和相应的防护措施。

第九节　职业病危害因素现状评价

一、职业病危害因素定期检测的法律规定

1.《职业病防治法》相关规定

《中华人民共和国职业病防治法》第二十六条规定："职业病危害因素检测、评价由依法设立的取得国务院卫生行政部门或者设区的市级以上地方人民政府卫生行政部门按照职责分工给予资质认可的职业卫生技术服务机构进行。职业卫生技术服务机构所作检测、评价应当客观、真实。"

用人单位应当按照国务院卫生行政部门的规定，定期对工作场所进行职业病危害因素检测、评价。检测、评价结果存入用人单位职业卫生档案，定期向所在地卫生行政部门报告并向劳动者公布。

发现工作场所职业病危害因素不符合国家职业卫生标准和卫生要求时，用人单位应当立即采取相应治理措施，仍然达不到国家职业卫生标准和卫生要求的，必须停止存在职业病危害因素的作业；职业病危害因素经治理后，符合国家职业卫生标准和卫生要求的，方可重新作业。

2.《工作场所职业卫生管理规定》相关规定

第二十条规定："职业病危害严重的用人单位，应当委托具有相应资质的职业卫生技术服务机构，每年至少进行一次职业病危害因素检测，每三年至少进行一次职业病危害现状评价。"

二、评价目的

确保用人单位贯彻国家职业卫生法律、法规、标准、规范，预防、控制和消除职业病危害，保护劳动者健康及相关权益，促进经济健康发展。

三、评价意义

（1）用法律手段强化用人单位职业病防治意识，积极预防、控制和消除生产过程中的职业病危害。

（2）贯彻"预防为主、防治结合"的职业病防治方针。

（3）预防、控制和消除职业病危害的有效途径。

（4）直接或间接提高企业的经济效益。

四、评价原则

（1）贯彻落实"预防为主、防治结合"的方针。

（2）遵循科学、公正、客观、真实的原则，保证评价工作的独立性，排除非技术性人为因素的影响。

（3）现状评价工作应在常态生产状况和正常生产情况下进行。

（4）遵循国家法律法规的有关规定。

五、评价范围和内容

（1）评价范围。应包括用人单位生产经营的全部工作场所，未委托评价部分应予以说明。

（2）评价内容。主要包括总体布局及设备布局的合理性、职业病危害因素种类及分布、职业病危害程度对劳动者健康的影响程度、职业病危害防护设施及效果、建筑卫生学、个人使用的职业病防护用品、职业卫生管理措施及落实情况。

六、评价程序及实施

用人单位职业病危害现状评价工作程序主要包括准备阶段（包括资料收集、初步现场调查、编制现状评价方案）、实施阶段（包括职业卫生调查、职业卫生检测、职业病危害评价）和报告编制阶段（汇总资料、编制现状评价报告等），详见《用人单位职业病危害现状评价技术导则》（WS/T 751—2015）。

七、报告评审阶段

电力行业生产企业应根据所属地（市）卫生行政部门的规定要求，组织职业卫生专家进行职业病危害因素现状评价报告和现场评审工作。

第六章

职业卫生个体防护

第一节 个体防护用品基本概念

一、防护的概念

防护，是一个至关重要的概念，它涉及在各种作业环境中如何保护人员和设备免受潜在危害的影响。具体而言，防护是指通过运用多种器材和设施，结合一系列精心设计的措施来有效避免在生产、检修、抢险等作业过程中可能遇到的有毒有害物质、辐射等不利因素对人员和装备造成损害。这不仅包括物理性的保护，比如防止有害物质直接接触皮肤或吸入，还包括对设备的防护，以确保其正常运转和延长使用寿命。

二、个体防护用品

个体防护用品指的是作业人员在生产过程中为了安全和健康所穿戴和配备的各种物品。这些用品的设计目的是防御物理、化学、生物等外界因素对人体可能造成的伤害或职业性毒害。从全面的头盔到专业的防护服，再到精细的手套和鞋子，每一种用品都有其特定的保护功能和使用场景。

个体防护用品可以进一步细分为特种和一般两种类型。特种个体防护用品通常针对特定的、高度专业化的风险设计，如防化服是处理有害化学物质时穿的防护服装，而一般个体防护用品则更侧重于日常工作中的基本保护需求，如安全帽和工作服等。

这些防护用品的功能原理主要是通过使用屏蔽体、系带或浮体等结构，结合隔离、封闭、吸收、分散或悬浮等技术手段，为劳动者构建一个安全的防护层。在许多情况下，当劳动安全卫生技术措施不能完全消除生产过程中的危险和有害因素，或者当这些措施暂时无法达到相关标准和规定时，个体防护用品就成为确保生产任务完成同时保障劳动者安全与健康的关键手段。

此外，对于职业病防护来说，个体防护用品同样发挥着不可替代的作用。这些专门设计用于职业活动中个人随身穿戴的特殊用品，能够有效地消除或减轻职业病危害因素对劳动者健康的影响，为劳动者提供了一道坚实的健康屏障。

第二节 个体防护用品分类

一、按照用途分类

1. 以防止伤亡事故为目的的个体防护用品

（1）防坠落个体防护用品，如安全带、安全网等。

（2）防冲击个体防护用品，如安全帽、防冲击护目镜等。

（3）防触电个体防护用品，如绝缘服、绝缘鞋、等电位工作服等。

（4）防机械外伤个体防护用品，如防刺、割、绞碳、磨损用的防护服、鞋、手套等。

（5）防酸碱个体防护用品，如耐酸碱手套、防护服和靴等。

（6）耐油个体防护用品，如耐油防护服、鞋和靴等。

（7）防水个体防护用品，如胶制工作服、雨衣、雨鞋和雨靴、防水保险手套等。

（8）防寒个体防护用品，如防寒服、鞋、帽、手套等。

2. 以预防职业病为目的的个体防护用品

（1）防尘个体防护用品，如防尘口罩、防尘服等。

（2）防毒个体防护用品，如防毒面具、防毒服等。

（3）防放射性个体防护用品，如防放射性服、铅玻璃眼镜等。

（4）防热辐射个体防护用品，如隔热防火服、防辐射隔热面罩、电焊手套、有机防护眼镜等。

（5）防噪声个体防护用品，如耳塞、耳罩、耳帽等。

二、按照人体防护部位分类

（1）头部防护个体防护用品，如防护帽、安全帽、防寒帽、防昆虫帽等。

（2）呼吸器官防护个体防护用品，如防尘口罩（面罩）、防毒口罩（面罩）等。

（3）眼面部防护个体防护用品，如焊接护目镜、炉窑护目镜、防冲击护目镜等。

（4）手部防护个体防护用品，如一般防护手套、各种特殊防护（防水、防寒、防高温、防振）手套、绝缘手套等。

（5）足部防护个体防护用品，如防尘、防水、防油、防滑、防高温、防酸碱、防振鞋（靴）及电绝缘鞋（靴）等。

（6）躯干防护个体防护用品，通常称为防护服，如一般防护服、防水服、防寒服、防油服、防电磁辐射服、隔热服、防酸碱服等。

（7）护肤个体防护用品，用于防毒、防腐、防酸碱、防射线等的相应保护剂。

第三节　个体防护用品管理

一、配置管理

在保障劳动者安全与健康方面，个体防护用品配置至关重要。为了确保劳动者的权益得到充分保障，以下是对配置管理的详细规定和解释。

1. 严格按照国家标准配置

根据《个体防护装备配备规范 第1部分：总则》（GB 39800.1—2020）、《个体防护装备配备规范 第6部分：电力》（GB 39800.6—2023）及国家颁发的相关标准，用人单位有责任和义务为劳动者配备符合规定的个体防护用品。这不仅包括一般性的防护用品，还涵盖特定行业或岗位所需的特殊防护装备。

2. 专项经费保障

为了保障个体防护用品的及时供应和更新，用人单位应设立专项经费，专款专用，确保资金不被挪用或占用。

3. 禁止替代

用人单位不得以任何形式的货币或其他物品替代应当为劳动者配备的个体防护用品。

4. 品质与时间管理

提供的个体防护用品必须符合国家或行业标准，同时要注意其使用期限，确保用品在有效期内使用。

5. 教育与监督

用人单位有责任对从业人员进行个体防护用品的正确佩戴和使用培训，确保他们了解并掌握正确的使用方法。同时，用人单位应加强监督，确保每位劳动者都能正确佩戴和使用个体防护用品。

二、采购管理

采购管理是确保个体防护用品质量和供应的关键环节，以下是对采购管理的详细规定和解释。

1. 计划编制与审批

用人单位的计划部门每月初应根据个体防护用品的消耗定额和生产实际，编制出月度采购计划，并报行政主要负责人审批。这有助于确保采购计划的合理性和有效性。

2. 库存管理与采购安排

物资部门应设定月度合理库存量，结合库存量合理安排采购。这有助于避免库存积压和浪费，同时确保个体防护用品及时供应。

3. 责任单位与监督部门

用人单位应明确个体防护用品采购的责任单位和监督部门，确保采购过程的透明和公正。采购人员应严格按照采购计划和质量标准进行采购，确保所采购的个体防护用品符合国家标准或行业标准。

4. 特种个体防护用品管理

特种个体防护用品（如安全帽、防护服等）必须具有安全生产许可证、产品合格证和安全鉴定证。用人单位不得采购和使用无安全标志的特种个体防护用品。

5. 验收与监督

用人单位应明确个体防护用品验收的管理部门，对供货厂家资质、产品质量检验资料进行审核。同时，监事会和工会组织也应积极参与监督检查工作，确保个体防护用品的质量和性能符合相关标准。

三、发放管理流程

（1）个体防护用品的发放标准和使用周期必须严格遵循国家的相关法规和标准。这样能确保每一位劳动者都能在合适的时间获得所需的防护用品。

（2）对于从事多种作业或在多变劳动环境中工作的劳动者，要根据他们主要从事的工种和劳动环境来配备相应的个体防护用品，以确保他们的安全和健康。

（3）对于生产、安全、保卫等部门的管理人员，由于他们经常需要进入不同的生产区域，应为他们配备适应各区域特点的个体防护用品。

（4）应准备一些公用的个体防护用品（如安全帽和工作服），供外来人员临时使用。这些公用物品要保持整洁和卫生，并有专人负责管理。

（5）为了确保发放流程的顺畅和准确，应明确规定个体防护用品的领取和发放程序。

四、使用管理体系

（1）根据具体的防护需求，为劳动者选择性能合适的个体防护用品。特别需要注意的是，不能错误地选择或使用防护用品，如不能用过滤式呼吸防护器替代隔离式呼吸防护器。

（2）为新上岗的工人提供专门安全教育，其中包括如何正确使用和保养个体防护用品的培训。对于结构复杂或使用方法特殊的用品，如呼吸防护器，应提供反复的训练和培训，确保劳动者能正确使用。

（3）在作业过程中，劳动者必须严格遵守安全生产规章制度和个体防护用品的使用规则。未能按规定佩戴和使用个体防护用品的劳动者不得上岗作业。

（4）个体防护用品使用后需要进行适当维护和保养。例如，耳塞、口罩和面具等在使用后应用肥皂和清水清洗干净，并用消毒液进行消毒和晾干。净化式呼吸防护器的滤料需要定期更换，药罐在不使用时应封闭通路以防止失效。工作服等防止皮肤污染的用品在使用后应立即集中洗涤。

（5）个体防护用品必须按照国家的要求在产品有效期内使用。一旦超出安全防护期限，用品不得继续使用，并应立即进行报废处理。报废的个体防护用品将由企业进行统一回收和处理。

五、监督管理

用人单位应对个体防护用品的各项管理工作全面监督。

1.制度建立和完善情况监督

用人单位应当建立健全个体防护用品采购、验收、保管、发放、使用、报废等各个环节的管理制度。

2.管理过程监督

（1）个体防护用品管理相关法律、法规和标准的执行情况。

（2）用人单位个体防护用品的专项经费的保障情况。

（3）个体防护用品使用的培训情况。

（4）个体防护用品的配置标准执行情况。

（5）个体防护用品采购、库存管理情况。

（6）个体防护用品的发放情况。

（7）个体防护用品的使用情况。

（8）监督结果的处理。

用人单位对企业个体防护用品管理监督检查中所发现的问题，有权要求其责任单位限期整改，并依照相关规章、制度对责任者进行责任追究和处罚。

第四节　个体防护用品选用

一、个体防护用品选用原则

鉴于个体防护装备种类繁多，应用范围广泛，精准选择成为确保工作人员安全与健康的首要任务。

（1）深入了解职业病危害的核心要素。为了明确所需的防护措施，首先要对工作环境及其性质进行全面分析，从而确定具体工作类别。其次必须详尽掌握在工作过程中可能遭遇的各种职业性危害，这样才能做到有的放矢，为工作人员提供最恰当的防护。

（2）慎重筛选生产厂家，确保其信誉与产品质量。在选择个体防护用品时，应根据厂家提供的产品性能数据进行综合评估。更为关键的是，必须确保所选产品具备生产许可证、产品合格证以及安全鉴定证，这三证是产品质量的硬性保障，缺一不可。

（3）严格遵守相关法规与标准，确保产品的合规性。个体防护用品并非永久耐用，其使用寿命受多种因素影响，如工作种类的磨蚀性、产品在使用中的功能衰减以及整体耐用度等。值得注意的是，一旦产品不符合国家、行业或地方标准，或者未达到监管机构规定的功能指标，甚至在使用或存储过程中受损导致性能下降，都必须立即报废，以避免给工作人员带来潜在风险。

（4）最大化防护用品的效能，同时兼顾舒适性与美观性。劳动防护用品的核心作用是利用各种技术手段保护人体免受外界伤害。因此，在确保防护效果的前提下，还应追求产品的舒适性和便捷性，以助力工作效率提升。同时，产品的设计应注重美观大方，以增强工作人员的穿戴意愿。特别是防护服，除了基本的屏蔽功能，还需在结构设计上避免松散，增强耐磨、抗撕裂等机械性能，确保在各种特殊环境下都能为工作人员提供可靠的保护。

二、头部防尘的专业装备

在防尘领域，头部防尘用品尤其是防尘帽扮演着至关重要的角色。这种帽子通常由头罩和披肩两部分组成，能有效地阻挡粉尘进入。在工作环境相对较好的场所，防尘帽通常会与防尘眼镜和口罩配合使用，以提供全方位的防护。防尘帽的面料选择相当灵活，可以根据企业的实际需求和经济效益来选定，无论是纯棉面料还是化纤面料，都能找到适合的应用场景。

三、呼吸器官专项防护

呼吸护具在职业安全防护中占据着举足轻重的地位。这类护具不仅种类繁多，而且根据用途和作用原理有细致的划分。具体来说，呼吸护具可以分为防尘、防毒和供氧三大类；按照作用原理可分为净化式和隔绝式两种。这些护具在预防尘肺、职业中毒等严重职业病方面发挥着不可替代的作用。市场上主流的产品包括自吸过滤式防尘口罩、自吸过滤式防毒面具、隔离呼吸器（包括送风式呼吸器、压气式呼吸器、自给式呼吸器）等，每一种都针对特定的危害提供了专业的保护方案。

（一）自吸过滤式防尘口罩

这类口罩是工作人员在粉尘环境中不可或缺的呼吸防护装备。它依靠佩戴者的呼吸力量来克服部件的阻力，从而有效地过滤空气中的粉尘。根据结构设计的不同，自吸过滤式防尘口罩又可分为简易型和复式两种。简易型口罩有带呼气阀和不带呼气阀两种选择，前者通过专门的阀门实现吸气和呼气的分离，如图6-1（a）所示。后者在吸气和呼气时都通过滤料进行过滤，如图6-1（b）所示。复式防尘口罩更为复杂，它由过滤器、呼气阀、吸气阀、头带以及半面罩等多个部分组成，如图6-1（c）所示。它通过精巧的设计确保吸气和呼气有独立的通道，从而提供更高效的防护效果。

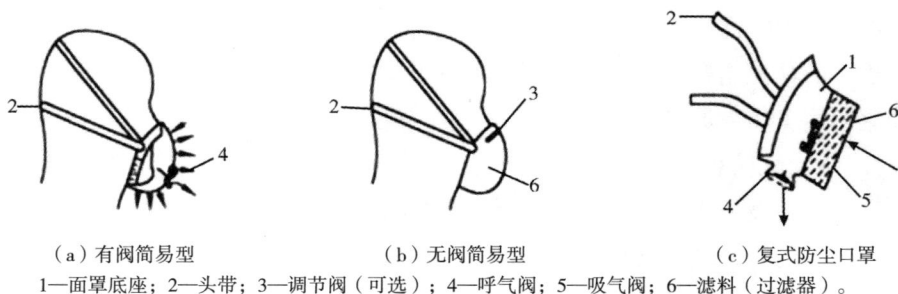

（a）有阀简易型　　　　（b）无阀简易型　　　　（c）复式防尘口罩

1—面罩底座；2—头带；3—调节阀（可选）；4—呼气阀；5—吸气阀；6—滤料（过滤器）。

图6-1　自吸过滤式防尘口罩

防尘口罩的核心作用是有效阻止粉尘的吸入，因此在选择口罩时，首要关注的是阻尘效率，尤其是对直径在 5 μm 以下的呼吸性粉尘的阻隔能力。这一效率主要取决于口罩滤料的几个关键因素。

（1）滤料的纤维细度是一个至关重要的因素。纤维细度以纤维直径来衡量，单

位通常是 μm。对于防尘口罩的滤料来说，纤维直径小于 5 μm 是理想的选择。目前广泛使用的丙纶超细纤维直径仅为 4 μm，而过氯乙烯超细纤维滤料的纤维直径更是小于 2 μm。值得注意的是，纤维的细度与阻尘效率之间存在着正相关关系，也就是说，纤维越细，其阻尘效率就越高。

（2）滤料的组织结构也对阻尘效率有显著影响，这与滤料的制作工艺紧密相关。目前，合成纤维无纺滤料的成型技术包括针刺法、直接喷射法、黏结法以及热熔法等。其中，热熔喷射成型法因能采用两种或更多种不同的纤维材料进行复合成型而备受推崇。这种方法不仅能提高阻尘效率，还能确保滤料既松软又具有良好的透气性能。

（3）滤料的荷电性也是不可忽视的因素。滤料所带静电量与阻尘效率呈正相关，即静电荷量越大，阻尘效果越好。当粉尘通过滤料时，会受到四种主要的阻止作用：首先，如果粉尘粒径大于滤料纤维间的空隙，它们会碰撞在滤料表面，因惯性和反作用力改变方向，最终沉降并黏附在滤料表层，这被称为碰撞截留。其次，滤料纤维上的毛刺会勾住经过的粉尘，防止其穿透，即勾住效应。再次，由超细纤维相互搭接编织成的多层过滤网，形成了多层次的三维结构，能层层截留通过的粉尘，这是截留效应。最后，带有静电荷的滤料会对极性相同的粉尘粒子产生排斥，而对异性粉尘粒子则产生吸附，以捕捉粉尘，这就是静电效应。

（二）自吸过滤式防毒面具

自吸过滤式防毒面具是一种以佩戴者自身呼吸为动力的防护装备。它将污染的空气通过过滤器进行净化，为佩戴者提供无毒的空气以供呼吸。根据结构设计的不同，这种防毒面具可以分为导管式和直接式两类。导管式防毒面具也称隔离式防毒面具，由全面罩、滤毒罐和导气管等部件组成，能有效遮盖住眼、鼻和口，提供全面的保护，如图 6-2 所示。而直接式防毒面具则是由全面罩或半面罩直接与小型滤毒罐或滤毒盒

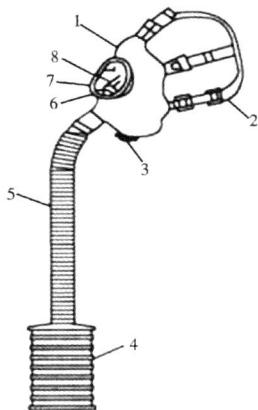

1—面罩；2—头部系带；3—排气阀；4—吸收罐；5—导管；6—吸气阀；7—隔障；8—目镜。

图 6-2　隔离式防毒面具

相连接,结构更为简洁,如图 6-3、图 6-4 所示。这些滤毒罐和滤毒盒的质量也有所不同,小型滤毒罐质量约 300 g,中型滤毒罐质量为 300~900 g,大型滤毒罐质量为 900~1400 g,而滤毒盒的质量约为 200 g。这种设计差异使得防毒面具能够更灵活地适应不同环境和使用需求。

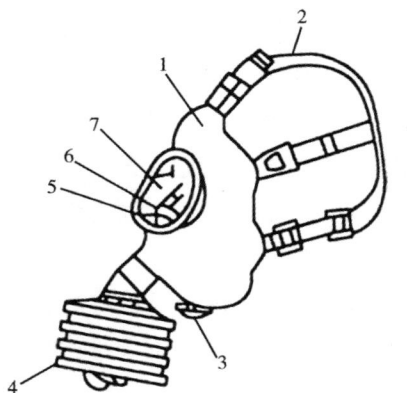

1—面罩;2—头部系带;3—排气阀;
4—小型滤毒罐;5—吸气阀;6—隔障;7—目镜。
图 6-3　直接式全面罩防毒面具

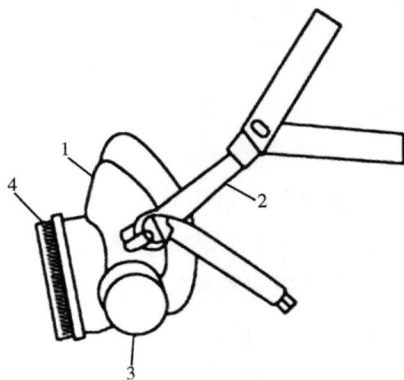

1—面罩;2—头部系带;3—排气阀;4—滤毒盒。
图 6-4　直接式半面罩防毒面具

各防护用品滤料净化空气的方式主要有以下三种。

（1）活性炭吸附。活性炭首先以木材、果实和种子为原料烧制成炭,再经蒸汽和化学药剂进一步处理而成。活性炭具有大小不一的孔隙结构,当气体或蒸汽与活性炭接触时,可在活性炭颗粒的外表面或者深入其微孔内部逐渐积聚,这一现象被称为吸附。吸附是逐渐进行的,直到气体或蒸汽充填活性炭的微孔容积,即完全饱和,气体和蒸汽才可以穿透活性炭床层（即厚度）。活性炭孔隙的内表面越大,活性越大,吸附毒气和蒸汽的效率也越高。

（2）化学反应方法是一种高效的空气净化技术。它是利用化学吸收剂与空气中的有毒气体和蒸汽发生化学反应,从而达到净化的目的。在实际应用中,针对不同的毒气和蒸汽,会选择使用不同的化学吸收剂。这些化学反应可能包括分解、中和、形成络合物、氧化或还原等多种类型,以此来有效地去除空气中的有害物质。见表 6-1。

表 6-1　化学吸附剂与毒气和蒸汽的主要化学反应

吸收毒气和蒸汽的化学反应	毒气和蒸汽	吸收剂
遇水分解和中和加水分解的产物	酸性毒气和蒸汽、酸蒸汽和卤酸酐等	苛性碱、碱金属氧化物和弱酸碱性盐
用酸性吸收剂中和	氨	酸、弱酸盐、强酸弱碱盐
吸收和产生络合物	无氧酸及其衍生物、氨	氢氧化物和重金属盐

表 6-1（续）

吸收毒气和蒸气的化学反应	毒气和蒸汽	吸收剂
氧化和中和氧化物	砷化物、一氧化碳、无氧酸和硫化氢	过氧化物、酸和盐
还原	卤化物、氯和溴	硫代硫酸盐、亚硫酸盐、重金属低价盐

（3）催化剂在化学反应中起着至关重要的作用。以霍加拉特为例，这种催化剂能够有效地将一氧化碳转化为二氧化碳。值得注意的是，这一催化反应是在霍加拉特的表面上进行的。然而，当水蒸气与霍加拉特相互作用时，其活性会降低，降低的幅度与一氧化碳的温度和浓度紧密相关。有趣的是，温度升高，水蒸气对霍加拉特的影响反而会减小。为了防止水蒸气对霍加拉特的负面作用，在一氧化碳防毒面具的设计中，人们巧妙地使用了干燥剂来防潮，并将霍加拉特精心地放置在两层干燥剂之间，以确保其催化效率。

我国的《呼吸防护自吸过滤式防毒面具》（GB 2890—2022）标准对自吸过滤式防毒面具的多个方面，如面罩、滤毒罐、导气管以及各部件的连接和制作材料等，都做出了详细的技术规定，这为防毒面具的安全性和有效性提供了坚实的保障。

（三）隔离呼吸器

隔离式呼吸器作为一种重要的呼吸防护设备，主要分为送风式和压气式（也叫携合式）两大类。送风式呼吸器进一步细分为手动送风、电动送风和自吸式长管呼吸器三种；而压气式则可分为恒量式、供给式和复合式三种压气呼吸器。

1. 送风式呼吸器

（1）手动送风呼吸器的构造精密，包括全面罩、吸气软管、背带和腰带、空气调节袋、导气管和手动风机等关键部件。它的独特之处在于不需要电源，送风量与转数紧密相关。面罩内部由于送风作用形成微正压，可有效防止外部污染空气进入。在使用时，须确保手动风机处于清洁空气环境中，以保障供应的空气无污染。但由于手动风机需要人力操作，体力消耗较大，因此建议两人一组进行轮换作业，如图6-5所示。

（2）电动送风呼吸器结构更为复杂，包含全面罩、吸气软管、背带和腰带、空气调节袋、流量调节器、导气管、风量转换开关、电动送风机、过滤器和电源线等部件。其优势在于使用时间不受限制，且供气量较大，可同时满足 1~5 人的使用需求。送风量则根据使用人数和导气管长度进行调整。此外，它分为防爆型和非防爆型两种，使用时需将送风机放置在清洁且含氧量大于 18% 的地点。要特别注意的是，非防爆型不能用于可能存在甲烷气体、液化石油气等可燃气体浓度超过爆炸极限的危险场所，如图 6-6 所示。

（3）自吸式长管呼吸器由面罩、吸气软管、背带、腰带、导气管、空气输入口（配

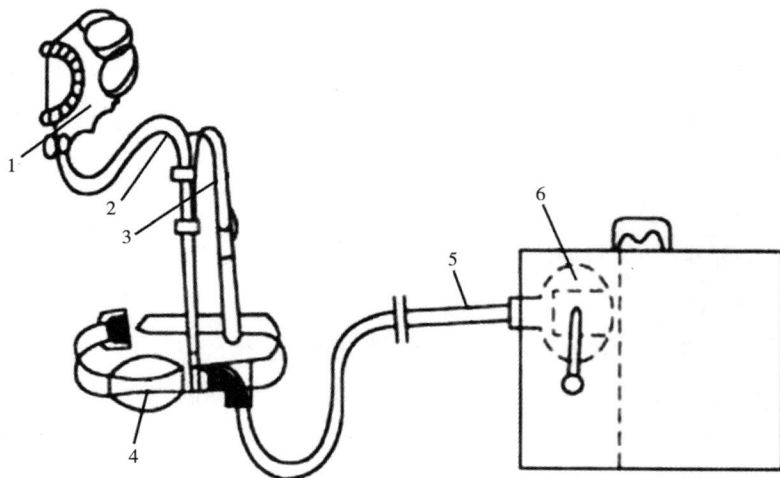

1—全面罩；2—吸气软管；3—背带和腰带；4—空气调节袋；5—导气管；6—手动风机。

图 6-5　手动送风呼吸器

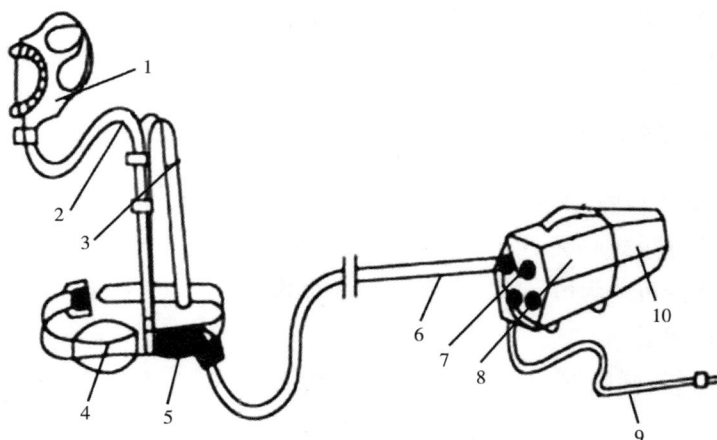

1—全面罩；2—吸气软管；3—背带和腰带；4—空气调节袋；5—流量调节器；
6—导气管；7—风量转换开关；8.—电动送风机；9—电源线；10—过滤器。

图 6-6　电动风机送风呼吸器

备过滤器）和警示板等部分组成。其特点在于导气管一端固定在新鲜无污染的环境中，另一端与面罩相连。使用者依靠自身的肺动力（呼吸肌的收缩）将清洁空气经导气管和吸气软管吸入面罩内。然而，由于依赖个人肺动力，面罩内无法始终维持微正压。当面罩内压力降为微负压时，外部污染空气可能渗入。因此，这种呼吸器不适用于毒物危害严重的场所。此外，导气管的长度应适中，因为当吸气量为 30 L/min 时，吸气压力会受到长度、管径和内壁状况等因素的影响，如图 6-7 所示。

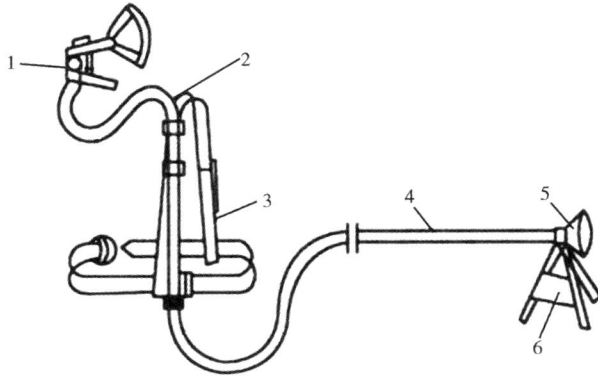

1—固定皮筋；2—吸气软管；3—背带和腰带；4—导气管；5—空气输入口（配备过滤器）；6—警示板。

图 6-7 自吸式长管呼吸器

2. 压气式呼吸器

压气式呼吸器是一种重要的保护装备，它利用空气压缩机或高压空气瓶，通过压力调节装置将高压气体降为中压，然后通过导气管将气体输送到面罩，以供佩戴者呼吸。这种呼吸器主要有三种类型，分别是恒量式、供给式和复合式。

（1）恒量式压气呼吸器。恒量式压气呼吸器的工作原理是将来自压缩空气管道、高压空气瓶或空气压缩机的空气，通过空气导管和吸气软管持续输送到面罩供佩戴者使用。这种呼吸器配备了流量调节装置，用户可以根据个人需要调整送气量。同时，它还装有过滤器，可以有效过滤压缩空气中的粉尘和油雾，如图 6-8 所示。

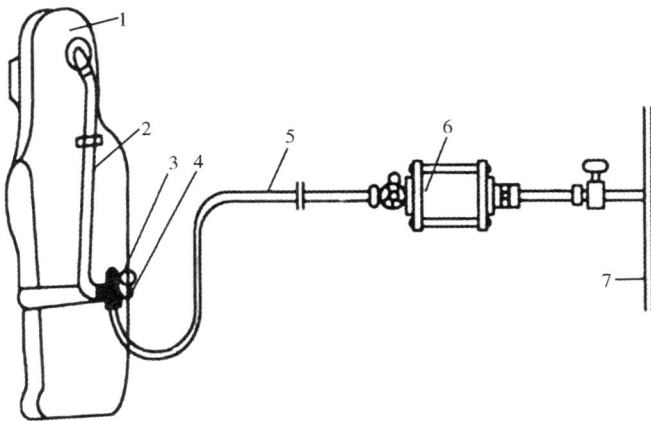

1—防护罩；2—吸气软管；3—流量调节装置；4—腰带；5—导气管；6—过滤器；7—压缩空气管。

图 6-8 恒量式压气呼吸器

（2）供给式压气呼吸器。供给式压气呼吸器由多个部分组成，包括面罩、肺力阀、软管接合部、着装带（背带和腰带）、导气管、空气压缩机和过滤器。其独特之处在于使用肺力阀，能够根据佩戴者的呼吸需求自动调节送气量，如图 6-9 所示。

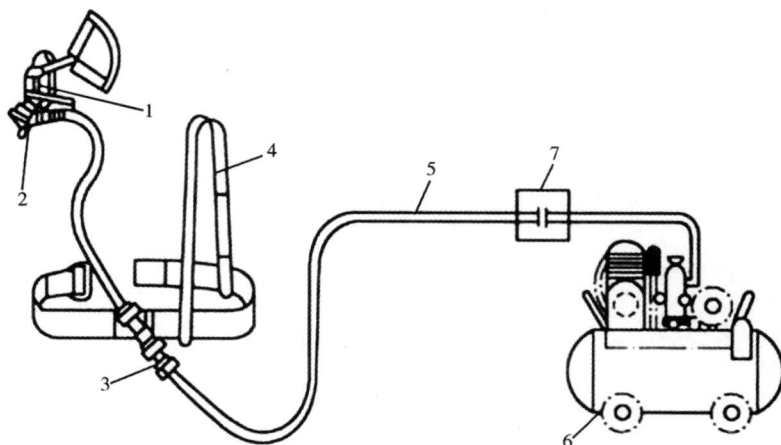

1—固定皮筋；2—肺力阀；3—软管接合部；4—着装带（背带和腰带）；5—导气管；6—空气压缩机；7—过滤器。

图 6-9　供给式压气呼吸器

（3）复合式压气呼吸器。复合式压气呼吸器设计有两个高压空气容器瓶，以确保供气的连续性。在某种原因导致送气中断时，它可以自动切换到另一个小型高压空气容器，通过肺力阀继续提供压缩空气。

3. 自给式呼吸器

（1）空气呼吸器。空气呼吸器是另一种重要的呼吸保护设备，它可以分为正压式和负压式两类，用于抢险作业救援的分别用 RPP 和 RNP 标记，用于逃生自救的分别用 EPP 和 ENP 标记。自给式空气呼吸器由高压空气瓶、输气管和面罩等部件构成。使用时，压缩空气通过调节阀从瓶中流出，再经过减压装置减压到适合人体呼吸的压力。根据供气方式的不同，空气呼吸器还可分为动力型和定量型（又称恒量型）。动力型呼吸器根据肺部的呼吸能力供给所需空气量，而定量型则在单位时间内定量供给空气。定量型空气呼吸器还有两种类型，分别适用于气态环境和液态环境，图 6-10 为适用于液态环境的定量型空气呼吸器结构示意图。

（2）氧气呼吸器。氧气呼吸器是一种重要的呼吸保护装备，它由佩戴者自行携带高压氧气、液氧或通过化学药剂反应生成的氧气作为气源。这种呼吸器为佩戴者提供了独立的氧气供应，在特定环境中保障其呼吸安全。

通常，氧气呼吸器包含多个关键部件，如全面罩、口鼻罩、鼻夹以及呼吸软管等，这些都是确保氧气能够有效、舒适地供应给佩戴者的基础组件。此外，还有固定装置如背带，以及呼吸袋和氧气瓶等核心部分。

高压氧气呼吸器设计更为复杂，除了上述基础部件，还必须配备气体需量阀、气瓶阀、压力显示器等高级控件，以确保氧气精准供应和系统安全运行。同时，为了防

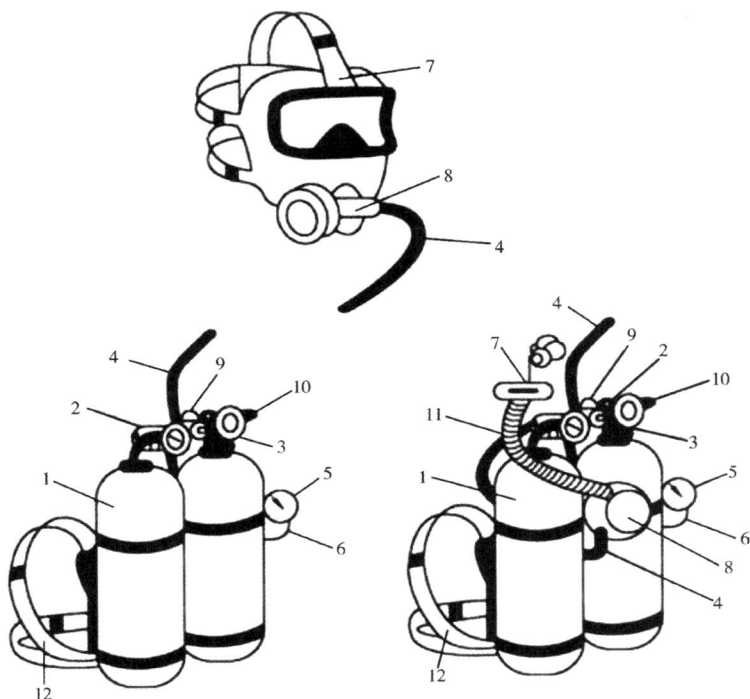

1—压缩空气钢瓶；2—钢瓶阀；3—减压器；4—中压连接管；5—压力表；6—压力表管；7—面具；8—定量阀；
9—警报装置；10—备用阀；11—呼吸软管；12—背带。

图6-10　适用于液态环境的定量型空气呼吸器

止二氧化碳积聚，还需要二氧化碳吸收剂。液氧呼吸器和化学生氧呼吸器则在此基础上根据各自的特点和需求，配备了如吸气阀、呼气阀以及特定的显示器等额外部件。

值得一提的是，隔绝式正压氧气呼吸器作为一种特殊类型，其在产品基本参数、气密性和零部件等方面都有严格的技术规范要求，以确保在极端环境下的可靠性和安全性。

4. 呼吸防护用具使用和维护要点

（1）呼吸防护用具使用要点。呼吸防护用具是保护呼吸健康的重要装备，使用时必须严格遵守一系列操作要点，以确保其有效性和安全性。以下是详细的使用指南。

①在使用呼吸防护用具之前，务必进行全面检查。这包括确认防护用具的完整性，确保其没有破损或缺失的部分；检查过滤元件是否适用于当前环境，并且处于有效状态；同时，要确保电池电量充足，气瓶内的气体量满足使用需求。只有当所有条件都符合相关规定时，才允许使用呼吸防护用具。

②在进入可能存在有害气体的环境之前，务必先佩戴好呼吸防护用具。特别是对于那些密合型面罩，使用者应该进行佩戴气密性检查，以确保面罩与面部紧密贴合，没有漏气现象。

③逃生型呼吸器是专为紧急情况设计的，因此绝不允许单独使用它进入有害环境。只有在需要从有害环境中迅速撤离时，才应使用逃生型呼吸器。

④如果呼吸防护用具同时使用了多个过滤元件，如双过滤盒，那么当需要更换时，应同时更换所有过滤元件，以确保过滤效果的一致性。此外，如果新更换的过滤元件在某种特定场合下迅速失效，那么应重新考虑所选用的过滤元件是否真正适用于当前环境。

⑤除非是通用部件，否则在未经产品制造商明确认可的情况下，不应将不同品牌的呼吸防护用具部件进行拼装或组合使用。这样做可能会损坏装备，降低其保护性能，甚至可能带来安全隐患。

⑥当在缺氧的危险环境中使用呼吸防护装备时，必须严格遵守《缺氧危险作业安全规程》（GB 8958—2006）的相关规定。这些规定旨在确保使用者在缺氧环境中的安全。

⑦在面临立即威胁生命和健康的紧急情况下使用呼吸防护用具时，如果空间条件允许，应尽可能安排两人同时进入危险环境进行作业。同时，作业人员应配备安全带和救生索，以增加安全保障。在作业区域外，至少应留有一人与进入危险环境的人员保持有效的通信联系，并且现场应备有必要的救生和急救设备，以便在紧急情况下迅速进行救援。

⑧在低温环境下使用呼吸防护用具时，需要特别注意全面罩的镜片是否具有防雾或防霜的功能，以确保视线清晰。同时，供气式呼吸器或携气式呼吸器所使用的压缩空气或氧气应保持干燥，以避免因水分凝结而影响呼吸器的正常工作。此外，使用者还应充分了解在低温环境下操作携气式呼吸器的注意事项，以确保使用安全。

⑨对于供气式呼吸防护用具，使用前必须对供气源进行严格的质量检查。供气源中的气体不应缺氧，且空气污染浓度不得超过国家相关的职业卫生标准或供气空气质量标准。此外，供气管的接头绝不允许与作业场所的其他气体导管接头通用，以避免混淆和误用。在作业现场，还应注意避免供气管与其他移动物体相互干扰，以防止呼吸防护用具意外损坏或影响供气效果。同时，严禁碾压供气管，以确保其完好无损且供气畅通无阻。

（2）呼吸防护用具的维护要点。

呼吸防护用具的维护工作至关重要，它不仅能延长用具的使用寿命，更能确保使用者在佩戴过程中的安全。

①对于携气式呼吸器，一旦使用完毕，必须立即更换用完的或部分使用的气瓶或呼吸气体发生器。同时，其他过滤部件（如滤毒罐或滤盒等）也需要及时更换，以确保下次使用时的安全性和有效性。在更换气瓶时，务必注意不能将空气瓶与氧气瓶互换使用，以免发生危险。

②使用者必须严格遵守规定，不得自行重新装填过滤式呼吸防护用具的滤毒罐或滤毒盒内的吸附过滤材料。此外，任何试图自行延长已经失效的过滤元件使用寿命的行为都是不被允许的，因为这可能严重影响呼吸防护用具的防护效果。

③个人专用的呼吸防护用具应该定期进行彻底的清洗和消毒工作，以保持其清洁卫生。对于非个人专用的呼吸防护用具，需要在每次使用后都进行清洗和消毒，以确保下一位使用者的健康和安全。

④需要注意的是，过滤元件是不可清洗的。对于可更换过滤元件的过滤式呼吸防护用具，在进行清洗之前，必须先将过滤元件取下，以免损坏或影响其性能。

⑤如果需要使用广谱清洗剂进行消毒处理，特别是在需要预防特殊病菌传播的情况下，使用者应先咨询呼吸防护装备生产者和工业卫生专家的意见和建议。同时，务必仔细阅读并遵循消毒剂生产者的使用说明，以确保消毒效果和安全性。

⑥呼吸防护用具的储存环境也至关重要。呼吸防护用具应该被储存在清洁、干燥、无油污、无阳光直射且无腐蚀性气体的地方。如果用具不经常使用，建议将其放入密封袋内进行储存，以防止灰尘和湿气的侵入。在储存过程中，还应特别注意避免面罩变形，并且防毒过滤元件不应敞口储存，以免失效。

⑦所有用于紧急情况和救援的呼吸防护用具都应保持待用状态，并放置在管理方便、取用快捷的地方。为了确保在紧急情况下能够迅速找到并使用这些用具，不得随意变更其存放地点。

⑧每次使用呼吸防护用具时，佩戴密合性面罩的人员都应首先进行佩戴气密性检查。这一步骤至关重要，因为它能够确保使用人员面部与面罩之间具有良好的密合性。若检查不合格，则绝不允许进入有害环境，以免发生危险。

四、眼、面部和听觉器官防护

眼部的防护主要依靠防护眼镜，这类眼镜主要分为两大类：防异物安全护目镜和防光护目镜。前者（如防冲击护目镜和防化学药剂护目镜）旨在抵御有害物质对眼睛的伤害；后者（如焊接护目镜、炉窑护目镜、防激光护目镜以及防微波护目镜）则主要用于防止有害辐射线对眼睛造成损害。

对于面部的防护，主要采用防护面罩，防护面罩有两种类型：安全型和遮光型。安全型面罩主要用于防止固态或液态有害物质对面部的伤害，而遮光型面罩则用于抵御有害辐射线。

在听觉器官的防护方面，主要依赖听力保护用品来避免过度噪声对人耳的刺激。最常见的听力保护用品包括耳塞和耳罩，其中，耳塞又分为反复使用和一次性丢弃两种类型。

（一）眼部防护用品

（1）防冲击眼护具。这类护具专为防止高速粒子对眼睛造成冲击而设计。它广泛应用于大型切削、破碎、清砂、木工、建筑、开山、凿岩以及各种机械加工等行业。防冲击眼护具种类繁多（包括眼镜和眼罩等）且每种又有多种形式。这些护具采用的材料都是无色透明的，具有89%以上的可见光透过率，同时镜片也具备一定的强度，以确保在受到冲击时不会因异物导致镜片破碎而伤及眼睛。

（2）焊接眼护具。这类护具由镜架、滤光片和保护片等部件构成，其生产需严格按照相关标准进行。技术性能要求涵盖材料、结构、规格、视野、光学性能以及非光学性能等多个方面。

（二）面部防护用品

（1）焊接面罩。这类面罩由观察窗、滤光片、保护片和面罩等部分组成，需符合相关职业安全标准。面罩有多种形式，如手持式、头戴式、安全帽与面罩连接式以及头盔式等。其技术要求同样涉及材料、结构、质量及规格等多个方面。

（2）防热辐射面罩。这类面罩由面罩和头罩组成，主要分为头戴炉窑热辐射面罩、全帽连接式面罩和头罩式防热面罩三种类型。这些面罩多采用阻燃面料制作，并在有热辐射的环境中选用反射性能较好的白色或喷涂金属材料。特别是头罩式防热辐射面罩，其观察窗的滤光片采用特殊材料制作，以提供更好的反射热辐射和隔热效果，非常适用于存在热辐射和火花飞溅的作业场所。

用金属锁膜制作的面罩主要是反射红外线辐射，屏蔽效率可达98%。在炉前使用除减少热辐射外，还可保护眼面免受异物的伤害。如果是以有机玻璃为基片的镀膜片，可在有机玻璃片外再覆以一层普通无机玻璃片为保护片，以提高耐热性和抗摩擦性，能在165 ℃以下环境作业较长时间。

（三）听觉器官防护用品

听觉器官防护主要依靠听力防护用品（如耳塞、耳罩等）来减少噪声对听力的潜在伤害。这些产品需满足一系列技术要求，以确保其效能和用户的舒适度。

（1）它们必须与耳部紧密贴合，以有效隔绝外部噪声。

（2）这类产品应具备出色的噪声过滤能力。

（3）佩戴时应感觉舒适，不会给用户带来不适。

（4）听力防护用品还需要能够与其他安全装备（如安全帽、口罩或头盔等）协同工作，互不干扰。

（5）除了功能性，这些产品还应注重用户体验，包括佩戴的便捷性、外观的美观度，以及不影响正常通话。同时，它们不应遮蔽重要的声音信号，如警报等，而且需要经济耐用。

所有听力防护用品都必须经过国家指定的监督检验部门严格检验，并获得合格证后方可投入使用。

（1）耳塞。耳塞是一种插入外耳道或置于外耳道口的护耳装置。其质量必须符合国家耳塞标准。耳塞的种类繁多，根据声衰减性能可分为防低、中、高频声耳塞和专用于隔绝高频声的耳塞。根据材料可分为纤维耳塞、塑料耳塞、泡沫塑料耳塞以及硅橡胶耳塞等。

（2）耳罩。耳罩是一种通过压紧耳郭或围绕耳郭四周，紧贴头部以遮住耳道的保护壳组成的护耳设备。其壳体可以通过特制的头环、颈环或与安全帽等其他设备相连的器件紧密贴合在头部。其中，头环是连接两个耳罩壳体的部件，具有一定的夹紧力，以确保耳罩稳固佩戴；耳罩壳体本身要具备一定强度和声衰减作用；而密封垫圈则是覆盖在壳体边缘的软垫，与头部接触，提供额外的舒适度和密封性，如图6-11所示。结构上，耳罩的头环需具备适中的弹性，长度可调节，佩戴时无明显压痛或不适感。其高度也应在112~142 mm可调，以确保适应不同用户的头部尺寸。壳体应能在两个垂直方向上自由转动，而耳垫必须是可更换的，材质柔软且对皮肤无刺激，还要能经受反复清洗和消毒。

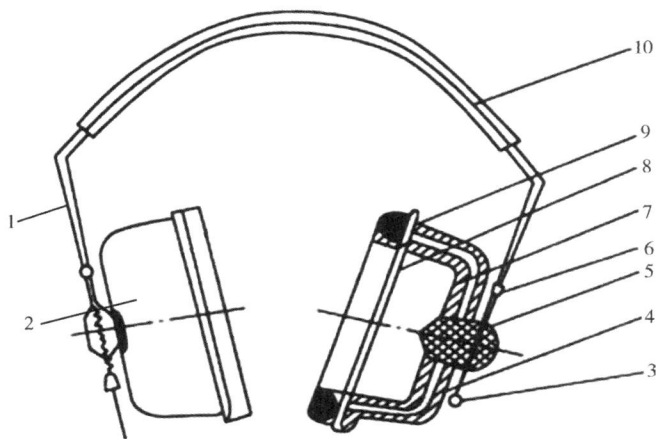

1—头环；2—耳罩的左外壳；3—小轴；4—耳罩的右外壳；5—橡胶塞；6—羊毛毡（吸声材料）；
7—泡沫塑料（吸声材料）；8—垫板；9—密封垫圈；10—护带。

图6-11 耳罩结构

（3）在选择和使用听力防护用品时，应关注其降噪效果和佩戴舒适性。目前，国际上广受欢迎的是慢回弹泡沫制耳塞，它不仅便于携带和存放，而且降噪效果显著，能适应不同人的耳道形状，提供舒适的佩戴体验。同时，耳罩类产品也在不断创新发展，有些可直接与安全帽配合使用，有些则具备防振或可折叠等便捷功能，以满足多样化的用户需求。

在使用耳塞进行听力保护时，应遵循一定的操作步骤以确保其有效性。首先，需要将耳郭轻轻向上提拉，使得耳甲腔展现出一个平直的状态。随后，手持耳塞的柄部，将耳塞的帽体部分小心、轻柔地推向外耳道内。在此过程中，要尽可能确保耳塞体与耳甲腔紧密贴合，但推入时力度不可过猛，也不要急于求成或插入过深，应以个人感觉舒适为度。若戴上耳塞后感觉隔音效果不佳，可以试着将耳塞稍作缓慢转动，直至调整到隔音效果最佳的位置。对于泡沫塑料耳塞，使用前应将圆柱体搓成锥形体，以便更容易塞入耳道，之后塞体会自行回弹并充满耳道。在使用硅橡胶自行成型的耳塞时，需要区分左右塞，不可混淆，放入耳道时要转动耳塞以确保其放正位置，紧密贴合耳甲腔。

在使用耳罩前，要检查罩壳是否完好，有无裂纹或漏气现象。佩戴时需注意罩壳的方向，要顺着耳郭的形状正确戴好。同时，应将连接弓架放置在头顶的适当位置，尽量让耳罩的软垫圈与周围的皮肤紧密贴合。如果感觉不合适，可以适当调整耳罩或弓架的位置，直至达到最佳舒适度。

无论是在进入有噪声的车间前，还是在噪声区域内，都应确保耳塞或耳罩已经佩戴好，以避免耳膜受到伤害。如果确实需要摘下，应该在休息时或离开噪声区后，到安静的地方再取出耳塞或摘下耳罩。使用后，耳塞或耳罩的软垫需要用肥皂和清水彻底清洗干净，晾干后再妥善收藏备用。对于橡胶制品，要特别注意防止热变形，并撒上滑石粉进行贮存。

为了确保听力的有效防护，必须计算护听器的 SNR（single number roting，单值降噪值）。根据作业场所的 A 声级噪声 LA 检测结果来选择合适的护听器，劳动者暴露于工作场所 LEX,8h 为 85~95dB 的应选用护听器 SNR 为 17~34dB 的耳塞或耳罩；劳动者暴露于工作场所 LEX,8h ≥ 95dB 的应选用护听器 SNR ≥ 34dB 的耳塞、耳罩或者同时佩戴耳塞和耳罩，耳塞和耳罩组合使用时的声衰减值，可按二者中较高的声衰减值增加 5dB 估算。另外，也可以根据现场的 C 声级噪声 Lc 监测结果来选择护听器，即 Lc 减去护听器的 SNR 值后应大于噪声的超标值。

五、躯体防护用品

（一）对防护服的一般要求

躯体的防护主要依靠防护服来实现，它可以分为特殊防护服和一般防护服两种类型。特殊防护服是专为在直接危及劳动者安全健康的作业环境中穿用的，能够避免或减轻职业危害。而一般防护服则是为了防污、防机械磨损、防绞碾等伤害而设计的。防护服的功能首先取决于所选用的面料，这种面料不仅应具备防护性能，还应具备作为服装的基本性能。只有这样，防护服才能真正发挥其应有的作用。

　　服装用性能这一概念详细描述了材料在制作成服装方面的潜力和在穿着、使用过程中所展现的特性。以透气性面料制成的防护服装为例，这类服装专为长时间穿着的工作环境而设计，因此，它必须具备优秀的透气与吸湿功能。这样的特性有助于调节和维持人体的热平衡，避免穿着者过度失热或蓄热，从而确保其舒适度。相对地，采用不透气性面料制作的防护服装在舒适性上表现较差。由于体热难以散发容易导致热量积聚，引发不适，因此更适合短期穿着或在特定环境下使用。此外，作为防护服的面料，在条件允许的情况下，也应追求颜色雅致与手感舒适。

　　防护服装在人们的生产作业中发挥着举足轻重的作用，它如同一道坚实的屏障，保护人们免受环境中各种有害因素的侵害。正因如此，防护服装的型号、款式以及性能等要素均对其安全性能产生深远影响。为了确保安全，防护服的款式结构在设计时必须严格遵循安全规范，竭力避免出现松散部分，从而预防勾、挂、绞等潜在风险。同时，防护服的袖口与下摆应采用紧口设计，以防在操作过程中被机械设备卷入。袖口周边不得装有易于被机械勾挂的扣带等物件。口袋位置需谨慎考虑或干脆省略口袋，以降低机械勾挂的风险，并防止在紧急情况下，因手部置于口袋内而无法及时采取自我保护措施。在选择防护服时，不仅要追求美观与合身，更要确保工作过程中的灵活性与安全性。在保障安全的基础上，还应致力于提升防护服的审美价值。

（二）一般防护服

　　一般防护服是各行各业为防范普通伤害和污染而广泛采用的工作服装。根据其结构设计，可细分为上、下身分离式，衣裤（或帽）连体式，大褂式，背心，背带裤，围裙以及反穿衣等多种款式。一般防护服必须符合国家相关标准的规定，其技术性能要求相当严苛，涵盖面料和辅料的性能、型号尺寸、针距密度、缝制工艺、成品外观以及成品色差等多个方面。

（三）防静电工作服

　　防静电工作服是一种特殊的工作装备，其核心作用在于预防衣物产生静电积累。这种服装以防静电织物为面料，经过精细缝制而成。其防护效能的高低首先取决于防静电织物的性能，其次，实际使用环境也是一个不可忽视的影响因素。值得注意的是，即便在相同的使用环境下，不同类型的防静电织物所展现的抗静电效果也可能截然不同。

1.防静电织物的两大类别

　　防静电织物品种繁多，根据制造工艺可大致划分为两大类。

第一类是通过后整理技术获得的防静电织物，这类织物主要通过抗静电剂对表面进行处理。具体工艺包括使抗静电剂在热处理下发生交联并牢固固定，或者通过树脂载体使其紧密黏附在织物表面，从而达到显著的抗静电效果。此方法的优势在于工艺流程简洁、初期投资较小且效果显现迅速。

第二类则是通过织造工艺直接制得的防静电织物，其织造方式可细分为两种：一种是在涤纶或锦纶聚合物的制造过程中就加入抗静电剂；另一种是在以多种纤维为基材的织物中巧妙地织入导电纤维，从而使得整块织物具备防静电的功能。

2. 防静电织物的抗静电机理

防止静电积聚的关键在于通过特定途径及时传导物体上的静电荷，促使其分散或迅速泄漏。当前，针对绝缘体的防静电措施主要包括物体导电化、物体亲水化和提高环境温度。

采用抗静电剂进行树脂整理，或在涤纶、锦纶聚合物内部添加抗静电剂，是使织物获得防静电性能的有效途径。这类方法通常利用亲水性树脂或离子型表面活性剂，通过增强织物的吸湿性来降低其表面电阻，进而提升导电能力，确保静电荷能够更容易地传导、分散。但值得注意的是，这类方法的效能与环境湿度密切相关。当相对湿度降低时，静电的传导能力会随之减弱，从而影响防静电效果的持久性。

相较之下，利用导电纤维制作的织物则采用了物体导电化的方法，其防静电性能不受环境影响，具有更优越的耐久性，因此被视为当前防静电织物的主要发展方向。导电纤维防止静电产生的原理与电晕放电消除静电的原理颇为相似。在这种情况下，"尖端"放电的不是针状电极，而是导电纤维本身。所选导电纤维的纤度越细腻、表面越粗糙、凸起部位越多，便越容易引发电晕型的尖端放电现象。

当人体穿着含有导电纤维的织物并接触地面时，电阻值极低的导电纤维会靠近带电体（织物中的非导电纤维）。此时，电力线会向导电纤维集中，在其周围形成一个强电场，进而引发电晕放电，将局部空气击穿，产生正负离子。这些离子中，与带电体电荷极性相反的离子会中和带电体上的电荷，而极性相同的离子则通过导电纤维，并利用带电体的电场，通过自身放电来达到消除静电的目的。

当人体穿着含有导电纤维的织物且与地面绝缘时，意味着导电纤维也处于非接地状态。一旦带电体带上静电，电荷便会向导电纱汇聚。此时，导电纤维会感应出与带电体电荷极性相反的电荷。这些感应电荷在导电纤维附近的局部空间产生电场，并使该部分的空气发生电离，从而产生电晕放电。电晕放电所产生的正负离子与带电体所带电荷的极性相反，这些离子会移向织物，与织物所带电荷发生中和反应，从而消除静电。然而，只有当织物的电位超过导电纤维的最低放电电位时，导电纤维才会发生电晕放电。因此，在选择防静电工作服时，应优先考虑含有导电性能良好的导电纤维面料。

3. 防静电工作服的防护特性

在制作防静电工作服时，应全面采用防静电织物，并避免使用不具备防静电功能的衬里。若因特殊需求必须使用此类衬里（如用于衣袋、加固布等），则应确保衬里的露出面积不超过整件防静电服内面露出面积的 20%。若超过此比例（如用于防寒服或特殊服装），则应设计为可拆卸式面罩与衬里，以便在需要时能够轻松拆除不具备防静电功能的衬里。

4. 防静电工作服的使用规范

在正常情况下，凡是爆炸性气体混合物连续地、短时间频繁地出现或长时间存在的场所，以及爆炸性气体混合物有可能出现的场所，特别是当可燃物的最小点燃能量低于 0.25 mJ 时，工作人员必须穿着防静电工作服。此外，在易燃易爆场所，严禁穿脱防静电工作服，同时禁止在防静电工作服上附加或佩戴任何金属物品。为了确保防静电效果，防静电工作服应与防静电鞋配套使用，并且工作地面也应是导电地板。保持防静电工作服的清洁是维护其防静电性能的关键，使用后应使用软毛刷和软布蘸取中性洗涤剂进行清洗，同时要避免损伤服装面料纤维。穿用一段时间后，必须对防静电工作服进行性能检测，若其防静电性能不符合相关标准要求，则不能继续作为防静电工作服使用。

（四）防酸工作服

防酸工作服是专为从事酸性环境下作业的工作人员设计的特种工作装备，其独特之处在于具有出色的防酸性能。这类工作服主要采用耐酸织物，或橡胶、塑料等防酸面料精制而成，以确保作业人员在酸性环境中的安全。

在结构设计上，防酸工作服严格遵循领口紧、袖口紧和下摆紧的原则，以防止酸性物质通过这些开口渗入，确保作业人员的安全。此外，该类工作服在设计上还应特别注意避免设置明兜，以防酸性物质滞留。若确有必要设置口袋，则必须配备兜盖，进一步增强防酸效果。

根据材料的透气性能，防酸工作服可分为两大类：透气型防酸工作服和不透气型防酸工作服。透气型防酸工作服适用于中度和轻度酸污染的作业环境，其设计既保证了防酸性能，又兼顾了穿着舒适性。此类工作服有分身式和大褂式两种款式，可根据实际需要灵活选择。不透气型防酸工作服专为严重酸污染场所设计，其严密的防护性能可有效隔绝酸性物质。该类工作服包括连体式、分身式和围裙等多种款式，以满足不同作业环境的需求。

在使用防酸工作服时，需严格遵守一系列操作规范。首先，在穿用前，必须仔细检查工作服是否完好无损，确保其防酸性能未受损害。其次，防酸工作服只能在规定的酸性作业环境中作为辅助保护用具使用，不可用于其他非酸性环境。在穿着过程中，应避免与锐器接触，以防工作服受到机械损伤，影响其防酸效果。

由橡胶和塑料制成的防酸服在存放时应特别注意避免高温环境，以防止材料老化或变形。使用后，应及时清洗并晾干，但应避免长时间暴晒。若需长期保存，建议在工作服上撒上滑石粉，以防止材料之间发生粘连。合成纤维类防酸工作服不仅不宜使用热水洗涤或熨烫，更应避免接触明火，以确保工作服的安全与耐用。

六、手足部及其他部位防护用品

（一）手足部防护用品

手部防护用品具体可细分为防护手套和防护袖套。防护手套旨在保护肘部以下，特别是腕部以下的手部区域，防止其受到伤害。这类手套种类繁多，按照形状可分为五指手套、三指手套、连指手套等；按照其使用特性，可分为绝缘手套、耐酸碱手套、焊工手套等多种类型。防护袖套主要用于保护前臂或全臂免受伤害，常见的有防辐射热袖套和防酸碱袖套等。

足部防护用品则以防护鞋为主。其中，对应用场所中存在较大危害因素的防护鞋统称为特种防护鞋；对危害因素不明显的防护鞋称为常规防护鞋。国家对于特种防护鞋的生产与经营实施了严格的许可证制度，并要求其必须符合国家强制性标准。

1. 手部防护用品

（1）带电作业用绝缘手套。这类手套是专为电气作业人员设计的，当他们在交流电压 10 kV 及以下的电气设备上进行带电作业时，这种手套能提供必要的电气绝缘保护。手套的型号、尺寸和技术要求均须严格遵守国家标准。根据使用电压等级，手套还分为 1，2，3 三种型号，每种型号都有明确的交流试验电压和最低耐受电压要求。

（2）耐酸碱手套。这类手套主要用于预防酸碱等化学物质对手部的伤害。其关键技术指标包括手套的不泄漏性和耐渗透性能，这两项指标均须通过特定的技术规范进行检测。

（3）焊工手套。焊工手套是专为焊接工作人员设计的，能够抵御高温、熔融金属和火花的伤害。这类手套通常采用牛、猪绒革或二层革制成，并根据指型的不同进行分类。其技术性能必须符合相关技术标准。

（4）防静电手套。防静电手套主要采用含导电纤维的织料制成，旨在快速消散手部积累的静电。这类手套广泛应用于弱电流、精密仪器组装、电子产品检验等领域。

（5）耐高温阻燃手套。这类手套主要用于冶炼炉或其他高温炉窑工种，能够抵御高温和火焰的伤害。手套的设计采用了多种隔热材料，如石棉、阻燃帆布和聚氨纶等。

（6）防护袖套。防护袖套主要用于保护前臂或全臂免受伤害，常见的有防辐射热袖套和防水、化学腐蚀袖套等。这些袖套均采用特殊材料制成，以适应不同的工作环境。

在选择和使用手部防护装备时，必须明确防护对象，并根据实际需求进行仔细挑选。同时，使用前应进行详细检查，确保装备完好无损。使用后，还应对橡胶、塑料等材质的防护手套进行清洗和晾干，并妥善保存，避免高温，以免粘连。对于绝缘手套等特殊类型的手套，还应定期进行电绝缘性能测试。

总的来说，手部防护装备是确保工作人员在各种恶劣环境中安全作业的关键装备。它们的种类繁多，功能各异，因此在使用时必须严格按照相关规定进行选择和操作。

2. 足部防护用品

足部防护用品主要为防护鞋，其种类繁多，功能各异，旨在保护工作人员的足部安全。

（1）防护鞋的定义与分类。防护鞋是为了保护足部免受外来物体打击伤害的鞋类。根据国际标准 ISO 20344：2004 的定义，防护鞋分为安全鞋和保护鞋两类，前者能承受 200 J 能量的冲击，后者则能承受 100 J 能量的冲击。防护鞋通常由皮革或其他材料制成，并在鞋的前端装有金属或非金属的内包头，以提供额外的保护。

防护鞋的款式多样，包括低帮、高腰、半筒和高筒等，以满足不同工作环境和个人需求。在设计防护鞋时，需根据人体足部的生理卫生学要求对鞋底、鞋帮、鞋后跟等进行精心设计，以确保穿着舒适且安全防护性能强。防护鞋的结构和部件如图 6-12 所示。

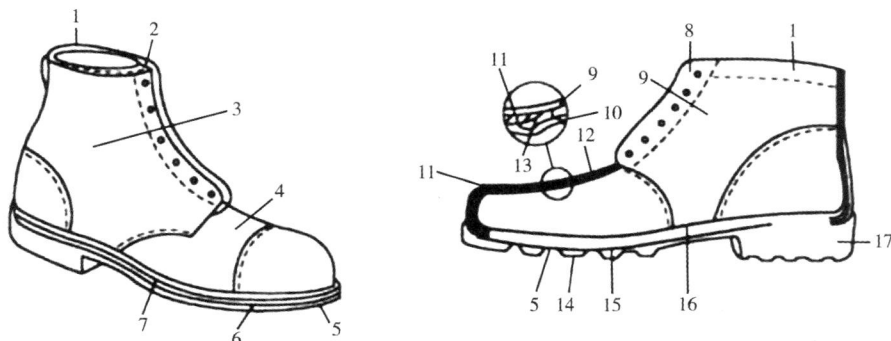

1—鞋口；2—鞋舌头；3—1/4 部分；4—补片；5—外底；6—中底；7—羽状线；8—护面；9—帮；10—衬里；11—内包头；12—补片衬里；13—泡沫片；14—齿；15—防刺穿垫；16—内底；17—跟。

图 6-12　防护鞋的结构和部件

（2）防护鞋的性能要求。防护鞋在鞋的耐压力、抗冲击力、内包头的耐压力和抗冲击性能等方面需符合相关安全技术规范要求。这些性能指标确保了防护鞋能够在各种恶劣环境下为工作人员提供足够的保护。

（3）防护鞋选择与使用。由于工作环境和危害性质的不同，防护鞋的类型也多种多样。例如，防油防护鞋用于地面积油或溅油的场所，防水防护鞋用于地面积水或溅水的作业场所，防寒防护鞋则用于低温作业人员的足部保护，防刺穿防护鞋可防止脚部被各种尖硬物件刺伤，防砸防护鞋则能防坠落物砸伤脚部。

在选择防护鞋时，应根据工作环境的危害性质和危害程度进行挑选，确保所选防护鞋能够满足实际需求。防护鞋（靴）的选用范围如表 6-2 所列。同时，使用前应仔细阅读产品说明书并正确使用，以确保其安全防护效果。使用后应妥善保管并定期进行检查和维护，以延长使用寿命并保证其性能稳定可靠。

表 6-2 防护鞋（靴）的选用范围

等级	选用范围
An1	冶金、矿山、林业、港口、装卸、采石等作业
An2	机械、建筑、石油化工等作业
An3	电子、食品、医药等工业
An4 和 An5	纺织工业及钳工等作业

总的来说，足部防护用品是确保工作人员足部安全的重要装备之一。在选择和使用时需严格遵守相关规定并结合实际工作环境进行挑选和操作以确保其有效性及工作人员的安全健康。

（4）防静电鞋和导电鞋。防静电鞋和导电鞋是两种特殊的职业防护鞋。防静电鞋的设计旨在双重防护：一方面，它能有效地消除人体静电积聚；另一方面，它还可以防止 250 V 以下的电源电击。此类鞋款有两种主要类型：防静电皮鞋和防静电布面胶底鞋。相对而言，导电鞋则以其出色的导电性能为特点，能迅速消解人体的静电积聚，但需注意，它仅适用于无电击风险的场所，这与防静电鞋的使用场景构成鲜明对比。同样，导电鞋也细分为导电皮鞋和导电布面胶底鞋两类。无论是防静电鞋还是导电鞋，其各项技术指标，如电阻值、物理力学性能等，均需严格遵循国家标准《足部防护 安全鞋》（GB 21148—2020）的规定。

在易燃易爆的作业环境中，防静电鞋和导电鞋发挥着至关重要的作用，它们能有效减少由静电引发的潜在风险。然而，为了最大化防静电效果，防静电鞋应与防静电工作服配套穿着。同时，穿着这两种鞋款时，应避免搭配绝缘性强的毛料厚袜或绝缘鞋垫，以确保其防静电或导电功能得以充分发挥。

鞋款的电阻值是衡量其防静电或导电性能的关键指标。因此，建议每穿用约200 h后，便依据《足部防护 安全鞋》（GB 21148—2020）的标准对鞋款进行电阻值检测。若测试结果超出规定范围，则该鞋款不再适合用于防静电作业，应及时更换。

此外，保持防静电鞋和导电鞋的清洁至关重要，这不仅关乎鞋款的外观，更直接影响其防静电或导电性能。因此，在使用后，应使用软毛刷和软布，配合酒精或中性的、不含酸碱的洗涤剂进行轻柔刷洗，以确保鞋款的性能不受损害，同时延长其使用寿命。

（二）其他防护用品（护肤用品）

护肤用品分为防水型、防油型、皮膜型、遮光型和其他用途型等五类。各类产品应符合国标《劳动护肤剂通用技术条件》（GB/T 13641—2006）的规定。

护肤产品的卫生指标应符合表6-3的规定。

表6-3 护肤用品中微生物和有毒物质限量

序号	指标	单位	限值
1	细菌总数	CFU/mL 或 CFU/g	≤ 1000
2	粪大肠菌群	CFU/mL 或 CFU/g	不得检出
3	绿脓杆菌	CFU/mL 或 CFU/g	不得检出
4	金黄色葡萄球菌	CFU/mL 或 CFU/g	不得检出
5	汞	mg/kg	1
6	铅（以铅计）	mg/kg	40
7	砷（以砷计）	mg/kg	10
8	甲醇	mg/kg	2000

1. 防护膏

防护膏配方复杂，主要由两大部分构成：基质与充填剂。基质作为其核心成分，常为液态、半液态或脂状，起着增强涂抹性与皮肤附着力的作用，进而有效地隔绝外界有害物质的侵袭。充填剂则在很大程度上决定了防护膏的防护效果，具有高度针对性。通过采用不同类型的充填剂，可以开发出多种功能各异的防护膏。

现今市场上，常见的防护膏有以下几种类型。

（1）亲水性防护膏。此类膏体由硬脂酸、碳酸钠、甘油、香料及水等按照一定比例精心调配而成。其显著特点是含油量较低。需注意的是，若使用后未能紧密封闭容器，长时间暴露可能导致水分蒸发，进而使膏体硬化。该类防护膏对于由机油、矿物油、石蜡油等引起的皮肤问题具有一定的防护效果。

（2）疏水性防护膏。此类膏体中油脂含量较高，能在皮肤表面形成一层疏水膜，有效地阻止水分和其他水溶性物质与皮肤直接接触，从而防止水溶性物质对皮肤的直接刺激。其主要成分包括凡士林、羊毛脂等，并添加了如氧化镁、次硝酸铋等充填剂，经过精确比例调配而成。此类防护膏对于酸碱盐类溶液引起的皮肤炎症有很好的预防作用。然而，由于其油性成分多，具有一定黏性，因此不适宜在尘毒较多的工作环境中使用。

（3）遮光护肤膏。某些物质在光照下与皮肤接触可能引发皮肤炎症或刺痛。这类在光照下加剧皮肤刺激的物质被称为光敏性物质，例如沥青和焦油。遮光防护膏不仅要防止这些光敏物质附着在皮肤上，还需具备遮挡光线的作用。其遮光成分包括氧化锌、二氧化钛等，利用这些物质的白色反光特性，或者采用对光有吸收作用的物质。尽管前者遮光效果较好，但使用后可能使皮肤呈现白色，影响美观。重要的是，其基质应避免使用能溶解光敏物质的油脂，以防皮肤吸收，引发不良反应。

（4）滋润性防护膏。近年来，这类防护膏中加入了如蜂王浆、珍珠粉等滋润成分，以增强其滋润皮肤的效果。对于预防和治疗由酸碱、水及各种溶剂引起的皮肤干裂和粗糙问题，此类防护膏表现出色。

2. 护肤霜

护肤霜主要用于预防和治疗皮肤干燥、粗糙、皲裂以及职业性皮肤干燥等。它特别适用于经常接触吸水性或碱性粉尘、能溶解皮脂的有机溶剂以及肥皂等碱性溶液的工作环境，也非常适合露天或水上作业等工种使用。

护肤霜主要功效成分是水解明胶，这是一种易于人体吸收的高蛋白物质。它的小分子量和高溶解力使其易于被人体吸收。值得一提的是，它含有18种氨基酸，其中7种是人体不可或缺的。此外，它还富含不常见的羟基赖氨酸，且脯氨酸和羟基脯氨酸的含量特别高，约占总量的2/5，这为皮肤和毛发提供了极好的保湿和营养作用。同时，水解明胶的保护胶体特性及其对刺激物的缓冲作用使其成为一种理想的防护剂基料。

3. 皮肤清洗剂

皮肤清洗剂可分为皮肤清洗液和皮肤干洗膏两种。前者由硅酸钠、烷基酸聚氧化烯醚、甘油、氯化钠及香精等按一定比例调配而成。它具有出色的去污能力，能有效去除各种油污和尘垢，同时对皮肤无毒、无刺激，并具备滋润皮肤、防皲裂和除异味的功能。此款清洗剂非常适用于如汽车修理、机械维护等多个行业。后者则能在无水条件下有效去除皮肤上的油污。

4. 皮肤防护膜

皮肤防护膜又被称为"隐形手套"，它能紧密附着在皮肤表面，形成一个保护层，以阻止有害物质对皮肤的刺激和渗透。某些配方还能有效预防由有机溶剂、清漆等引起的皮肤炎症。但需注意，它并不能防护酸碱类溶液。近几年市场上推出的一款含有广谱杀菌剂的皮肤防护膜产品，能有效杀灭多种常见病菌，并提供长达4 h的保护时间。在保护期内，即使经过多次洗涤也不需要重新涂抹，非常适合各行各业人员使用，以预防各种无腐蚀性物质对皮肤的伤害。

第五节　尘毒个体防护

个体防护这一策略是基于尘毒可能通过呼吸系统、皮肤及消化道三条主要途径侵入人体而设计的。在劳动者的个体防护体系中，呼吸系统的防护显得尤为重要，皮肤防护紧随其后，而消化道防护则相对容易实现。

一、呼吸系统防护策略

在有害气体、蒸汽或粉尘充斥的生产环境中，对劳动者的呼吸系统进行有效防护尤为重要。对于呼吸防护器具，根据其作用原理，可大致划分为过滤式和隔离式两大类。

（一）粉尘防护措施

为了防范有害粉尘、烟雾、金属粉末以及悬浮微细颗粒被吸入呼吸器官，需采用专门的防尘面罩和口罩。这些防护用品通过内置的过滤器有效滤除空气中的粉尘、烟雾和金属粉末，确保微细颗粒不会进入人体肺部。在选择防尘用品时，必须根据现场粉尘、烟雾及金属粉末的种类进行匹配，确保选用的防尘用品符合作业现场的实际需求。

个人防尘用品种类繁多，主要可分为过滤式和隔离式两大类。

1. 过滤式粉尘防护

此类防护方式允许被粉尘污染的空气经过滤净化后供劳动者呼吸。它进一步细分为自吸式和送风式。自吸式依赖人体自身的呼吸功能，如各种防尘口罩，而送风式则利用微型电机来抽吸并处理染尘空气，如送风口罩、面罩等。

（1）自吸过滤式粉尘防护用品。作为最常见的防尘措施，自吸过滤式防尘用品有 20~30 种，主要包括复式口罩和简易口罩。复式口罩设计复杂，由多个部件（如主体件、过滤盒等）组成，其阻尘率为 97%~99%，且呼吸顺畅，佩戴体验舒适。而简易式口罩虽然防尘效果稍逊于复式口罩，但因其便携性而广受欢迎。

（2）直接成形口罩。该口罩利用滤料的可塑性制作成与脸型相吻合的形状，具有结构简单、阻力低、使用方便等优点，其阻尘效率可达到 97%。

（3）支架型口罩。由氯纶布等过滤材料制成，包含塑料支架等部件，适用于一般粉尘作业环境，阻尘效率超过 90%，且阻力相对较小。但需注意避免暴晒和火烤，应存放在阴凉通风处。

（4）夹具型口罩。此类口罩采用内外塑料夹具固定滤料，阻尘效率高达98%，且质量轻、视线妨碍小，是性能优良的简易防尘口罩。

（5）送风过滤式防尘用品。采用电动送风装置，阻尘效率高，佩戴舒适。其形式多样，包括口罩、面罩和头盔等。如送风口罩通过微型电机抽吸并净化空气，再通过蛇形管送入口鼻罩；送风头盔则集成了帽盔、面罩等多个部件，具有广泛的适用性和安全性。

2. 隔离式粉尘防护

隔离式粉尘防护用品能够完全隔离人的呼吸道与染尘空气，通过自备的空气或氧气呼吸装置供给清洁空气。由于过滤面积大，吸气阻力小，因此防尘效率极高。

（1）自吸隔离式口罩。由口鼻罩、排气阀等部件组成，结构简单。使用者通过导气管自行吸入新鲜空气，适用于过滤式口罩无法满足需求的场所。

（2）隔离式送风口罩。结构与自吸隔离式类似，但配备了过滤器和空气压缩机。其特点是口罩内保持正压，呼吸阻力小。然而，由于连接管路的存在，使用者活动范围受限。

此类口罩适用于气溶胶浓度高的场所，如罐体、船舱内的喷涂作业。一台空压机可同时为多个口罩提供空气，送风管允许长度达40 m。为确保空气质量，空压机送出的空气须经过滤器处理。

（3）隔离式送风面罩。由头盔、披巾（或上衣）、观察窗等部件组成，主要用于铸件清砂、喷砂除锈等作业。它不仅能保护工人面部免受砂粒伤害，还能有效防止粉尘危害。在某些情况下，也可以仅使用电焊面罩进行送风保护。

3. 防尘用品选择

防尘用品的形式繁多，为了有效达到粉尘防护的目的，必须进行精准的选择。通常，可以根据以下方法进行科学筛选。

（1）依据粉尘浓度进行选择。粉尘的浓度是选择防尘用品的关键因素。以沙尘为例，若其最高容许浓度为2 mg/m³，而某款滤尘口罩的阻尘效率高达99%，那么这款口罩就非常适合在含尘浓度不超过200 mg/m³的作业环境中使用。这样的计算方法能够确保为劳动者提供足够有效的防护。

（2）根据空气中的氧含量和粉尘的毒性来选择。空气中的氧含量和粉尘的毒性也是选择防尘用品时需要考虑的重要因素。一般而言，当作业环境中的氧含量超过18%时，推荐采用过滤式防尘用品，这类用品多用于无毒粉尘的作业场所。相反，如果氧含量不超过18%，则应选择隔离式防尘用品，这类用品更适用于有毒粉尘或伴有毒气的作业环境。

对于有毒粉尘和放射性粉尘（如铅烟、铀矿粉尘等），应特别选择防气溶胶口罩。关于这类口罩的选择要求见表 6-4。此外，选用的所有防尘、防毒口罩，都必须经过国家指定部门的严格鉴定，确保其达到相关技术要求后，方可投入使用。这样的措施能够最大限度地保障劳动者的安全和健康。

表 6-4　根据粉尘毒性选择防尘口罩

粉尘类别	作业名称	要求口罩阻尘率
有毒粉尘和放射性粉尘及气溶胶	铍、砷、铅、锰、铀矿等的采选、冶炼	99.0%~99.5%
一般毒性粉尘	锡矿的开采、粉碎过程产生的粉尘以及电焊烟尘、石棉类粉尘等，粉尘浓度在 60 ~100 mg/m³	95.0%~ < 99.0%
其他无毒粉尘	含游离二氧化硅 10 % 以下的煤尘、水泥尘等，粉尘浓度在 60 ~100 mg/m³	90.0%~ < 95.0%

（二）有毒有害气体防护措施

在防范有毒有害气体时，常用的呼吸系统防毒器具主要分为两大类：过滤式防毒器具和隔离式防毒器具。

1. 过滤式防毒器具

过滤式防毒器具的工作原理是通过滤料将有毒气体滤除，从而净化空气以供人体呼吸。在这类器具中，活性炭因其多孔性和较大的表面积而被广泛应用，它能有效地对有毒气体进行物理性吸附。进一步，可以通过化学药剂处理活性炭，以增强其对特定毒气的吸附能力，例如在防氨的滤料中，会使用 20% 的硫酸铜水溶液对活性炭进行处理。

然而，过滤式防毒器具使用受到两个主要限制：首先，环境中的氧气含量必须足够，体积分数至少应达到 18%，以满足人体呼吸的需求；其次，空气中的毒气浓度不能过高，必须控制在 2%（体积分数）以下，否则毒气可能无法被完全过滤，从而导致使用者面临中毒的风险。在国内，常用的过滤式防毒器具包括防毒面具、防毒口罩以及防酸防氨纱布口罩等。

（1）防毒面具。防毒面具主要由三部分构成——橡胶面罩、导气管和滤毒罐。

①橡胶面罩。面罩是橡胶制成的头盔式样，根据不同人的头型大小，生产厂家会提供 3~5 种型号以供选择。使用者应根据自己的头型选择合适的面罩，确保边缘与头部紧密贴合，气密性良好且不漏气，同时要避免过紧造成压迫性头痛。面罩上配备有

眼窗，既保护眼睛又不妨碍视线。在冬季使用时，眼窗玻璃上可能会出现由呼出气体中的水汽形成的水雾，影响视线，目前最有效的解决方法是在玻璃片上涂抹一层硅油。此外，面罩上还装有一个单向阀，呼气时打开，将呼出的气体排入大气；吸气时关闭，确保气体只能通过滤毒罐和导气管被吸入。因此，在使用前应检查此单向阀的功能是否正常。

②导气管。导气管是一根长约 50 cm 的橡胶制波纹管，它连接着滤毒罐和面罩，作为吸入气体的通道。

③滤毒罐。滤毒罐通常采用圆柱形或扁圆形铁皮（或塑料）制成。各型号滤毒罐的有效防护时间应根据使用时的具体条件来确定，如空气温度、湿度、有毒气体浓度以及使用者的劳动强度和肺活量等。滤毒罐的防毒范围和防护时间请参考表 6-5。在使用防毒面具时，应注意以下几点：首先，根据现场毒物的性质选择相应型号的滤毒罐；其次，在进入有毒气体污染区域前，应检查全套防毒面具的气密性；再次，使用时务必打开滤毒罐进气孔的橡皮塞以避免窒息；最后，每次使用后须重新称量滤毒罐的质量以判断其是否失效，若滤毒罐尚未失效，则必须保持其密闭性以防受潮失效。

表 6-5　常见滤毒罐的防毒范围和防护时间

过滤件类型	标色	防护对象举例	测试介质	4 级		3 级		2 级		1 级		穿透浓度 / (mL·m⁻³)
				测试介质浓度 / (mg·L⁻¹)	防护时间 /min	测试介质浓度 / (mg·L⁻¹)	防护时间 /min	测试介质浓度 / (mg·L⁻¹)	防护时间 /min	测试介质浓度 / (mg·L⁻¹)	防护时间 /min	
A	褐	苯、苯胺类、四氯化碳、硝基苯	苯	32.5	≥ 135	16.2	≥ 115	9.7	≥ 70	5.0	≥ 45	10
B	灰	氯化氰、氯氰酸、氯气	氯氰酸（氯化氰）	11.2（6）	≥ 90（80）	5.6（3）	≥ 63（50）	3.4（1.1）	≥ 27（23）	1.1（0.6）	≥ 25（22）	10
E	黄	二氧化硫	二氧化硫	26.6	≥ 30	13.3	≥ 30	8.0	≥ 23	2.7	≥ 25	5
K	绿	氨	氨	7.1	≥ 55	3.6	≥ 55	2.1	≥ 25	0.76	≥ 25	25
CO	白	一氧化碳	一氧化碳	5.8	≥ 180	5.8	≥ 100	5.8	≥ 27	5.8	≥ 20	50
Hg	红	汞	汞	—		0.01	≥ 4800	0.01	≥ 3000	0.01	≥ 2000	0.1
H₂S	蓝	硫化氢	硫化氢	14.1	≥ 70	7.1	≥ 110	4.2	≥ 35	1.4	≥ 35	10

注：C_3N_3 有可能存在于气流中，所以 C_3N_3 与 HCN 总浓度不能超过 10 mL/m³。

（2）防毒口罩。防毒口罩由橡胶主体、塑料滤毒盒（内装防毒药剂）、呼气阀和系带等部分组成。按防毒药剂的不同可分为多种型号，各型号防毒药剂的防护性能及其防护对象见表6-6。

表6-6 各种防毒药剂防护性能及防护对象

| 药剂型号 | 防护对象 | 试验标准 | | | 吸收剂 | 国家规定安全浓度/（mg·L⁻¹） |
		代表性气体与蒸汽	浓度/（mg·L⁻¹）	防护时间/min		
1	各种酸性气体、氯、二氧化硫、光气、氧化氮、硝酸、硫的氧化物、卤化氢等	氯	0.310	156	7#面具药剂	0.00200
2	各种有机蒸汽（如苯、汽油、乙醚、丙酮、醇类、四乙基铅、溴甲烷、三氯甲烷、苯胺类）、二硫化碳、四氯化碳、氯化氢、卤素	苯	1.000	155	3#面具药剂	0.05000
3	氨、硫化氢	氨	0.760	29	4#面具药剂	0.03000
4	汞蒸气	汞蒸气	0.013	3160	CuSO₄·5H₂O碘化钾及氯处理活性炭	0.00001
5	氯化氢、氯乙烷、光气、路易氏气	氯化氢	0.250	240	7#，3#面具药剂	0.00300
6	一氧化碳				5#面具药剂	0.02000
	砷、锑、铅等化合物				1#，6#面具药剂	

（3）防酸防氨纱布口罩。防酸防氨纱布口罩是一种专门用于防护酸性物质和氨气等有害气体的口罩。纱布口罩的主要材质是纱布，这种纱布是经过特殊处理的疏松质地的棉布，通过一层一层累积缝纫制成。其一般具有多层结构，以增加其过滤和防护效果。每一层纱布都承担着不同的功能，如过滤、吸附等。防酸防氨纱布口罩主要用于防护酸性物质（如硫酸、盐酸等）和氨气等有害气体的吸入。其适用于含有低浓度酸性气体和氨气的作业环境，如化工、冶金、电镀等行业。正确佩戴纱布口罩是确保其防护效果的关键。在佩戴时，需要确保口罩与面部紧密贴合，避免漏气现象的发生。

防毒口罩特别适用于毒气浓度较低的作业环境。在选择使用时，务必根据现场具体的毒气种类，挑选相匹配的防毒药剂型号，严禁随意替换。对于有明显气味的有毒气体，一旦作业人员能够嗅到其气味，即表明防毒药剂已丧失效能。而对于无明显气味的有毒气体，则需通过观察滤毒盒内指示纸的颜色变化来判断药剂是否有效。例如，防毒滤毒盒中的指示纸若由乳白色转变为橙红色，或防氢氯酸滤毒盒中的指示纸由乳白色变为灰色，均意味着防毒药剂已失效。若滤毒盒不透明，作业人员可翻开吸气阀观察指示纸的颜色变化；若滤毒盒透明，则可从外部直接观察指示纸的颜色变化，一旦观察到从滤毒盒盖到盒底全面变色，则应立即停止使用，并前往空气新鲜处更换新的防毒药剂。

2. 隔离式防毒器具

隔离式防毒器具的设计初衷在于为作业人员提供与受污染环境完全隔离的呼吸气体。此类器具的显著优势在于无论作业环境中的毒气浓度有多高，都能为作业人员提供有效的保护。在国内，常用的隔离式防毒器具主要有四种类型，分别为氧气呼吸器、化学生氧式防毒面具、自吸式长管面具以及供气式长管面具。

（1）氧气呼吸器。氧气呼吸器作为一种重要的隔离式防毒器具，主要由氧气瓶、清净罐、减压器、气囊、导气管以及面罩等多个部件构成。其中，氧气瓶负责贮存氧气，其容积为 1 L，工作压力高达 19.613 MPa，可持续供氧 2 h。清净罐内含有氢氧化钙吸收剂，能有效吸收人体呼出气中的二氧化碳，罐内装有 1.1 kg 的吸收剂。减压器则起到将高压氧气的压力降低到适宜范围的作用，确保氧气以恒定的流量进入气囊。气囊是呼吸循环中的关键环节，负责混合清净后的呼出气与新鲜氧气，供作业人员吸入。导气管由两根波纹管组成，分别负责呼出气和吸入气的通道。面罩则与防毒面具的面罩设计相似，确保佩戴者的舒适性与安全性。

在使用氧气呼吸器时，作业人员需严格遵守操作规范。佩戴好呼吸器后，应首先开启氧气瓶，并仔细检查压力表显示的压力值，确保其在 9.80665 MPa 以上，方可安全使用。若压力过低，则需立即更换氧气瓶。随后，作业人员需按动手动补给装置，排出气囊内原有的积存气体。在确认面罩佩戴妥当后，应进行几次深呼吸，以检验呼吸器内部机件的性能。只有在确认所有部件均正常运转后，作业人员方可进入有毒气体污染区域进行工作。

（2）化学生氧式防毒面具。化学生氧式防毒面具，又称生氧式呼吸器，是一种非常有效的个人防护装备。它的主要特点是使用化学生氧药剂来生成氧气，以供人员呼吸使用。这种面具由面罩和供气系统组成，构成了一个闭路循环系统。在使用过程中，人员呼出的二氧化碳与生氧药剂发生化学反应，生成氧气，并同时滤除呼出气中的二氧化碳，然后提供洁净的氧气供人员继续呼吸。这样一来，人员的呼吸器官、眼睛和面部就能完全与外界受污染空气隔离，依靠面具本身提供的氧气来满足呼吸需要。

（3）自吸式长管面具。自吸式长管面具是一种构造简洁且实用性强的安全防护装备，它由面罩与长管两大部分构成，无须借助任何药剂即可轻松使用。其面罩设计与防毒面具的面罩颇为相似，长管部分由 15~20 m 的橡胶波纹管制成，便于携带和操作。此类面具特别适合工作人员进入贮有有毒气体的罐体、反应盆内进行作业，或是用于抢救中毒病患。在使用过程中，需确保长管的进气口处于上风位置且空气新鲜流通。

为保障使用安全，应有专人负责监护，并时刻检查长管的进气情况，通过倾听呼呼的进气声以确认设备正常运转，一旦声音异常，须即刻排查故障。

（4）供气式长管面具。供气式长管面具在自吸式的基础上进行了升级，其长管进气口连接到吹风机的供气箱，通过正压方式将新鲜空气输送到作业者的面罩内。这种设计使得长管可以更长，从而让作业者能够安全地进入更深、更大的毒气污染区域工作。然而，使用过程中必须小心确保长管不受压迫或打结，以保障新鲜空气能够顺畅地输送到面罩内。

3.防毒器具选择和使用

在工业生产环境中，许多有毒物质主要通过呼吸道侵入人体，进而损害人体的生理机能。为了有效保护呼吸器官，防止有毒物质的侵害，选择适当的防毒面具至关重要。鉴于过滤式防毒器具在使用中受到多种条件制约，如滤毒罐的种类、有效使用时间以及使用范围等，同时由于空气中氧气含量的不确定性，因此在条件允许的情况下，应优先选择使用隔绝式防毒器具，以确保更高的安全性和有效性。

为了最大化防毒面具的保护效果，并对劳动者的安全负责，必须对劳动者进行充分的培训。通过训练，劳动者深入了解所使用防毒面具的特性，并熟练掌握操作方法。此外，培养劳动者减少呼吸频率、进行深呼吸的习惯也至关重要，因为这有助于降低佩戴防毒面具时的呼吸阻力，从而更好地适应工作环境。

二、皮肤防护策略

皮肤防护主要依赖于穿戴专业的防护服、手套、口罩及防护鞋（靴）等装备，有时还需根据毒物的性质涂抹特制的防护油膏。

（一）眼睛防护

在粉尘及有毒化学物质存在的作业场所，眼睛的防护至关重要。主要防护器具有护目镜和防护面罩。

1.护目镜的选择与应用

为防止酸、碱等液体及其他有害化学药品对眼睛造成伤害，应选用防有害液体护目镜。其镜片通常采用普通玻璃制作，而镜架则应避免使用金属材质，以防腐蚀。对于防尘、防烟雾及防有毒气体的护目镜，必须确保其密闭性，且遮边无通风孔，与脸部紧密贴合，镜架应能耐受酸、碱的侵蚀。此类护目镜适用于毒性轻微或刺激性不强的环境。在毒性较大的情况下，需与防毒面具配合使用。

2.防护面罩的使用

防护面罩旨在保护面部和脖颈免受有害气体、液体及尘毒的伤害。防护面罩上设有观察窗，必须采用透明、无伤痕、不变形的材料制作，且应质量轻、不易燃烧。防有害液体飞溅面罩主要用于防止酸、碱等腐蚀性液体对面部的伤害，多由有机玻璃制成。防尘、防烟雾及防有毒气体面罩适用于毒性较小或刺激性不强的作业场合。由于佩戴此类防护面罩可能会感到闷热，因此最好能通过导气管送风来降温。

3.护目镜与防护面罩的选配

护目镜和防护面罩的尺寸应适合使用者，过松则易滑落，无法起到防护作用；过紧则可能造成头痛与不适，影响工作效率。此外，应定期检查和保养护目镜和防护面罩，并根据不同工种选择适当类型的防护面罩。

（二）手部防护

鉴于劳动者在生产作业中主要依赖双手操作，手部防护尤为重要。为此，必须使用专业的防护手套进行保护。

选择防护手套时，应尽量确保其不妨碍手部的正常功能，以保障作业的顺利进行。手套需根据作业条件来确定其大小、厚度、手指的粗细与长度以及制作材料。特别需要考虑手部在作业时的握力，因为拇指在生理机能上起着关键作用。为了充分发挥手部的功能，所选手套必须具备与之相适应的防护形状。

制作手套时，不仅需考虑手指的形状，还应确保其具有足够的长度，以遮盖住衬衣或工作服的袖口，避免手腕裸露。若手套长度不足，作业时有毒有害药剂飞沫则可能溅入袖内，对作业人员造成伤害。此外，手套的开口不宜过大，以防上述危险发生。因此，手腕处设计成松紧式是较为理想的选择。

在选择手套时，需先对工件、设备及作业情况进行深入分析，然后选用合适材料制成操作便捷的手套，以确保其能有效防护手部。当手部接触化学药品或可能溅上药品飞沫时，存在被药品烧伤的风险。因此，需使用防化学药品手套。此类手套的材料包括天然橡胶、合成橡胶或乳胶等。在选择手套时，应根据涉及的药品种类对制作手套材料的抗磨损性、耐穿透性、耐热性及柔软性等进行研究后决定。目前，一次性乳胶手套因不需清洗而广受欢迎，但需注意其强度是否满足需求。在从事接触危险性大或剧毒化学物品时，应选用结实耐用的橡胶手套。

为了便于握住器皿，建议采用五指手套。同时，应检查手套是否存在气孔，以防药品渗入手套内。检查方法：在使用前从手套口吹入空气使其稍微鼓胀，然后从手套口开始折叠观察有无漏气现象，从而迅速判断手套的完好性。

佩戴防护手套能有效保护手部免受伤害。然而，在需要精细调节的作业中佩戴手套可能会影响操作。此外，使用钻床、铣床以及在具有夹挤危险的传送机旁的操作人员若佩戴手套，则存在被机械缠住或夹住的风险。因此，在此类场合中应禁止使用手套。

（三）脚部防护

在有尘毒的作业环境，脚部防护相对于手部来说要简单些，主要是穿用相应的防护鞋、袜、靴等即可。

（四）全身防护

在产生有害气体的工厂或者高温作业的现场，有时需要对劳动者的整个人体进行防护。在这种情况下，要防护人体就必须使用防护工作服。例如，在接触火焰、高温、熔融金属、腐蚀性化学药品时或在低温作业中，都需要穿戴工作服来保护整个身体。

在有尘毒的作业场所，可以选用以下工作服。

（1）全身防护型工作服。它是由头罩或盔式头罩、送风管、净化器和上下连接的衣服组成。

（2）耐酸工作服。它是用耐酸性的衣料制成的工作服。

（3）防毒工作服。它由头巾（帽）、上衣和下装组成，袖口和下摆用松紧带系紧。

三、消化道防护策略

消化道防护的关键在于加强管理与职业卫生教育，并严格执行操作规程。在尘毒存在的环境下，应严禁饮食、饮水及吸烟。工作结束后，务必进行淋浴、漱口及更换衣物。工作前，应洗脸洗手，且工作衣帽须隔离存放，定期清洗，以此杜绝尘毒通过消化道进入人体的可能性。对于长期接触尘毒的劳动者，应定期进行身体检查，以便及时发现中毒迹象，确保早期治疗。

第六节　噪声个体防护

在某些特定场合，受技术或经济的限制，无法从声源或传播途径上有效地控制噪声。在这种情况下，如果劳动者必须身处高分贝噪声环境中，那么佩戴个人防噪声设备就显得至关重要。这些设备能够有效地保护劳动者的听觉器官，防止其受到噪声的损害。目前市场上常见的防噪声用品包括耳塞、耳罩、头盔等，它们被统称为护耳器。这些护耳器通过将耳塞塞入外耳道、耳罩覆盖外耳，或头盔完全密封头颅来达到隔绝外界强烈噪声的目的。

严格来讲，护耳器实质上是一种隔声工具。优质的护耳器不仅需要具备高效的隔声性能，还需保证佩戴的舒适性，并且对皮肤无害。此外，理想的护耳器还应满足不影响正常语言交流、使用方便、经济实惠且耐用等特点。

在我国，防噪声耳塞主要可分为预模式耳塞、棉花耳塞、泡沫塑料耳塞以及新型硅橡胶耳塞四种。其中，预模式耳塞采用软橡胶、软塑料或泡沫塑料等材质，通过模具压制而成，对于高频噪声具有良好的隔绝效果。棉花耳塞通过将棉花卷成锥形塞入耳内来达到隔声的目的。泡沫塑料耳塞由聚乙烯和增塑材料制成，具有质量轻、隔声效果好的特点。新型硅橡胶耳塞根据使用者的外耳道形状定制，因此密闭性和舒适度都相对较高。

除了耳塞之外，耳罩也是一种常见的护耳器。它能够将整个耳郭完全密封起来，由硬质外壳、密封圈、内衬吸声材料和弓架等部分组成。耳罩不仅能有效防护强烈的脉冲声，还能隔绝各种高强度的空气动力性噪声和机械噪声，通常能提供约 30 dB 的隔声效果。

防噪声头盔又称航空帽，通常由玻璃丝布壳和内衬吸声材料组成。它的优点是隔声效果显著，并能减少声音通过颅骨传导对内耳的损伤。然而，头盔的体积较大且笨重，透气性也较差，因此一般只在高强噪声环境和需要多重防护的场合下使用。

当噪声超过 140 dB 时，其对人体的危害不仅局限于听觉和头部，还会对胸部、腹部等器官造成严重损害，特别是对心脏的影响尤为显著。因此，在极强噪声环境下，必须考虑对胸部进行专门防护。防护衣通常由玻璃钢或铝板制成，并且内衬为多孔吸声材料，旨在防止噪声和冲击波对胸、腹部的伤害。

一、精确评估噪声环境

（1）测量噪声水平。需要准确测量工作环境的噪声水平，包括噪声大小和噪声类型（连续、脉冲等），以便选择合适的防护措施。

（2）定期监测。定期对工作环境的噪声进行监测，确保防护措施仍然有效，并根据噪声变化调整防护策略。

二、选择适当的护耳器

（1）耳塞。针对特定噪声环境选择耳塞类型，如预模式耳塞适合高频噪声环境。考虑耳塞的材质和舒适度，以确保长时间佩戴的可行性。

（2）耳罩与头盔。在需要更全面保护时，选择耳罩或头盔，特别是当噪声水平非常高或存在其他风险因素时。确保耳罩和头盔的尺寸合适，材质耐用，且具有良好的隔声性能。

三、加强员工防护培训和安全意识

（1）正确佩戴。培训员工如何正确佩戴护耳器，以确保其有效性。

（2）安全意识。提高员工对噪声危害的认识，增强他们使用护耳器的自觉性。

四、多重防护措施

（1）结合使用。在极高噪声环境中，可以考虑结合使用耳塞和耳罩或头盔，以提供双重保护。

（2）定期更换。护耳器应定期更换，以确保其性能和卫生。

五、特殊环境下的防护

（1）极强噪声环境。在噪声超过 140 dB 的极端环境中，除了常规护耳器外，还应考虑使用专门的防护衣来保护胸部和腹部器官。

（2）冲击波防护。在可能存在冲击波的环境中，应使用更坚固的防护设备，如由玻璃钢或铝板制成的防护衣。

六、定期检查和维护

（1）设备检查。定期检查护耳器和防护衣的完好性，确保其隔声性能未受损害。

（2）维护保养。对可重复使用的护耳器进行清洁和消毒，确保其卫生和安全。

通过以上六点优化措施，可以更全面地提升噪声防护的效果，保护工作人员免受噪声的伤害。

第七节　高温个体防护

在高温作业环境中，为工作人员提供适当的防护装备至关重要。这类工作人员的工作服需特别定制，应选用具有优良耐热性、低导热系数以及出色透气性能的织物材质。这样的材质能够有效地隔绝高温，同时确保工作人员在作业过程中的舒适度。

对于特殊高温作业岗位，如修炉工等，他们面临的热辐射挑战更为严峻。因此，必须穿着由厚白帆布制成的棉衣裤，或者选择铝膜布制成的棉服，以及专为高温环境设计的通风防热服。这些专业服装能够有效反射强热辐射，降低工作人员受到的热伤害。

除了基本的防护服装，还应根据具体作业需求，为员工提供一系列个人防护用品。这包括工作帽、防护眼镜、防热面罩、手套、鞋盖以及护腿等。特别值得一提的是，防热面罩需保证视野开阔、清晰可见，并且必须能够抵御汗水和雾气的影响，以确保工作人员在任何情况下都能保持清晰的视线。

　　头颈部是人体散热的重要区域，尽管其面积仅占全身表面积的 10%，但能散发出体内大量的热量。因此，采用冷却式头盔可以为工作人员带来清凉的感受，有效降低头颈部的皮肤温度。这种头盔通过提高蒸发散热效率，进而降低中枢体温，为工作人员在高温环境中提供额外的保护。

　　防热服装的设计也需兼顾多项性能，包括隔热、阻燃以及透气等。对于需要在固定工作场所作业的员工，水冷服和通风服是更为适合的选择。这类服装通常连接有一根水管或风管，能够持续为工作人员提供冷却效果，确保他们在长时间的高温作业中保持舒适和安全。

第七章

职业健康监护与职业病诊断鉴定

第一节　职业健康监护制度

为保证职业病防治法律法规的有效贯彻执行，我国依据《职业病防治法》构建了一系列职业病防治制度，其中包括职业卫生监督制度、职业病危害申报制度、职业卫生评价制度、职业健康监护制度、职业病诊断鉴定制度以及职业病报告等。这些制度共同构成了实施职业卫生监督管理的坚实基础。在这些制度中，职业健康监护制度与职业病诊断鉴定制度是《职业病防治法》规定的最为核心的两个职业病防治制度。

一、职业健康监护与职业健康监护制度

（一）职业健康监护的实质与目的

职业健康监护并非简单的健康检查，而是《职业病防治法》明确规定的用人单位的法律责任。它是一个连续性的预防医学行为，主要通过定期或不定期的医学健康检查和相关资料收集，对劳动者的健康状况进行持续监测，目的是预防职业病的发生。开展职业健康监护的主要目的如下。

（1）及早发现职业病、职业健康损害迹象以及职业禁忌证。

（2）持续观察职业病及职业健康损害的发展趋势和分布情况。

（3）深入评估职业健康损害与工作环境中的职业病危害因素之间的关联及其危害程度。

（4）辨识新兴的职业病危害因素和潜在的高危人群。

（5）实施目标性的干预措施，如改善工作环境、优化生产工艺、采取有效的防护设施和个体装备等。

（6）妥善处理与安置职业病患者、疑似职业病患者以及有职业禁忌证的人员。

（7）评价预防措施和干预策略的效果，为制定或修订卫生政策及职业病防治策

略提供有力依据。

（二）职业健康监护制度的构成与意义

职业健康监护制度是一套系统性的规范，它明确了用人单位在职业健康监护方面的主体责任，保障了劳动者依法享有的职业健康监护权利。同时，该制度也规定了职业健康检查机构的基本条件和检查行为规范，以及监督管理部门的相应职责。这一制度是实现二级预防、守护劳动者职业健康的关键措施，也是职业卫生服务不可或缺的组成部分。用人单位必须根据《职业病防治法》的相关规定，建立并不断完善职业健康监护制度，确保每位劳动者都能得到与其所接触的职业病危害因素相匹配的健康监护。这些规定在《用人单位职业健康监护监督管理办法》和《职业健康检查管理办法》两个规章中进行了详细阐述。

二、职业健康监护中的法律责任

（一）用人单位在职业健康监护中的核心责任

根据《职业病防治法》及其相关配套规章的规定，用人单位在职业健康监护工作中扮演着至关重要的角色，其主要负责人需对本单位职业健康监护工作负全面责任。用人单位必须建立健全职业健康监护制度，并依法推进职业健康监护工作，从而确保每位劳动者都能得到适当的健康监护。用人单位的具体责任如下。

1. 组织与实施职业健康检查

用人单位需制订并执行本单位年度职业健康检查计划，组织从事接触职业病危害作业的劳动者进行必要的健康检查，包括上岗前、在岗期间和离岗时的检查，并及时将检查结果以书面形式告知劳动者。所有相关费用由用人单位承担，且劳动者接受检查时应视为正常出勤。

（1）用人单位需确保未经上岗前职业健康检查的劳动者不得从事接触职业病危害的作业，同时避免有职业禁忌证的劳动者从事其禁忌的作业。对于未成年工和孕期、哺乳期的女职工，也须特别保护，不得安排他们从事有害作业。

（2）若在职业健康检查中发现劳动者有与职业相关的健康损害，用人单位应立即调整其工作岗位并妥善安置。

（3）对于未进行离岗时职业健康检查的劳动者，用人单位不得随意解除或终止其劳动合同。在用人单位发生分立、合并、解散等情况时，须对从事有害作业的劳动者进行健康检查，并妥善安置职业病病人。

（4）对于可能遭受急性职业病危害的劳动者，用人单位应及时组织健康检查和医学观察。

2. 告知与报告职业健康检查结果

用人单位必须及时以书面形式将职业健康检查结果如实告知劳动者。对于疑似职业病病人，应按照规定向当地卫生健康部门报告，并按照体检机构的要求进行职业病诊断或医学观察。

3. 建立与管理职业健康监护档案

用人单位需为每位劳动者建立职业健康监护档案，并设专人进行严格管理和妥善保存，以确保劳动者的职业健康隐私权和保密权得到切实维护。

（二）劳动者在职业健康监护中的权利与义务

1. 知情权、决策权及获得权

从事可能接触职业病危害作业的劳动者有权了解并决定自己是否接受职业健康检查，也有权了解所从事工作可能带来的健康影响和危害。他们有权参与用人单位建立职业健康监护制度的过程，并对其实施提出意见和建议。

2. 遵守操作规程与事故报告等义务

劳动者应主动学习和了解相关职业卫生知识和法律法规，熟练掌握作业操作规程，并正确使用和维护职业病防护设备及个人防护用品。一旦发现职业病危害事故隐患，应立即向相关部门报告。

3. 配合职业健康检查的义务

劳动者应积极参与用人单位安排的职业健康检查，并有权及时了解自己的健康检查结果。在检查过程中，应与职业健康检查机构和用人单位保持密切合作。同时，劳动者有权对用人单位违反职业健康监护规定的行为进行投诉和举报。

（三）职业健康检查机构的责任与要求

职业健康检查机构作为已经取得医疗机构执业许可证并向省级卫生健康主管部门备案的医疗卫生机构，肩负着重要的社会责任。这些机构必须保持其工作的独立性，确保所出具的职业健康检查结果公正、客观，不受任何外部因素的干扰。

1. 依法规范执行职业健康检查

职业健康检查机构需严格遵守《职业病防治法》和《职业健康检查管理办法》等相关法律法规。在接受用人单位委托或卫生健康部门指派后，机构应在其被批准的检查类别和项目范围内，按照法律规定进行职业健康检查，并出具具有法律效力的检查报告。此外，当用人单位需要对本单位职工的职业健康状况进行综合评价时，职业健康检查机构还应结合劳动者的健康检查资料和工作场所的职业病有害因素检测数据为用人单位提供改进建议。

职业健康检查项目根据劳动者接触的职业病危害因素细分为粉尘类、化学因素类、物理因素类、放射性因素类、生物因素类及其他因素等六大类。每一类下又包含多个具体的检查项目。职业健康检查机构需在其被批准的检查范围内进行相应类别的健康检查。

2. 疑似职业病病人和职业禁忌证的告知与报告

在职业健康检查过程中，若发现劳动者存在健康损害、需要复查或存在职业禁忌证的情况，检查机构应立即通知用人单位，并同时告知劳动者本人。对于可能需要进行职业病诊断的劳动者，机构应按照既定程序进行诊断，或建议其前往有资质的诊断机构做进一步检查。一旦发现疑似职业病病例，除通知相关方外，还需向当地卫生健康部门进行报告。

3. 职业健康检查工作情况的定期报告

职业健康检查机构须按照统计年度对职业健康检查结果进行汇总，并将相关材料和名单以及外出检查的工作情况报告给所在地的县级卫生健康部门。

4. 开展职业病防治知识的宣传教育

利用健康检查的现场时机，职业健康检查机构应结合实际情况向用人单位和劳动者普及职业病防治知识，提升劳动者的自我防护意识和能力。

5. 承担卫生健康部门交办的其他任务

在急性职业病危害事故发生时，职业健康检查机构须根据当地卫生健康部门的要求，及时对受影响或可能受影响的劳动者进行应急健康检查和相应处置。

三、职业健康检查的基本类型

职业健康检查实施的基础源于《职业病防治法》以及一系列相关配套规章，如《职业病危害因素分类目录》《职业病分类和目录》等。同时，国家职业卫生标准，如《职业健康监护技术规范》（GBZ 188—2014）等，为职业健康检查的实施提供了详尽的技术指导与保障。

我国的职业健康监护体系不仅包括职业健康检查，还涵盖职业健康监护档案管理。根据《职业健康检查管理办法》和《职业健康监护技术规范》（GB 2188—2014），我国的职业健康检查被细分为三种类型：上岗前检查、在岗期间定期检查和离岗时职业健康检查。

（一）上岗前职业健康检查

这类检查的核心目的在于识别是否存在职业禁忌证，并为接触职业病危害因素的员工建立基础健康档案。值得注意的是，这种检查必须在员工开始从事有害作业之前完成。无论是新录用的员工，还是转岗到有害作业岗位的员工，甚至是拟从事特殊健康要求作业（如高处作业或电工作业等）的员工，都需要进行此类检查。

（二）在岗期间定期职业健康检查

对于长期在职业病危害因素作业环境下工作的劳动者，定期的健康检查至关重要。这不仅有助于及早发现职业病病人或疑似职业病病人，还能及时识别有职业禁忌证的劳动者。此外，持续观察员工群体的健康状况变化可以更有效地评估工作场所职业病危害因素的控制成效。

（三）离岗时职业健康检查

当劳动者即将调离或脱离其所从事的有害作业时，需要进行离岗时的健康检查。这一检查的目的是明确劳动者在停止接触职业病危害因素时的具体健康状况。

不同类型的职业健康检查各具目的和针对性，见表7-1。

表 7-1　不同类型职业健康检查的区别

检查类型	检查对象	检查目的
上岗前职业健康检查	拟从事接触职业病危害因素作业的新录用人员或者新转岗人员，以及特殊岗位作业人员	发现有无职业禁忌证；建立接触职业病危害因素人员基础健康档案
在岗期间定期职业健康检查	长期从事需要开展健康监护的职业病危害因素作业的劳动者	早期发现职业病病人或疑似职业病病人或劳动者的其他健康异常改变；及时发现有职业禁忌证的劳动者
离岗时职业健康检查	准备脱离或调离所从事的职业病危害作业或岗位的劳动者	确定其在停止接触职业病危害因素时的健康状况

四、职业健康检查程序

职业健康检查是一个严谨且细致的过程，它包括以下七个主要步骤。

（一）工作场所危害评估

工作场所危害评估是职业健康检查的首要环节。评估人员通过详尽地收集相关资料、进行深入的卫生学调查以及精确的工程分析，全面识别工作场所中可能存在的职业病危害因素。这一步骤还涉及鉴别各种职业病危害因素可能对人体健康造成的影响，特别是它们可能作用的靶器官以及可能引发的健康危害类型。此外，评估还需要确切掌握各个岗位的劳动者所接触到的职业病危害因素的浓度或强度，为后续检查提供重要依据。

（二）确定职业健康检查目标人群

这一步骤基于评估结果，深入分析每种职业病危害因素可能对接触者产生的健康效应。通过监测劳动者接触职业病危害因素的情况，科学估计需要采取的健康检查行动水平，从而精确筛选出需要进行职业健康检查的目标人群。

（三）选择职业健康检查机构

选择一家合适的职业健康检查机构是确保检查结果准确性和可靠性的关键。用人单位需依据《职业病防治法》、《用人单位职业健康监护监督管理办法》以及本单位的职业健康监护工作计划和年度计划，选定一家专业的职业健康检查机构，对接触职业病危害因素的劳动者进行全面的健康检查。为确保职业健康监护的连贯性和质量，用人单位通常会选择一家相对固定的检查机构来长期合作。

（四）委托职业健康检查

当用人单位决定进行职业健康检查时，需要与选定的检查机构签订详细的委托协议书。协议书中应明确检查的具体内容，包括受检人数、检查项目、检查时间、检查地点以及检查费用等，所有细节都应根据《职业健康监护技术规范》（GBZ 188—2014）来确定。此外，工作场所的危害评估结果、需要接受检查的目标人群、检查项目及周期等，都可以与检查机构共同商讨决定，以确保检查的针对性和有效性。

在此过程中，劳动者也可以选择持单位介绍信自行前往指定的检查机构进行职业健康检查。同时，用人单位需要提供一系列必要的材料以支持检查工作，这些材料包括但不限于用人单位的基本情况、工作场所存在的职业病危害因素种类、接触这些危害因素的劳动者名册及其岗位、接触时间，以及工作场所职业病危害因素的定期检测报告等。用人单位必须确保所有参加职业健康检查的劳动者身份的真实性，以维护检查的公正性和准确性。

（五）实施职业健康检查

实施阶段是职业健康检查的核心环节。在此过程中，检查机构将依照《职业健康监护技术规范》和严格的质量控制程序，对劳动者进行全面的体格检查、实验室辅助检查以及必要的特殊检查。所有检查结果都将被详细且如实地记录在"职业健康检查表"中。这份表格将由经验丰富的主检医师仔细审阅，并填写体检结论后签名确认，以确保检查结果的客观性和真实性。检查机构将对所有健康检查结果承担法律责任。

（六）对劳动者健康损害的处理

一旦发现劳动者存在健康损害或需要进一步复查的情况，职业健康检查机构将立即通知用人单位，并及时告知劳动者本人。特别是对于疑似患有职业病的劳动者，检查机构不仅会及时向本人和用人单位发出通知，还会向所在地的卫生健康部门和应急管理部门进行报告，以便相关部门能够及时介入并采取必要的措施。此外，如果发现劳动者存在职业禁忌证的情况，检查机构也会及时告知用人单位和劳动者本人，以防止可能的健康风险。

（七）出具职业健康检查结果报告

在职业健康检查工作全部完成后，检查机构将对所有检查结果进行汇总和分析。根据委托协议的要求，机构将在规定的时间内向用人单位提交一份详尽的健康检查结果报告。如果因特殊情况需要延长报告提交时间，机构将及时说明理由并告知用人单位。这份报告将全面反映所有受检者的健康状况，包括疑似患有职业病的劳动者、存在职业禁忌证或异常情况的人员名单及其处理建议。同时，报告还将结合工作场所的监测资料，深入分析发生健康损害的可能原因，并提出相应的干预措施和建议。对于有健康损害的劳动者个人，检查机构还将出具专门的检查报告，载明检查结果和改善建议，以帮助其及时了解并改善自身的健康状况。

五、职业健康监护档案管理

用人单位需严格管理职业健康监护档案，确保档案的完整性和连续性，这是观察劳动者健康状况变化、评估个体和群体健康损害情况的重要依据。这些档案记录了职业健康监护的全过程，需由专人管理并按规定妥善保存。职业健康监护档案分为两大类：劳动者个人职业健康监护档案和用人单位职业健康监护管理档案。

（一）劳动者个人职业健康监护档案

劳动者个人职业健康监护档案详细记录了劳动者的职业史、既往病史和职业病危害接触史，为健康评估提供了丰富的背景信息。同时，档案中包含劳动者所在作业场所的职业病危害因素监测结果，以及个人的职业健康检查结果和处理情况。此外，劳动者的职业病诊疗资料和其他健康信息也被完整地保存在档案中。

（二）用人单位职业健康监护档案的构建

用人单位职业健康监护档案涵盖多项内容：首先是职业健康检查的委托书，这是与检查机构合作的基础文件；其次是职业健康检查的结果报告和评价报告，全面反映了劳动者的健康状况；再次是职业病报告卡，记录了职业病的发病情况；最后，档案中还包含用人单位对职业病患者、有职业禁忌证的劳动者以及已出现职业相关健康损害人员的处理和安置记录。此外，档案还囊括了用人单位在职业健康监护过程中提供的其他所有资料和职业健康检查机构整理的相关记录，以及职业卫生监管部门要求的其他重要资料。

（三）加强职业健康监护档案管理与保护

用人单位必须加强对职业健康监护档案的管理，确保档案的完整性和安全性。劳动者或其近亲属、委托代理人以及相关卫生监督检查人员都有权查阅和复印这些档案，用人单位应积极配合，不得拒绝或提供虚假材料。当劳动者离开用人单位时，他们有权要求获取自己职业健康监护档案的复印件，用人单位应如实、无偿提供，并在复印件上加盖公章，确保其真实性和有效性。

六、职业健康监护监督管理

（一）对用人单位职业健康监护的严格监管

为了保障劳动者的健康权益，县级以上卫生健康部门负责对用人单位的职业健康监护情况进行严格的监督检查。他们依法监督用人单位落实职业健康监护相关的法律、法规、规章和标准，重点检查职业健康监护制度的建立情况，专项经费的落实，职业健康检查资料的提供，劳动者在岗前、岗中和离岗时的健康检查情况等多个方面。对于违反《职业病防治法》及职业健康监护规定的行为，监督管理部门将视情节轻重给予相应的处罚，包括责令限期改正、警告、罚款、停止产生职业病危害的作业等，甚至提请政府按权限责令关闭违规企业。

用人单位应积极配合卫生健康部门的监督检查工作，及时提供相关文件和资料。

同时，任何单位和个人都有权向卫生健康部门举报或报告用人单位违反职业健康监护监督管理规定的行为。

（二）对职业健康检查机构的有效监管

县级以上地方卫生健康部门还负责对本辖区内的职业健康检查机构进行监督管理，按照属地化管理和分级管理原则，制订年度监督检查计划，并严格执行对职业健康检查机构的监督检查工作。省级卫生健康部门会定期或不定期对本辖区的职业健康检查机构进行抽查；设区的市级卫生健康部门则每年至少组织一次对本辖区内职业健康检查机构的全面监督检查；县级卫生健康部门则负责日常监督检查工作。

对于无医疗机构执业许可证擅自开展职业健康检查的行为，或医疗卫生机构未经批准擅自从事职业健康检查的行为，县级以上地方卫生健康部门将依据《职业病防治法》的有关规定进行严肃处理。同时，对于职业健康检查机构存在的各种违法行为，如超出备案范围从事职业健康检查、不履行法定职责、出具虚假证明文件等，县级以上地方卫生健康部门也将根据情节的严重程度依法进行处理。这些严格的监管措施旨在确保职业健康检查机构的合规运营，从而有效保障劳动者的健康权益。

第二节　职业病诊断制度

职业病作为一种由职业活动过程中接触有害因素而导致的疾病，具有明确的病因和责任主体。其特点在于，劳动者的职业活动是在用人单位的安排下进行的，以生产经营和经济价值创造为目的。正因如此，世界各国普遍通过立法来保障患职业病的劳动者得到经济补偿。为了进一步分担用人单位因职业健康危害所产生的风险，职业病工伤保险制度应运而生，将职业病按照赔偿性疾病进行管理。在我国，《工伤保险条例》第三十条规定："职工因工作遭受事故伤害或者患职业病进行治疗，享受工伤医疗待遇。"一旦职工发生事故伤害或被诊断为职业病，其所在单位须及时向社会保险行政部门提出工伤认定申请。值得注意的是，对于已经依法取得职业病诊断证明或鉴定书的，社会保险行政部门将不再进行额外的调查核实。由此可见，职业病诊断不仅是国家维护劳动者健康权益的有效措施，更为劳动者提供了一个补充申诉途径来维护其健康权益。

职业病诊断和鉴定制度是国家为从事有害作业且健康受损的劳动者所建立的归因诊断认定制度，其核心目的是规范管理职业病诊断鉴定行为，确保其科学性和规范性。该制度涵盖了职业病诊断机构的管理、诊断的依据、原则、方法、程序、责任，以及职业病诊断争议的处理等多个方面，它在保护劳动者权益和构建和谐社会方面扮演着至关重要的角色。我国的职业病诊断和鉴定制度包括两个主要环节：职业病诊断和职业病诊断鉴定。

一、职业病诊断

职业病诊断是由具备相应资质的医疗卫生机构进行的，这些机构需取得医疗机构执业许可证并向省级卫生健康主管部门备案。诊断过程严格依据职业病防治法律、法规和诊断标准，专门针对劳动者在职业活动中由接触有害因素而引发的疾病进行医学诊断。

我国的职业病诊断具有几个显著的特征：第一，诊断工作由专业的医疗卫生机构承担；第二，在进行诊断的医师团队中，至少需有一名具备职业病诊断资格的执业医师；第三，诊断的依据不仅包括职业病防治相关法律法规，还有职业病诊断标准；第四，申请职业病诊断或鉴定的劳动者，必须是在职业活动中接触有害因素并可能出现疾病的个体；第五，职业病诊断的本质仍属于医学行为，它融合了疾病归因的循证医学属性和技术仲裁的特性。

1. 疾病归因与技术仲裁的紧密结合

职业病诊断的过程实质上是对疾病归因的深入探索。这一过程大致可分为三个环节：确认劳动者的健康是否受到损害、判定损害的程度，以及推断这种损害与职业接触的因果关系。在诊断过程中，医师会观察劳动者的临床表现，进行临床检查和相应的辅助检查，以判断劳动者是否存在健康损害及损害程度，这一环节充分体现了循证医学的原则。同时，医师会综合分析劳动者的职业史、有害因素接触史，以及现场的危害调查与评价资料，从而确定疾病是否由职业接触所致，这一过程则是疾病诊断的病因寻证过程。

根据《工伤保险条例》的规定，一旦职业病诊断机构依法出具了职业病诊断证明书或鉴定书，社会保险行政部门将不再进行额外的调查核实。这意味着职业病诊断具有技术仲裁的特性，其结论具有相当的权威性和法律效力。

2. 政策性与技术性的双重考量

职业病诊断的循证医学属性表明，它不仅是一种单纯的医学诊断，更是一种归因诊断。在诊断过程中，医师需要结合分析病人的职业史、有害因素接触史、工作场所的危害因素检测情况，以及病人的临床表现和辅助检查结果等多种因素。这使得职业病诊断在技术性和政策性方面都具有很高的要求，与一般疾病的诊断存在显著差异。因此，在进行职业病诊断时，必须坚持科学、依法、公正、公平的原则，确保诊断结论的客观性和准确性。

3. 与一般疾病诊断的明显区别

职业病诊断与一般疾病的诊断存在显著差异。在职业病诊断中，诊断机构会组织具备资格的执业医师对劳动者是否患有职业病进行专业判断。诊断证明书须由参与诊断的医师签署，并经诊断机构审核盖章，确保诊断结论的权威性和责任明确。值得一提的是，我国的职业病诊断机构在某种程度上兼具了"职业病的疾病诊断"和"疾病与职业接触因果关系判定"的双重职能，这与其他国家或地区的职业病认定过程有所不同。这种制度设计不仅全面地保障了劳动者的健康权益，也体现了我国对职业病防治工作的高度重视和严谨态度。

二、职业病诊断制度的主要特征

（一）分级管理制度

职业病诊断是一项关乎劳动者和用人单位切身利益的重要工作，其规范性和准确性至关重要。为确保这一过程的依法依规、规范有序进行，《职业病防治法》对卫生健康部门在职业病诊断工作中的管理职责提出了明确要求。为实现这一目标，国家特别建立了职业病诊断分级管理制度，以层层递进、各司其职的方式来确保职业病诊断与鉴定的权威性和公正性。

在这一制度下，国家卫生健康部门站在顶层设计的角度，负责制定全面的职业病诊断鉴定管理办法和精确的职业病诊断标准。这些标准和办法不仅为职业病诊断提供了明确的指导，还有效规范了职业病诊断鉴定的整体行为，从而确保全国范围内的诊断工作能够在统一的框架和标准下进行。

省级卫生健康部门则承担着更为具体的管理职责。他们不仅负责医疗卫生机构职业病诊断的备案管理工作，确保每家机构都具备开展职业病诊断的资质和条件，而且还为经过严格培训并考核合格的职业病诊断医师颁发资格证书。此外，省级部门还负责设立职业病诊断鉴定专家库，这一专家库汇聚了行业内的权威专家，为职业病诊断提供了强大的智力支持。省级部门还肩负着职业病诊断最终鉴定的组织工作，确保在出现争议或疑难病例时能够给出权威、公正的鉴定结果。除了这些，对职业病诊断机构的日常监督管理也是他们的重要职责，通过定期检查和评估，确保这些机构能够持续、稳定地提供高质量的诊断服务。

设区的市级卫生健康部门则更加贴近基层，他们主要负责职业病首次鉴定的组织工作。当劳动者或用人单位对职业病诊断结果有异议时，市级部门将及时组织专家进行首次鉴定，为双方提供一个公正、透明的解决平台。同时，他们还对职业病诊断机构进行日常的监督管理，确保其运行规范、服务优质，从而维护广大劳动者和用人单位的切身利益。

（二）诊断机构备案管理制度

职业病诊断是一项高度技术性和法律性的工作，它要求执行机构不仅具备深厚的医学知识，还必须严格遵守相关法律法规。鉴于此，只有那些具备一定专业技术条件并能够满足职业病诊断严苛要求的医疗卫生机构方可承担此项重任。《职业病诊断与鉴定管理办法》指出，医疗卫生机构开展职业病诊断工作，应当在开展之日起十五个工作日内向省级卫生健康主管部门备案。备案时，医疗卫生机构需要提交一系列证明其符合规定条件的资料，包括但不限于医疗机构执业许可证、职业病诊断医师资格等相关资料、相关的仪器设备清单等。

职业病诊断机构要具备以下基本条件。首先，机构必须持有有效的医疗机构执业许可证；其次，机构应拥有与备案开展的职业病诊断项目相匹配的职业病诊断医师及其他医疗卫生技术人员；再次，机构还需配备与诊断项目相适应的仪器和设备；最后，一个健全的职业病诊断质量管理制度也是必不可少的。在提交备案申请时，医疗卫生机构必须提供能够证明其符合上述条件的详尽资料，此外，还需提交负责职业病信息报告的人员名单。

省级卫生健康主管部门在收到完整无误的备案材料后，有义务在十五个工作日内向社会公布本行政区域内已备案并准备开展职业病诊断工作的医疗卫生机构的相关信息，包括机构名称、地址以及诊断项目等。同时，这些主管部门还需肩负起监督职责，加强本行政区域内职业病诊断机构的质量控制管理工作，并定期组织开展职业病诊断机构的质量控制评估。

职业病诊断机构在法律框架内独立行使诊断权，它们有权在备案的诊断项目范围内开展职业病诊断工作。一旦做出诊断结论，机构需对出具的职业病诊断证明书进行严格审核并盖章，确保诊断结论的准确性，并对此负有法律责任。此外，职业病诊断机构还承担着向所在地卫生健康主管部门报告职业病及其诊断工作情况的义务，并需履行《职业病防治法》中规定的其他相关职责。

为了不断提升职业病诊断的服务质量和水平，职业病诊断机构应当建立和不断完善职业病诊断管理制度。这包括加强职业病诊断医师等相关医疗卫生人员的技术培训和政策、法律培训，以及采取措施改善职业病诊断的工作条件。

（三）诊断医师资格管理制度

职业病诊断的过程不仅涉及医学判断，更融合了法律与政策的考量。其核心任务有二：一是确认申请职业病诊断的劳动者是否在医学上确实患有《职业病分类和目录》所列的疾病；二是深入判断劳动者的疾病是否与其特定的职业接触有关，以及这种关联的紧密程度。这一过程的复杂性和专业性远超一般临床诊断，因此，国家对从事职业病诊断的医师实施了严格的资格准入制度。

要想成为一名合格的职业病诊断医师，除了必须具备执业医师资格和中级以上卫生专业技术职务任职资格外，还需对职业病防治法律法规和职业病诊断标准有深入的了解。此外，至少三年的职业病诊断、鉴定相关工作经验也是必不可少的。医师还需按规定参加专业的培训，并通过考核。只有满足这些条件，医师才能获得省级卫生健康主管部门颁发的职业病诊断资格证书，从而合法地在职业病诊断机构备案的诊断项目范围内开展工作。

为了保障职业病诊断医师的专业素养与时俱进，省级卫生健康主管部门还需依据相关法规和培训大纲制定本行政区域的职业病诊断医师培训考核办法，并组织实施。同时，职业病诊断医生也有义务按照有关规定参与继续医学教育，不断提升自己在职业卫生、放射卫生、职业医学等领域的专业素养。

（四）诊断结论机构负责制度

根据《职业病防治法》及一系列相关配套规章的明确规定，职业病诊断工作必须由既取得医疗机构执业许可证，又已向省级卫生健康主管部门备案的医疗卫生机构来承担。在整个诊断过程中，这些机构依法独立行使诊断权，确保诊断结论的客观性和公正性。

一旦作出职业病诊断结论，诊断机构将依法出具职业病诊断证明书。这份证明书必须由参与诊断的、具备职业病诊断资格的执业医生共同签署。随后，职业病诊断机构将对这份证明书进行严格审核，确保诊断的依据和结论均符合相关法律法规和标准的要求。只有审核通过的证明书，诊断机构才会在其上盖章，并在出具之日起的十五日内送达劳动者、用人单位以及用人单位所在地的县级卫生健康主管部门。这一系列严谨的流程不仅体现了职业病诊断机构的专业性和责任感，更凸显了它们对做出的职业病诊断结论负有的法律责任。

三、职业病诊断的核心原则

职业病诊断是一个严谨且复杂的过程，它需要遵循两个核心原则：综合分析原则与归因推定原则。

（一）综合分析原则

在进行职业病诊断时，医生必须采取一种全面、细致的分析方法。首先，医生会深入了解劳动者的职业病危害因素接触史，这是评估其患病风险的基础。其次，考察工作场所的职业病危害因素情况，这有助于了解劳动者所处的工作环境和可能面临的危害。最后，医生会结合劳动者的疾病临床表现以及相应的辅助检查结果，按照循证医学的原则，参照职业病诊断标准，对所有相关信息进行综合分析，并谨慎地排除其他类似疾病的可能性，做出准确的诊断。

（二）归因推定原则

除了确定疾病本身，职业病诊断还需要明确疾病的病因。在这一过程中，医生将进行多方面的综合分析。首先，他们会评估病人的临床表现是否与所接触的职业病危害因素的危害作用相吻合。其次，会探讨疾病的严重程度与接触的危害因素的浓度或强度是否一致。再次，还会考虑接触危害因素的时间、方式是否符合所申请职业病的发病规律。最后，医生会研究发病过程、病情进展以及临床表现是否与拟诊断疾病的规律相符。在全面分析诊断资料并做好鉴别诊断的基础上，如果没有证据否定病人的临床表现与所接触职业病危害因素之间的必然联系，那么应将该疾病诊断为职业病。

四、职业病诊断的因果关系判定

职业病诊断的实质在于确立疾病与接触职业病危害因素之间的因果关系。这一判定过程涵盖了两个主要方面：职业病危害因素判定、疾病与职业接触因果关系判定。具体来说，判定过程可以分为三个关键环节。

首先是疾病认定。医生需要通过临床检查、病史采集等手段，准确判断劳动者是否患病以及患的是何种疾病。其次是职业病危害因素判定，这需要对劳动者的工作环境进行详细分析，确定其可能接触到的职业病危害因素种类和程度。最后是因果关系判定，这是职业病诊断中最为关键的一环。医生需要结合前两个环节的信息，综合运用专业知识，判断劳动者的疾病是否由其职业接触的危害因素导致。在这一过程中，医生需要排除其他非职业因素导致疾病的可能性，确保诊断的准确性和公正性。只有当疾病、危害因素和因果关系三个环节都得到明确和一致的判定，才能最终确定劳动者的疾病为职业病。

（一）疾病认定原则

疾病，被定义为在特定病因作用下，机体自稳调节出现紊乱，进而引发一系列代谢、功能或结构变化的异常状态。为了准确判定是否存在疾病以及其严重程度，主要依赖于患者的临床表现和相应的辅助检查。因此，疾病的诊断过程必须严格遵循循证医学的要求，确保诊断及鉴别诊断的准确性和科学性。当面对不同系统或靶器官的疾病时，会邀请相关临床专科医生共同参与，以保证诊断的专业性和权威性。

疾病的鉴别诊断是临床诊断的核心环节，它要求医生具备深厚的医学知识和丰富的临床经验。为了确保疾病诊断的正确性，必须做好鉴别诊断，这涉及对不同病因、致病因素以及非职业性因素所致疾病的细致区分。

1. 鉴别不同病因

由于同一种疾病可能由多种病因引发，而职业病危害因素只是其中之一，因此在职业病诊断时，需要针对具体个体进行深入分析，以确定病因。通过详细了解患者的职业病危害因素接触情况，并结合职业病诊断的基本原则，可以明确该疾病是否由职业接触所引起。

2. 鉴别致病因素

对于许多疾病，其病因可能并不完全明确。在这种情况下，依据职业病危害因素判定原则和因果关系判定原则，尤其是生物学梯度原则和职业病诊断标准的要求来判定该病是否由接触职业病危害因素所致。如果疾病不是由职业接触引起的，或者病因不明，那么它就不能被诊断为职业病。

3. 鉴别非职业性因素所致疾病

在诊断过程中，还需要鉴别疾病是否由环境污染或其他非职业性接触因素所引起。这需要医生具备广泛的知识和敏锐的洞察力，以准确识别并排除这些非职业性因素。

（二）职业病危害因素判定原则

职业病危害因素判定是一个复杂而严谨的过程。首先，根据生产工艺和工作场所的职业病危害因素检测等资料，对工作场所是否存在职业病危害因素以及危害因素的种类进行判定，并确定其名称。其次，依据劳动者在工作场所中接触职业病危害因素的时间和方式，以及这些因素的浓度或强度，来判断劳动者的累积接触水平。在此过程中，还会参考工作场所的工程防护和个人防护情况。

为了更精确地评估个体的累积暴露量，综合考虑外剂量和内累积接触量。当工作场所中存在多种职业病危害因素时，还会考虑这些因素之间的交互作用。此外，职业流行病学资料在识别新的职业病危害因素、研究职业病及职业相关疾病的发生和分布规律，以及探索职业病危害因素和疾病之间的剂量效应关系方面提供了重要的参考依据。

（三）疾病与危害因素接触因果关系判定原则

在判定疾病与接触职业病危害因素之间的因果关系时，应基于可靠的职业病危害因素接触资料、毒理学资料以及疾病的临床资料。为了确保判定的准确性，应遵循以下原则。

1. 时序性原则

职业病的发生必须在接触职业病危害因素之后，这是职业病诊断的基本原则之一。如果疾病发生在接触之前，那么它就不能被诊断为职业病。同时，要考虑致病因素所致疾病的生物学潜伏期和潜隐期的客观规律，以确保诊断的准确性。

2. 生物学合理性与特异性原则

根据职业病危害因素的理化特性、毒理学等属性来证实接触该因素可导致特定疾病的发生。疾病的临床表现应与所接触的具体危害因素导致的健康效应相一致，这体现了生物学合理性的原则。同时，某些职业病危害因素与特定疾病之间存在明确的因果关系，这种特异性也是判定的重要依据。

3. 生物学梯度原则

职业病危害因素能否引起疾病存在最低累积接触量，只有当接触水平达到这个最低累积量时，才可能引发疾病。这一原则有助于更准确地评估职业病危害因素对疾病产生的影响。

4. 可干预性原则

对接触的职业病危害因素采取干预措施可以有效地防止职业病的发生、延缓疾病的进展或使疾病向着好的方向转归。这一原则强调了预防和治疗的重要性，也是判定因果关系时需要考虑的因素之一。

综上所述，在综合分析所有诊断资料和做好鉴别诊断的基础上，应严格遵循上述原则来判定疾病与接触职业病危害因素之间的因果关系。如果没有任何证据能否定这种因果关系，那么应坚定地诊断为职业病。

五、职业病诊断程序

（一）职业病诊断的启动与接待流程

1. 职业病诊断的提起

当劳动者或其用人单位怀疑劳动者可能患有职业病时，可以主动提起职业病诊断。若劳动者由于某些原因无法自行提起，其法定代理人或监护人也可以代为提起。劳动者有权选择在用人单位所在地、本人户籍所在地或经常居住地的专业医疗卫生机构进行诊断。诊断机构不得拒绝劳动者的诊断要求。

在提起诊断时，需提交以下资料：完整的职业史和职业病危害接触史，包括工作年限、从事的工种、具体岗位以及所接触的职业病危害因素等；劳动者的职业健康检查结果；工作场所的职业病危害因素检测结果；其他与诊断相关的资料。所有这些资料必须真实，提供者需承担相应的法律责任。

2. 职业病诊断的接诊流程

职业病诊断机构在接到诊断请求后，应及时接诊，并向劳动者详细解释诊断流程和所需材料。劳动者需填写职业病诊断就诊登记表，并提交自己掌握的相关资料。同时，诊断机构会书面通知劳动者的用人单位提供其所掌握的资料，用人单位有义务在接到通知后的十日内如实提供。如果在确认劳动者的职业史和职业病危害接触史时存在争议，如劳动关系、工种、岗位或在岗时间等，诊断机构会告知当事人向劳动人事争议仲裁委员会申请仲裁。

（二）处理职业病诊断资料的争议

职业病诊断涉及多方权益和责任，因此在实际操作中，经常会因职业史、职业病危害接触史的认定等问题产生争议。为确保职业病诊断的准确性和公正性，《职业病防治法》及相关规章明确了争议的处理方法。

首先，用人单位有责任如实提供职业病诊断所需的所有资料。如果用人单位拒绝提供或提供虚假资料，将受到行政处罚，情节严重的，甚至可能被责令停止有职业病危害的作业。若用人单位不提供某些关键资料，如职业病危害因素检测结果，诊断机构将结合劳动者的临床表现、辅助检查结果、职业史和接触史，以及卫生健康主管部门的日常监督检查信息，做出诊断结论。

其次，对于诊断过程中出现的争议，如劳动者对用人单位提供的资料有异议，或用人单位因解散、破产等原因无法提供资料，诊断机构会提请卫生健康主管部门进行调查。同时，如果当事人对劳动关系、工种、岗位或在岗时间有争议，可以向当地的劳动人事争议仲裁委员会申请仲裁。

再次，《职业病防治法》还规定了职业病诊断争议仲裁的时限为三十天，明显短于一般的劳动争议仲裁时限。这一规定体现了对劳动者权益的保护。如果劳动者不认可仲裁结果，可以依法向人民法院提起诉讼。

最后，在职业病诊断过程中，诊断机构有权对工作场所进行现场调查，以了解职业病危害因素的真实情况。必要时，也可以请求卫生健康主管部门组织现场调查。

（三）进行职业病诊断

职业病诊断机构在收集齐全所有必要资料后，会及时组织专业的职业病医师进行诊断。诊断过程应严格遵循职业病诊断标准，综合分析劳动者的各项资料，包括职业史、接触史、工作场所的危害因素情况、临床表现及实验室检查结果等。诊断医师需独立分析、判断，并提出诊断意见，不受任何单位和个人的干预。若诊断医师之间存在意见分歧，应根据半数以上医师的一致意见形成最终诊断结论，并出具职业病诊断证明书。

（四）职业病诊断的记录与证明

职业病诊断过程应详细记录，包括诊断时间、地点、参与人员、使用资料的名称和数量、诊断医师的讨论内容及不同意见、表决情况、诊断结论等。这些信息对于确保诊断的透明度和公正性至关重要。

一旦得出诊断结论，职业病诊断机构会出具职业病诊断证明书。证明书包含劳动者和用人单位的基本信息、诊断结论及处理意见、诊断时间等内容。证明书一式三份，分别由劳动者、用人单位和诊断机构保存。

（五）职业病诊断的后续管理

职业病诊断机构会建立永久保存的职业病诊断工作档案，档案内容包括诊断证明书、诊断过程记录、相关资料、临床检查与实验室检验结果等。这些档案对于后续的职业病防治工作具有重要的参考价值。

此外，当职业病诊断机构发现职业病病人或疑似职业病病人时，有义务及时向当地卫生健康部门报告。对于确诊为职业病的劳动者，诊断机构还可以向相关监管部门和用人单位提出专业建议，以促进职业病的预防和治疗工作。

第三节　职业病诊断鉴定制度

一、职业病诊断鉴定的核心定义与重要性

职业病诊断鉴定作为在职业病诊断完成后进行的一项重要程序，主要是为了解决当事人对初步诊断结果的异议。当相关当事人对诊断结果存在不同看法并提出申请时，这一程序便启动。此时，由设区的市级以上的地方卫生健康部门依法介入，组织职业病诊断鉴定委员会，对存在争议的职业病诊断进行细致审查和技术仲裁。值得一提的是，职业病诊断鉴定采取二级鉴定制度，即首次鉴定由出具初步诊断的医疗卫生机构所在地的市级卫生健康主管部门负责，而最终鉴定则由省级卫生健康主管部门执行。这一严谨的流程旨在确保职业病诊断的准确性和公正性，为劳动者提供一个科学、客观的诊断结果，同时为他们开辟了法律救济的途径，增加了行政申诉的机会。

二、职业病诊断鉴定管理的基础制度

我国职业病鉴定制度构建在几个关键的管理制度之上，它们共同确保了鉴定过程的公正性和专业性。

（一）职业病诊断鉴定办事机构的管理制度

为了维护职业病诊断鉴定的客观性和公正性，我国对职业病鉴定办事机构的管理提出了明确要求。特别规定，卫生健康部门可以指定专门的职业病诊断鉴定办事机构来承担鉴定的组织和日常执行工作。但重要的是，这些办事机构并不参与实际的职业病诊断工作，以确保其专注于鉴定任务，避免潜在的利益冲突。

这些办事机构的职责广泛，包括但不限于：接收并处理当事人的鉴定申请，组织当事人或代其选择委托职业病诊断鉴定委员会的专家，建立并持续管理职业病诊断鉴定的档案记录，以及处理与职业病诊断鉴定相关的各种事务性工作。此外，它们还承担卫生健康部门委托的其他与职业病诊断鉴定相关的工作。

（二）职业病诊断鉴定专家的管理制度

职业病诊断鉴定专家的管理制度是确保鉴定质量的关键。这一制度详细规定了专家库的构成以及专家所需满足的基本条件。省级卫生健康部门负责设立这个专家库，为职业病诊断鉴定提供权威的专家支持。

专家库主要由具备各类职业病诊断资格的医师组成，同时吸纳了临床相关学科、职业卫生、放射卫生等多个领域的专家。这些专家根据职业病的不同类别进行专业分组，确保在鉴定过程中能够充分利用他们的专业知识和经验。

为了成为职业病诊断鉴定专家，个人需要满足一系列严格的条件，包括具备高尚的业务素质和职业道德，拥有相关专业的高级卫生技术职务任职资格，对职业病防治法律法规和诊断标准有深入了解，以及身体健康、能够胜任繁重的职业病诊断鉴定工作。

此外，制度还明确规定了在哪些情况下专家需要回避参与鉴定，以确保鉴定的公正性。这些情况包括：专家是职业病诊断鉴定当事人或其近亲属，已经参与过当事人的职业病诊断或首次鉴定，与当事人存在利害关系，或与其他可能影响鉴定公正性的关系。这些回避规定进一步增强了职业病诊断鉴定的公信力和权威性。

三、职业病诊断争议的鉴定流程

在我国，职业病诊断争议的鉴定实行严谨的两级鉴定制度。首次鉴定由设区的市级职业病诊断鉴定委员会负责，若当事人对市级鉴定结论仍存异议，可向省级职业病诊断鉴定委员会申请最终鉴定。这一制度旨在为当事人提供充分的法律救济途径，确保职业病诊断的准确性和公正性。

职业病诊断鉴定主要针对当事人对诊断结论的争议，以下是对其详细流程的如实转述。

（一）职业病诊断鉴定申请与资料审核

1. 提起鉴定申请

当事人若对职业病诊断机构的结论有异议，可在接到诊断证明书后的三十日内，向诊断机构所在地的市级卫生健康部门提出鉴定申请。如不满市级鉴定结论，还可在收到鉴定书后的十五日内向省级卫生健康部门申请再鉴定。

申请时需提供包括鉴定申请书、诊断证明书（申请省级鉴定时还需提供市级鉴定书）及其他相关资料，并对材料的真实性和准确性承担法律责任。

2. 资料审核环节

职业病诊断鉴定办事机构在收到申请资料后，将在五个工作日内完成审核。资料齐全者将收到受理通知书，资料不全者则会在当场或五个工作日内得到补充通知。

办事机构在受理申请后，可根据需要从原诊断机构或首次鉴定办事机构调阅相关资料，这些机构需在接到通知后的十日内提交所需资料。

（二）组织职业病诊断鉴定委员会

职业病诊断鉴定由专门的鉴定委员会负责。该委员会由当事人或委托的办事机构从专家库中随机抽取专家组成，遵循回避原则，并确保相关专业的职业病诊断医师占半数以上。在特殊情况下，经当事人同意，可邀请外地专家参与。

（三）职业病诊断鉴定过程

鉴定通常以委员会会议的形式进行，由推举出的组长主持。鉴定过程遵循客观、公正原则，听取当事人陈述和申辩，并可邀请相关人员旁听。如需要，可组织医学检查或工作场所现场调查，均在三十日内完成。

委员会成员将认真审阅资料，依据规定和诊断标准进行独立鉴定，经充分合议后得出结论，并制作鉴定书。

（四）职业病诊断鉴定过程记录

办事机构会如实记录鉴定过程，包括专家组组成、鉴定时间、所用资料、专家发言及意见、表决情况、鉴定结论等，并永久保存。

（五）出具职业病诊断鉴定书

鉴定委员会在作出结论后十五日内出具鉴定书，内容包括双方信息、鉴定事由、结论及依据等，并加盖委员会印章。鉴定书将送达当事人手中，并告知原诊断机构或首次鉴定办事机构，同时报告相关信息。若鉴定结论与之前的诊断或鉴定结论不一致，办事机构还需向相关卫生健康主管部门报告。

四、职业病诊断与职业病诊断鉴定的区别

职业病诊断与职业病诊断鉴定，这两者在职业病管理过程中各自扮演着不可或缺的角色，它们之间既有紧密的联系，又存在显著的差异。

职业病诊断是一个由专业的职业病诊断机构进行的技术性诊断过程。当劳动者或相关当事人怀疑自己因职业环境出现健康问题而提出职业病诊断申请时，这一流程便被启动。诊断机构会对申请人的健康状况进行全面细致的检查与评估，特别是针对可能由职业环境引起的特定疾病或健康损害。这一过程侧重于利用医学专业知识和技术手段来确定疾病性质、病因及疾病与职业环境之间的可能联系。

职业病诊断鉴定是在职业病诊断之后进行的一个环节，它更多地涉及行政和法律的层面。当职业病诊断的结论引发争议，或者当事人对诊断结果不满时，设区的市级以上地方卫生健康部门便会组织进行职业病诊断鉴定。这一过程旨在通过专家评审、证据审查和法律分析，对诊断结论进行再次确认或修正，从而解决争议，保障劳动者的合法权益。与职业病诊断相比，职业病诊断鉴定不仅依赖医学专业知识，还需要依赖法律、行政法规等相关规定，因此带有更浓厚的行政仲裁色彩。

综上所述，职业病诊断和职业病诊断鉴定虽然都是职业病病人管理中的重要环节，但它们在实施的阶段、承担的责任主体、工作内容以及法律效力等方面存在着明显的差异。职业病诊断主要关注技术层面的疾病判定，而职业病诊断鉴定则更多地侧重于行政和法律层面的争议解决。

第四节　用人单位在职业病诊断鉴定中的责任

在职业病防治工作中，用人单位不仅是责任主体，更应当全面肩负起本单位职业病防治的重任。明确并落实用人单位在职业病诊断鉴定中的各项责任，对于维护广大劳动者的健康权益具有不可估量的重要意义。以下详细阐述了用人单位在这一过程中的主要责任。

一、积极安排疑似、确诊职业病病人的诊治工作

面对疑似患有职业病的员工，用人单位必须立即行动，及时安排他们接受专业的诊断。值得一提的是，在疑似职业病病人的诊断或医学观察期间，用人单位绝不能解除或终止与他们的劳动合同，这是对员工的基本保障。同时，对于那些已经遭受或可能遭受急性职业病危害的员工，用人单位更要迅速组织救治，进行必要的健康检查和医学观察。一旦发现员工的健康损害可能与职业接触有关，或者怀疑他们可能患有职业病，就必须立刻安排职业病诊断。对于已经确诊的职业病病人，用人单位需要按照规定，妥善安排他们的治疗、康复以及定期检查。

二、完整、真实地提供职业病诊断鉴定所需的全部材料

在进行职业病诊断鉴定的过程中，需要用到一系列关键资料，如劳动者的职业史、职业病危害接触史（具体到在岗时间、工种、岗位、接触的职业病危害因素等）、职业健康检查结果、工作场所职业病危害因素检测结果等。对于职业性放射性疾病的诊断，还需要个人剂量监测档案等资料。用人单位在接到诊断或鉴定机构的资料要求后，必须在十日内如实提供所有相关资料。此外，如果诊断鉴定机构需要对工作场所进行职业病危害因素的现场调查，用人单位必须全力配合，不得有任何阻挠。

三、承担职业病诊断鉴定及医学观察期间的全部费用

用人单位不仅要及时安排疑似职业病病人的诊断，还要承担他们在诊断和医学观察期间产生的所有费用。对于可能遭受急性职业病危害的员工，用人单位同样需要负责他们的救治、健康检查和医学观察费用，以及职业病诊断鉴定的费用。

四、严格执行职业病或疑似职业病的报告制度

一旦发现职业病或疑似职业病病例，用人单位必须立刻向所在地的卫生健康部门进行报告。如果确诊为职业病，还需要同时向当地的劳动保障行政部门进行报告。

五、确保职业病病人得到应有的待遇

用人单位有责任保障职业病病人依法享受到国家规定的各项职业病待遇。这包括安排治疗、康复和定期检查，以及对于不适宜继续从事原工作的病人，进行合理的岗位调整和妥善的安置。同时，用人单位还需要依法赔偿职业病病人提出的诊疗、康复费用以及与伤残、丧失劳动能力相关的社会保障等要求。对于那些没有参加工伤保险的用人单位，他们还需要额外承担职业病病人的医疗和生活保障费用。

第八章

作业场所劳动者职业健康检查

第一节　粉尘作业人员职业健康检查

一、硅尘作业人员职业健康检查

1. 硅尘

硅尘（silica dust）是指含有大于或等于 10% 游离二氧化硅量的无机性粉尘，以石英为代表，如建筑施工以及燃煤电厂产生的锅炉尘等。

硅尘主要通过呼吸道吸入肺部，对人体产生危害，可造成的职业病称为硅肺。

（1）硅肺（硅沉着病）。在生产过程中，由长期吸入含有游离二氧化硅高浓度粉尘引起以肺纤维化为主的疾病，会使人出现气短、胸闷、胸痛、咳嗽、通气功能减退等症状。

（2）速发性硅肺。1~2 年之内。

（3）晚发性硅肺。脱尘作业若干年后，通常 15~20 年发病。

2. 作业人员职业健康检查

硅尘作业人员职业健康检查分为上岗前、在岗期间、离岗时以及离岗后的职业健康检查，其检查方法和检查项目要求见表 8–1。观察对象和硅肺患者的职业健康检查方法和检查项目要求见表 8–2。

表 8-1 硅尘作业人员职业健康检查方法和检查项目要求

作业状态	问诊	体格检查	实验室及其他检查		目标疾病		检查周期
			必检项目	选检项目	职业病	职业禁忌证	
上岗前	询问吸烟史、呼吸系统、心血管系统疾病史及呼吸系统症状（如咳嗽、咳痰）	内科常规检查、重点系统、呼吸系统、心血管系统	血常规、血沉、尿常规、丙氨酸氨基转移酶、心电图、后前位胸片、射线高千伏胸片、肺通气功能测定			活动性肺结核、慢性阻塞性肺疾病、慢性间质性肺病、伴肺功能损害的疾病	
在岗期间	询问呼吸系统症状		后前位X射线、肺高千伏胸片、肺通气功能测定、心电图	血常规、血沉、尿常规、丙氨酸氨基转移酶	硅肺	活动性肺结核、慢性阻塞性肺疾病、慢性间质性肺病、伴肺功能损害的疾病	1年
离岗时	询问呼吸系统症状		后前位X射线、肺高千伏胸片、肺通气功能测定、心电图	血常规、血沉、尿常规、丙氨酸氨基转移酶	硅肺		
离岗后			后前位X射线、肺高千伏胸片	肺通气功能测定、心电图	硅肺		接尘10年以下，每2年检查1次，共16年；接尘10年以上，每2年检查1次，共20年

表 8-2 对观察对象及矽肺患者职业健康检查方法和检查项目要求

问诊	体格检查	实验室及其他检查		检查周期	
		必检项目	选检项目	观察对象	硅肺患者
询问呼吸系统症状	内科常规检查，重点检查呼吸系统、心血管系统	后前位X射线高千伏胸片	肺通气功能测定、心电图	每年1次，连续10年，若不能诊断为硅肺，则按离岗后职业健康检查	每年1次（包括离岗、退职或退休后）

二、煤尘（包括煤硅尘）作业人员职业健康检查

1. 煤尘（包括煤硅尘）

生产中长期吸入大量煤硅粉尘所引起的以肺纤维化为主的疾病称为煤工尘肺，多见于煤矿采煤工、选煤厂选煤工、煤球制造工、车站和码头煤炭装卸工等工种，发病工龄多在15~20年，病变发展较快，危害较重。

2. 作业人员职业健康检查

煤尘（包括煤硅尘）作业人员职业健康检查分为上岗前、在岗期间、离岗时以及离岗后的职业健康检查，其检查方法和检查项目要求见表8-3。观察对象及煤工尘肺患者职业健康检查方法和检查项目要求见表8-4。

表 8-3 煤尘（包括煤硅尘）作业人员职业健康检查方法和检查项目要求

作业状态	问诊	体格检查	实验室及其他检查		目标疾病		检查周期
			必检项目	选检项目	职业病	职业禁忌证	
上岗前	询问吸烟史，呼吸系统、心血管系统病史及呼吸系统症状	内科常规检查，重点检查呼吸系统、心血管系统	血常规、血沉、尿常规、丙氨酸氨基转移酶、心电图、后前位X射线高千伏胸片、肺通气功能测定			活动性肺结核、慢性阻塞性肺疾病、慢性间质性肺病、伴肺功能损害的疾病	

表 8-3（续）

作业状态	问诊	体格检查	实验室及其他检查		目标疾病		检查周期
			必检项目	选检项目	职业病	职业禁忌证	
在岗期间	询问呼吸系统症状	内科常规检查，重点检查呼吸系统、心血管系统；外科常规检查，重点检查肘膝关节	后前位 X 射线高千伏胸片、肺通气功能测定、心电图	血常规、血沉、尿常规、丙氨酸氨基转移酶，肘、膝关节 X 射线摄片	煤工尘肺、煤矿井下工人滑囊炎	活动性肺结核、慢性阻塞性肺疾病、慢性间质性肺病、伴肺功能损害的疾病	1 年
离岗时	询问呼吸系统症状	内科常规检查，重点检查呼吸系统、心血管系统；外科常规检查，重点检查肘、膝关节	后前位 X 射线高千伏胸片、肺通气功能测定、心电图	血常规、血沉、尿常规、丙氨酸氨基转移酶，肘、膝关节 X 射线摄片	煤工尘肺、煤矿井下工人滑囊炎		
离岗后	询问呼吸系统症状	内科常规检查，重点检查呼吸系统、心血管系统	后前位 X 射线高千伏胸片	肺通气功能测定、心电图	煤工尘肺		接尘 10 年以下，每 3 年检查 1 次，共 15 年；接尘 10 年以上，每 2 年检查 1 次，共 20 年

表 8-4 观察对象及煤工尘肺患者的职业健康检查方法和检查项目要求

问诊	体格检查	实验室及其他检查		检查周期	
		必检项目	选检项目	观察对象	煤工尘肺患者
询问呼吸系统症状	内科常规检查，重点检查呼吸系统、心血管系统	后前位 X 射线高千伏胸片	心电图、肺通气功能测定	每年 1 次，连续 10 年，若不能诊断为煤工尘肺，则按照离岗后职业健康检查	每年 1 次（包括离岗、退职或退休后）

三、其他粉尘（包括电焊烟尘、水泥粉尘等）作业人员职业健康检查

1. 电焊烟尘（welding fume）

当今社会电焊作业几乎涉及所有工业领域，电焊工数量急剧上升，电焊中的职业危害也日趋突出。进行电弧焊接时，焊条中的焊芯、药皮和金属母材在电弧高温下熔化、蒸发、氧化、凝集，产生大量金属氧化物及其他物质的烟尘，长期吸入可引起电焊工尘肺。电焊工尘肺一般发生在密闭、通风不良的作业条件下，吸烟因素与接尘因素对电焊工的肺通气功能可能产生协同作用；电焊工的肺通气功能损伤有随接尘工龄的延长而加重的趋势。

2. 水泥粉尘（cement dust）

水泥厂粉尘粒径小于 $2\,\mu m$ 的占 61.0%，小于 $5\,\mu m$ 的占 92.9%。尘粒小，分散度高，对人群健康危害性大，病理改变即使在脱离粉尘接触之后也仍然会进展。

3. 作业人员职业健康检查

其他粉尘作业人员职业健康检查分为上岗前、在岗期间、离岗时以及离岗后职业健康检查，其检查方法和检查项目要求见表 8-5。观察对象及其他尘肺患者职业健康检查方法和检查项目要求见表 8-6。

表 8-5　其他粉尘作业人员职业健康检查方法和检查项目要求

作业状态	问诊	体格检查	实验室及其他检查		目标疾病		检查周期
			必检项目	选检项目	职业病	职业禁忌证	
上岗前	询问吸烟史，呼吸系统、心血管系统病史及呼吸系统症状	内科常规检查，重点检查呼吸系统、心血管系统	血常规、血沉、尿常规、丙氨酸氨基转移酶、心电图、后前位 X 射线高千伏胸片、肺通气功能测定			活动性肺结核、慢性阻塞性肺疾病、慢性间质性肺病、伴肺功能损害的疾病	
在岗期间	询问呼吸系统症状	内科常规检查，重点检查呼吸系统、心血管系统	后前位 X 射线高千伏胸片、肺通气功能测定、心电图	血常规、血沉、尿常规、丙氨酸氨基转移酶	电焊工尘肺、铸工尘肺、水泥尘肺等	活动性肺结核、慢性阻塞性肺疾病、慢性间质性肺病、伴肺功能损害的疾病	1 年

表 8-5（续）

作业状态	问诊	体格检查	实验室及其他检查		目标疾病		检查周期
离岗时	询问呼吸系统症状	内科常规检查，重点检查呼吸系统、心血管系统	后前位 X 射线高千伏胸片、肺通气功能测定、心电图	血常规、血沉、尿常规、丙氨酸氨基转移酶	电焊工尘肺、铸工尘肺、水泥尘肺等		
离岗后	询问呼吸系统症状	内科常规检查，重点检查呼吸系统、心血管系统	后前位 X 射线高千伏胸片	心电图、肺通气功能测定	电焊工尘肺、铸工尘肺、水泥尘肺等		接尘 20 年以下，每 3 年检查 1 次，共 15 年；接尘 20 年以上，每 3 年检查 1 次，共 21 年

表 8-6 观察对象及其他尘肺患者职业健康检查方法和检查项目要求

问诊	体格检查	实验室及其他检查		检查周期	
		必检项目	选检项目	观察对象	尘肺患者
询问呼吸系统症状	内科常规检查，重点检查呼吸系统、心血管系统	后前位 X 射线高千伏胸片	心电图、肺通气功能测定	每年 1 次，连续 10 年，若不能诊断为尘肺，则按离岗后职业健康检查	每年 1 次（包括离岗、退职或退休后）

第二节 接触有害化学因素作业人员职业健康检查

一、接触氨作业人员职业健康检查

1. 氨及氨气的危害

氨（ammonia，或称"氨气"）是一种氮氢化合物，分子式为 NH_3，是一种无色气体，有强烈的刺激性气味，极易溶于水，氨气危害的表现如下。

（1）吸入。氨的刺激性是可靠的有害浓度报警信号。但由于嗅觉疲劳，长期接触后会对低浓度的氨难以察觉。

①轻度吸入。轻度吸入氨中毒表现有鼻炎、咽炎、喉痛、发音嘶哑。氨进入气管、支气管会引起咳嗽、咳痰、痰内有血。严重时可咯血及肺水肿，呼吸困难、咯白色或血性泡沫痰，双肺布满大、中水泡音。患者有咽灼痛、咳嗽、咳痰或咯血、胸闷和胸骨后疼痛等症状。

②急性吸入。急性氨中毒主要表现为呼吸道黏膜刺激和灼伤。

A. 急性轻度中毒。急性轻度中毒主要表现为咽干、咽痛、声音嘶哑、咳嗽、咳痰，胸闷及轻度头痛，头晕、乏力，支气管炎和支气管周围炎。

B. 急性中度中毒。上述症状加重，呼吸困难，有时痰中带血丝，轻度发绀，眼结膜充血明显，喉水肿，肺部有干湿啰音。

C. 急性重度中毒。急性重度中毒表现为剧咳，咯大量粉红色泡沫样痰，气急、心悸、呼吸困难，喉水肿进一步加重，明显发绀，或出现急性呼吸窘迫综合征、较重的气胸和纵隔气肿等。

③严重吸入。严重吸入氨中毒可出现喉头水肿、声门狭窄以及呼吸道黏膜脱落，可造成气管阻塞，引起窒息。吸入高浓度的氨气可直接影响肺毛细血管通透性而引起肺水肿，可诱发惊厥、抽搐、嗜睡、昏迷等意识障碍。个别病人吸入极浓的氨气可发生呼吸心跳停止。

人对氨气的嗅觉阈为 0.5~2 mg/m³。氨气在空气中的浓度及对人的危害见表 8-7。

表 8-7　氨气在空气中的浓度及对人的危害

浓度 /（mg·m³）	接触时间 /min	危害程度	危害分级
0.7		感觉到气味	对人体无危害
9.8		无刺激作用	
67.2	45	鼻、咽部位有刺激感，眼睛有灼痛感	
70	30	呼吸变慢	轻微危害
140	30	鼻子和上呼吸道不适、恶心、头痛	
140~210	20	身体有明显不适，但尚能工作	中等危害
175~350	20	鼻眼刺激、呼吸和脉搏加速	
553	30	强刺激感，可耐受 1.25 min	重度危害
700	30	立即咳嗽	
1750~<3500	30	危及生命	
3500~7000	30	即刻死亡	

（2）接触皮肤和眼睛。低浓度的氨对眼睛和潮湿的皮肤能迅速产生刺激作用。潮湿的皮肤或眼睛接触高浓度的氨气能引起严重的化学烧伤。

①皮肤接触氨气可引起严重疼痛和烧伤，并能发生咖啡样着色。被腐蚀部位呈胶状并发软，可发生深度组织破坏。

②高浓度氨气对眼睛有强刺激性，可引起疼痛和烧伤，导致明显的炎症并可能发生水肿、上皮组织破坏、角膜混浊和虹膜发炎。轻度病例一般会缓解，急性轻度中毒可引起流泪、畏光、视物模糊、眼结膜充血。严重病例可能会长期持续，并有持续性水肿、疤痕、永久性混浊、眼睛膨出、白内障、眼睑和眼球粘连及失明等并发症。多次或持续接触氨会导致结膜炎。

2. 作业人员职业健康检查

接触氨作业人员职业健康检查分为上岗前、在岗期间和应急职业健康检查，其检查方法和检查项目要求见表8-8。

表 8-8　接触氨作业人员职业健康检查方法和检查项目要求

作业状态	问诊	体格检查	实验室及其他检查		目标疾病		检查周期
			必检项目	选检项目	职业病	职业禁忌证	
上岗前	询问呼吸系统病史和呼吸系统症状	内科常规检查，重点检查呼吸系统	血常规、尿常规、丙氨酸氨基转移酶、心电图、胸部X射线检查、肺通气功能测定			慢性阻塞性肺疾病、支气管哮喘、慢性间质性肺病、支气管扩张	
在岗期间	询问呼吸系统病史和呼吸系统症状	内科常规检查，重点检查呼吸系统	血常规、尿常规、丙氨酸氨基转移酶、心电图、胸部X射线检查、肺通气功能测定	肺弥散功能测定		慢性阻塞性肺疾病、支气管哮喘、慢性间质性肺病、支气管扩张	1年
应急	询问呼吸系统症状、上呼吸道及眼部刺激症状	内科常规检查，重点检查呼吸系统和心血管系统	血常规、尿常规、肝功能、心电图、胸部X射线检查	血气分析	职业性急性氨中毒		

二、接触苯作业人员职业健康检查

1. 苯

苯（benzene，C_6H_6）在常温下为一种无色、有甜味的透明液体，并具有强烈的芳香气味。苯可燃，毒性较高，是一种致癌物质，可通过皮肤和呼吸道进入人体。苯的产量和生产的技术水平是一个国家石油化工发展水平的标志之一。

2. 健康危害

苯由于挥发性大，因此暴露于空气中很容易扩散，从而导致人们急性和慢性苯中毒。长期吸入会侵害人的神经系统，急性中毒会导致神经痉挛甚至昏迷、死亡。白血病患者中的很大一部分都有苯及其有机制品接触历史。

3. 苯中毒症状

每个人的健康状况和接触条件不同，对苯的敏感程度也不相同。通过尿和血液的检查可以很容易查出苯的中毒程度。

（1）短期接触中毒症状。苯会对中枢神经系统产生麻痹作用，引起急性中毒。重者会出现头痛、恶心、呕吐、神志模糊、知觉丧失、昏迷、抽搐等症状，严重者会因为中枢系统麻痹而死亡。少量苯也能使人产生睡意、头昏、心率加快、头痛、颤抖、意识混乱、神志不清等症状。

（2）长期接触中毒症状。长期接触苯会对血液造成极大伤害，引起慢性中毒。苯可以损害骨髓，使红血球、白细胞、血小板数量减少，并使染色体畸变，从而导致白血病，甚至出现再生障碍性贫血。

（3）妇女吸入过量苯后，会导致月经不调达数月，卵巢缩小。

（4）对皮肤、黏膜有刺激作用。

（5）急性苯中毒临床表现。

①轻度中毒者可有头痛，头晕，流泪，咽干，咳嗽，恶心呕吐，腹痛，腹泻，步态不稳，皮肤、指甲及黏膜紫绀，急性结膜炎，耳鸣，畏光，心悸以及面色苍白等症状。

②中度和重度中毒者，除上述症状加重、嗜睡、反应迟钝、神志恍惚等外，还可能迅速昏迷，脉搏细速，血压下降，全身皮肤、黏膜紫绀，呼吸增快，抽搐，肌肉震颤，有的患者还可出现躁动、欣快、谵妄及周围神经损害，甚至呼吸困难、休克。

4. 作业人员职业健康检查

接触苯作业人员的职业健康检查，分为上岗前、在岗期间、离岗时以及应急职业健康检查，其检查方法和检查项目要求见表 8-9。

表 8-9 接触苯作业人员职业健康检查方法和检查项目要求

作业状态	问诊	体格检查	实验室及其他检查		目标疾病		检查周期
			必检项目	选检项目	职业病	职业禁忌证	
上岗前	询问神经系统和血液系统症状及病史	内科常规检查	血常规、尿常规、丙氨酸氨基转移酶、心电图	溶血试验、肝脾B超		（1）血常规检查有如下异常者：白细胞计数低于 $4.5 \times 10^9/L$；血小板计数低于 $80 \times 10^9/L$；红细胞计数男性低于 $4.0 \times 10^{12}/L$，女性低于 $3.5 \times 10^{12}/L$ 或血红蛋白定量男性低于120g/L，女性低于110g/L。（2）造血系统疾病如各类贫血、白细胞减少症或粒细胞缺乏症、血红蛋白病、血液肿瘤以及凝血功能障碍。（3）脾功能亢进	
在岗期间	询问神经系统和血液系统症状	内科常规检查	血常规、尿常规、丙酸氨基转移酶、心电图、肝脾B超	反-反式黏糠酸、尿酚、骨髓穿刺、溶血试验	职业性慢性苯中毒、职业性苯所致白血病		复查对象的血常规指标异常者，应1~2周复查1次，连续3次
离岗时	询问神经系统和血液系统症状	内科常规检查	血常规、尿常规、丙氨酸氨基转移酶、心电图、肝脾B超	反-反式黏糠酸、尿酚、骨髓穿刺、溶血试验	职业性慢性苯中毒、职业性苯所致白血病		
应急	重点询问酒醉样神经系统症状	内科常规检查、神经系统常规检查	血常规、尿常规、肝功能、心电图、肝脾B超	反-反式黏糠酸、尿酚、血苯	职业性急性苯中毒		

三、接触甲醛作业人员职业健康检查

1. 甲醛（formaldehyde）

甲醛，又称蚁醛，化学式 HCHO，无色气体，有特殊的刺激气味，对人眼、鼻等有刺激作用。其水溶液俗称福尔马林（formalin），是有刺激气味的无色液体。

2. 甲醛的危害

甲醛的主要危害表现为对皮肤黏膜的刺激作用，可引起眼红、眼痒、咽喉不适或疼痛、声音嘶哑、喷嚏、胸闷、气喘、皮炎等，主要有以下几个方面。

（1）刺激作用。甲醛是原浆毒物质，能与蛋白质结合，吸入高浓度甲醛时会出现呼吸道严重的刺激和水肿、眼刺激、头痛。

（2）致敏作用。皮肤直接接触甲醛可引起过敏性皮炎、色斑、坏死，吸入高浓度甲醛时可诱发支气管哮喘。

（3）致突变作用。高浓度甲醛还是一种基因毒性物质。

3. 甲醛中毒后的表现

头痛、头晕、乏力、恶心、呕吐、胸闷、眼痛、嗓子痛、胃纳差、心悸、失眠、体重减轻、记忆力减退以及植物神经紊乱等；孕妇长期吸入可能导致胎儿畸形甚至死亡；男子长期吸入可导致男子精子畸形、死亡等。

4. 作业人员职业健康检查

接触甲醛作业人员职业健康检查分为上岗前、在岗期间以及应急职业健康检查，其检查方法和检查项目要求见表 8–10。

表 8–10 接触甲醛作业人员职业健康检查方法和检查项目要求

作业状态	问诊	体格检查	实验室及其他检查		目标疾病		检查周期
			必检项目	选检项目	职业病	职业禁忌证	
上岗前	重点询问呼吸系统疾病史及相关症状	内科常规检查，重点检查呼吸系统	血常规、尿常规、丙氨酸氨基转移酶、心电图、胸部 X 射线检查、肺通气功能测定	肺弥散功能测定、血清免疫球蛋白 IgE		慢性阻塞性肺疾病、支气管哮喘、慢性间质性肺病、支气管扩张	

表 8-10（续）

作业状态	问诊	体格检查	实验室及其他检查		目标疾病		检查周期
			必检项目	选检项目	职业病	职业禁忌证	
在岗期间	重点询问呼吸系统症状	内科常规检查，重点检查呼吸系统	血常规、尿常规、丙氨酸氨基转移酶、心电图、胸部 X 射线检查、肺通气功能测定	肺弥散功能测定、血清免疫球蛋白 IgE		慢性阻塞性肺疾病、支气管哮喘、慢性间质性肺病、支气管扩张	1 年
应急	询问短时间接触高浓度甲醛的作业史及眼、呼吸系统症状	内科常规检查，眼科常规检查，鼻和咽部常规检查	血常规、心电图、胸部 X 射线检查	血气分析	职业性急性甲醛中毒		

四、接触氮氧化物作业人员职业健康检查

1. 氮氧化物（nitrogen oxides）

氮氧化物指的是只由氮、氧两种元素组成的化合物。氮氧化物包括多种化合物，如一氧化二氮（N_2O）、一氧化氮（NO）、二氧化氮（NO_2）、三氧化二氮（N_2O_3）、四氧化二氮（N_2O_4）和五氧化二氮（N_2O_5）等。除二氧化氮以外，其他氮氧化物均极不稳定，遇光、湿或热变成二氧化氮及一氧化氮，一氧化氮又变为二氧化氮。

2. 氮氧化物中毒的临床表现及处理

空气中的氮氧化物主要源于化石燃料燃烧和植物体焚烧，以及农田土壤和动物排泄物中含氮化合物的转化，氮氧化物可刺激肺部，使人较难抵抗感冒之类的呼吸系统疾病，呼吸系统有问题的人（如哮喘病患者）会较易受二氧化氮影响。

3. 作业人员职业健康检查

接触氮氧化物作业人员职业健康检查分为上岗前、在岗期间以及应急职业健康检查，其检查方法和检查项目要求见表 8-11。

表 8-11　接触氮氧化物作业人员职业健康检查方法和检查项目要求

作业状态	问诊	体格检查	实验室及其他检查		目标疾病		检查周期
			必检项目	选检项目	职业病	职业禁忌证	
上岗前	询问呼吸系统病史和症状	内科常规检查、重点检查呼吸系统	血常规、尿常规、丙氨酸氨基转移酶、心电图、胸部X射线检查、肺通气功能测定	肺弥散功能测定		慢性阻塞性肺疾病、支气管哮喘、支气管扩张、慢性间质性肺病	
在岗期间	询问呼吸系统症状	内科常规检查、重点检查呼吸系统	血常规、尿常规、丙氨酸氨基转移酶、心电图、胸部X射线检查、肺通气功能测定	肺弥散功能测定		慢性阻塞性肺疾病、支气管哮喘、支气管扩张、慢性间质性肺病	1年
应急	询问呼吸系统症状、上呼吸道及眼部刺激症状、神经系统症状	内科常规检查、眼科检查、鼻及咽部常规检查、重点检查呼吸系统	血常规、尿常规、肝功能、心电图、胸部X射线检查	血气分析	职业性急性氮氧化物中毒		

五、接触二氧化硫作业人员职业健康检查

1. 二氧化硫

二氧化硫是最常见的硫氧化物，也是大气主要污染物之一。二氧化硫易氧化并形成硫酸雾或硫酸盐气溶胶，是环境酸化的重要前驱物，可使呼吸道疾病发病率增高，使慢性病患者的病情迅速恶化。如伦敦烟雾事件、马斯河谷烟雾事件和多诺拉烟雾事件。

2. 作业人员职业健康检查

接触二氧化硫作业人员职业健康检查分为上岗前、在岗期间以及应急职业健康检查，其检查方法和检查项目要求见表8-12。

表 8-12　接触二氧化硫作业人员职业健康检查方法和检查项目要求

作业状态	问诊	体格检查	实验室及其他检查		目标疾病		检查周期
			必检项目	选检项目	职业病	职业禁忌证	
上岗前	询问呼吸系统病史和症状	内科常规检查、重点检查呼吸系统	血常规、尿常规、丙氨酸氨基转移酶、心电图、胸部X射线检查、肺通气功能测定			慢性阻塞性肺疾病、支气管哮喘、支气管扩张、慢性间质性肺病	
在岗期间	询问呼吸系统症状	内科常规检查、重点检查呼吸系统	血常规、尿常规、胸部X射线检查、肺通气功能测定			慢性阻塞性肺疾病、支气管哮喘、支气管扩张、慢性间质性肺病	1 年
应急	询问上呼吸道及眼部刺激症状	内科常规检查、鼻及咽部常规检查、眼科常规检查	血常规、尿常规、肝功能、心电图、胸部X射线检查	血气分析	职业性急性二氧化硫中毒、职业性化学性眼灼伤		

六、接触氟及其无机化合物作业人员职业健康检查

1. 氟及其化合物

氟是化学元素周期表 p 区第 Ⅶ A 族第二周期元素，1886 年，科学家在低温下电解氟氢化钾和无水氟化氢混合物的方法分离出了氟单质。

（1）氟的物理性质。氟的相对原子质量 18.9984，密度为 1.696 g/L，熔点为 −219.67 ℃，沸点为 −188.11℃，颜色苍黄，有毒性，有很强烈的刺激性气味。

（2）氟的化学性质。氟是化学性质最活泼的非金属元素，在低温下就能和所有的金属元素直接反应。

（3）氟中毒现象及其处理方法。机体在吸入氟化物（大于 150 mg）后会产生一系列疼痛并发生出血乃至死亡，如果吸入非致死剂量的氟，那么机体恢复是极其迅速的，特别是使用葡萄糖酸钙进行静脉注射，大约会消除体内 90% 的氟，余下 10% 要相当长的时间才能除去。

2. 六氟化硫

当前六氧化硫主要用于电力工业中。六氧化硫用于 4 种类型的电气设备，作为绝缘和（或）灭弧介质：六氟化硫断路器及 GIS（在这里指六氟化硫封闭式组合电器，国际上称为"气体绝缘开关设备"）、SF_6 负荷开关设备、SF_6 绝缘输电管线、SF_6 变压器及 SF_6 绝缘变电站。80% 用于高中压电力设备。

六氟化硫已有百年历史，它是法国两位化学家于 1900 年合成的人造惰性气体，1940 年前后，美国军方将其用于曼哈顿计划（核军事）。1947 年提供商用。电力行业六氟化硫的毒性主要来自 5 个方面。

（1）电器设备内的六氟化硫气体在高温电弧发生作用时产生的某些有毒产物。

（2）六氟化硫产品不纯，出厂时含高毒性的低氟化硫、氟化氢等有毒气体。

（3）电器设备内的六氟化硫气体及分解物与电极（Cu-W 合金）及金属材料（Al，Cu）反应生成某些有毒产物。

（4）电器设备内的六氟化硫气体分解物与其内的水分发生化学反应生成某些有毒产物。

（5）电器设备内的六氟化硫气体及分解物与绝缘材料反应生成某些有毒产物。如与含有硅成分的环氧酚醛玻璃丝布板（棒、管）等绝缘件，或以石英砂、玻璃作为填料的环氧树脂浇注件、模压件以及绝缘子、硅橡胶、硅脂等起化学作用，生成 SiF_4，$Si(CH_3)_2F_2$ 等产物。

3. 六氟化硫分解出的毒性气体种类

（1）氟化亚硫酰（SOF_2），无色剧毒气体，能侵袭肺部，引起肺组织急性水肿，影响气体交换，使肺部缺氧充血而导致窒息性死亡，它有强烈的恶心臭味，可作为警告信号用。

（2）硫酰氟（SO_2F_2），无机化合物，无色无臭，在较高浓度下对肺组织有刺激作用，引起肺泡出血。

（3）四氟化硫（SF_4），无色气体，有类似 SO_2 的刺激性臭味，毒性与光气相当，对肺有侵害作用。

（4）二氟化硫（SF_2），沸点为 35 ℃，极不稳定，受热后更加活泼，易水解生成 S，O_2，HF 等，其毒性与 HF 相当。

（5）一氟化硫（S_2F_2），常温下为无色气体，具有很强的毒性，遇水后生成 HF，对呼吸系统有类似光气的破坏性作用。

（6）氟化氢（HF），无色气体或液体，具有强烈的刺激性臭味，极易溶解于水，形成氢氟酸，对一般材料具有较强的腐蚀性。氟化氢对皮肤、黏膜有强烈的刺激作用，并能引起肺水肿、肺炎等。氢氟酸可以透过皮肤黏膜、呼吸道及胃肠道被吸收。在人体内部，氢氟酸与钙离子和镁离子结合，正因为如此，它会使依靠以上两种离子而发挥机能的器官丧失作用。身体接触、暴露在氢氟酸中一开始可能并不会感到疼痛，可能直到几小时后氢氟酸与骨骼中的钙反应时症状才会出现。高浓度的氢氟酸溶液会导致急性低血钙症，导致心脏停搏而死亡。急性中毒吸入较高浓度的氟化物气体或蒸汽，会立即引起眼、鼻及呼吸道黏膜的刺激症状，有咳嗽、咽部灼痛、胸部紧束感等。重者可发生化学性肺炎、肺水肿或反射性窒息等。皮肤或黏膜接触氢氟酸则致灼伤，也有过敏性皮炎的报告。

①口服氟盐中毒者，表现为恶心、呕吐、腹痛、腹泻等急性胃肠炎症状，严重者可发生抽搐、休克及急性心力衰竭等。

②工作中长期接触过量无机氟化物，可引起以骨骼病变为主的全身性病损，这称为工业性氟病。临床上，眼睛、上呼吸道、皮肤出现刺激症状和慢性炎症；腰背、四肢酸痛，神经衰弱综合征，食欲不振、恶心、上腹痛等消化道症状较常见。

③发现急性中毒者应立即脱离现场，及时对症处理，必要时静脉注射氯化钙或葡萄糖酸钙。

（7）十氟化二硫（S_2F_{10}），常温常压下为无色易挥发液体，系剧毒物质，主要侵袭肺，引起肺出血和肺水肿。

（8）三氟化铝（AlF_3），白色粉末状，通常吸附了大量有毒气态分解产物，故应被视为具有强烈腐蚀性和毒性的物质。AlF_3粉尘可刺激皮肤引起皮疹，对呼吸系统及肺部均有侵袭作用。

（9）十氟化二硫一氧（$S_2F_{10}O$），剧毒物质，对肺组织具有强烈的侵袭作用。

4. 作业人员职业健康检查

接触氟及其无机化合物作业人员职业健康检查分为上岗前、在岗期间以及应急职业健康检查，其检查方法和检查项目要求见表8-13。

表8-13　接触氟及其无机化合物作业人员职业健康检查方法和检查项目要求

作业状态	问诊	体格检查	实验室及其他检查		目标疾病		检查周期
			必检项目	选检项目	职业病	职业禁忌证	
上岗前	重点询问呼吸系统病史及相关症状	内科常规检查	血常规、尿常规、丙氨酸氨基转移酶、心电图、胸部X射线检查、肺通气功能测定			慢性阻塞性肺疾病、支气管哮喘、支气管扩张、慢性间质性肺病	

表 8-13（续）

作业状态	问诊	体格检查	实验室及其他检查		目标疾病		检查周期
			必检项目	选检项目	职业病	职业禁忌证	
在岗期间	询问呼吸和骨骼系统症状	内科常规检查、外科常规检查、口腔科常规检查，重点检查牙齿	血常规、尿常规、丙氨酸氨基转移酶、心电图、胸部 X 射线检查、肺通气功能测定			慢性阻塞性肺疾病、支气管哮喘、支气管扩张、慢性间质性肺病	1 年
应急	询问呼吸系统症状及眼科、皮肤科症状	内科常规检查，重点检查呼吸系统；眼科常规检查、皮肤科常规检查	血常规、尿常规、肝功能、心电图、胸部 X 射线检查、肺通气功能测定	血气分析	职业性急性氟化物中毒、职业性氢氟酸灼伤		

注：检查对象为接触六氟化硫作业人员。

七、接触锰及其无机化合物作业人员职业健康检查

1. 锰（manganese）及其化合物

锰是一种脆而硬的银灰色金属，暴露于空气后表面即被氧化，常见化合物有二氧化锰、四氧化三锰、氯化锰、硫酸锰、铬酸锰等，其中以二氧化锰（MnO_2）最稳定。在电力行业职业环境中，接触锰的情况主要为电焊条制造和使用。

锰主要以烟尘形式经呼吸道吸收，以离子（Mn^{3+}）形式储存于肝、胰、肾、脑等器官细胞中。当细胞内锰浓度超过一定限度时，会对细胞造成多方面的损伤，主要为损伤细胞线粒、耗竭多巴胺、阻止能量代谢引起中毒。

锰引起疾病的空气浓度为 $1\sim173\,mg/m^3$，发病工龄一般为 5~10 年。患者主要表现为神经毒性的症状和体征：嗜睡、对周围事物缺乏兴趣、精神萎靡、注意力涣散、记忆力减退、四肢麻木、四肢疼痛、小腿肌痉挛，随着病情发展，症状加重。实验室检查可见粪锰、尿锰增加，脑电图异常。

早期发现并脱离锰作业，症状常可减轻和恢复，并可胜任一般工作。病情较重者需住院治疗。对锰作业工人应进行就业体检和定期体检。

职业禁忌证有：神经精神疾患，明显肝、肾及内分泌功能障碍。

2. 作业人员职业健康检查

接触锰及其无机化合物作业人员职业健康检查分为上岗前、在岗期间、离岗时以及离岗后职业健康检查，其检查方法和检查项目要求见表8-14。

表 8-14　接触锰及其无机化合物作业人员职业健康检查方法和检查项目要求

作业状态	问诊	体格检查	实验室及其他检查		目标疾病		检查周期
			必检项目	选检项目	职业病	职业禁忌证	
上岗前	重点询问神经系统症状及有无精神异常史	内科常规检查、神经系统检查	血常规、尿常规、丙氨酸氨基转移酶、心电图	尿锰、脑电图、颅脑CT（或MRI）		中枢神经系统器质性疾病、各类精神病、严重自主神经功能紊乱性疾病	
在岗期间	重点询问神经系统症状	内科常规检查、神经系统检查	血常规、尿常规、丙氨酸氨基转移酶、心电图	尿锰、脑电图、颅脑CT（或MRI）	职业性慢性锰中毒	中枢神经系统器质性疾病、各类精神病、严重自主神经功能紊乱性疾病	1年
离岗时	询问神经系统症状	内科常规检查、神经系统检查	血常规、尿常规、丙氨酸氨基转移酶、心电图	尿锰、脑电图、颅脑CT（或MRI）	职业性慢性锰中毒		
离岗后	询问神经系统症状	内科常规检查、神经系统检查	血常规、尿常规、丙氨酸氨基转移酶、心电图	尿锰、脑电图、颅脑CT（或MRI）	职业性慢性锰中毒		工龄5~10年，每5年检查1次，共10年；工龄10年以上，每5年检查1次，共15年

八、接触铅及其无机化合物作业人员职业健康检查

1. 铅（lead）及其化合物

铅是一种灰白色金属，相对原子质量为207.20，电力行业接触铅的情况主要为蓄电池制造和使用。

铅及其化合物对人体各组织均有毒性，中毒途径可由呼吸道吸入其蒸汽或粉尘，然后呼吸道中吞噬细胞将其迅速带至血液；或经消化道吸收，进入血循环而发生中毒。

职业性铅中毒多为慢性中毒，临床上有神经、消化、血液等系统的综合症状。神经系统损害主要表现为神经衰弱、多发性神经病和脑病；消化系统损害轻者表现为一般消化道症状，重者出现腹绞痛；血液系统损害主要是铅干扰血红蛋白合成过程而引起其代谢产物变化。铅对肾脏的损害主要是因为其直接损伤肾小管，从而引起氨基酸尿、糖尿、血肌酐升高，导致肾功能减退、尿毒症和其他肾脏病变。

2. 作业人员职业健康检查

接触铅及其无机化合物作业人员职业健康检查分为上岗前、在岗期间以及应急职业健康检查，其检查方法和检查项目要求见表 8-15。

表 8-15　接触铅及其无机化合物作业人员职业健康检查方法和检查项目要求

作业状态	问诊	体格检查	实验室及其他检查		目标疾病		检查周期
			必检项目	选检项目	职业病	职业禁忌证	
上岗前	重点询问神经系统和贫血病史及症状	内科常规检查、神经系统常规检查	血常规、尿常规、心电图、丙氨酸氨基转移酶	血铅或尿铅		贫血、卟啉病、多发性周围神经病	
在岗期间	重点询问神经系统和消化系统症状	内科常规检查、神经系统常规检查	血常规、尿常规、心电图、丙氨酸氨基转移酶、血铅或尿铅	神经肌电图、尿 δ-氨基-r-酮戊酸（δ-ALA）、红细胞锌原卟啉（ZPP）或红细胞游离原卟啉（FEP）	职业性慢性铅中毒	贫血、卟啉病、多发性周围神经病	1 年
离岗时	重点询问神经系统和消化系统症状	内科常规检查、神经系统常规检查	血常规、尿常规、心电图、丙氨酸氨基转移酶、血铅或尿铅	神经肌电图、尿 δ-氨基-r-酮戊酸（δ-ALA）、红细胞锌原卟啉（ZPP）或红细胞游离原卟啉（FEP）	职业性慢性铅中毒		

九、接触铬及其无机化合物作业人员职业健康检查

1. 铬（chromium）及其化合物

铬为铁灰色或深橘黄色金属粉末，不溶于水，是多价化合物，自然界中铬主要以 Cr^{3+} 及 Cr^{6+} 存在。

在电力行业职业环境中，接触锰的情况主要为含铬电焊条制造和使用。

铬可通过消化道、呼吸道和皮肤被吸收进入机体。长期接触铬化合物烟尘或酸雾，可引起慢性结膜炎、咽炎、支气管炎，出现流泪、咽痛、干咳等症状。浓度较高时，可发生鼻中隔糜烂、溃疡、穿孔。此外，长期接触铬化合物还可引起肾及血液系统改变。患者会有低分子蛋白尿、红细胞增多、白细胞减少、单核细胞及嗜酸性细胞增多等表现。

职业性铬中毒一般由吸入或皮肤灼伤引起。吸入一定浓度的重铬酸盐烟尘或铬酸雾可引起急性化学性呼吸道炎及结膜炎，对于过敏者，吸入上述烟尘或酸雾 4~8 h 后，还会诱发哮喘。

2. 作业人员职业健康检查

接触铬及其无机化合物人员职业健康检查分为上岗前、在岗期间和离岗时职业健康检查，其检查方法和检查项目要求见表 8–16。

表 8–16　接触铬及其无机化合物作业人员职业健康检查方法和检查项目要求

作业状态	问诊	体格检查	实验室及其他检查		目标疾病		检查周期
			必检项目	选检项目	职业病	职业禁忌证	
上岗前	询问鼻腔、皮肤疾病和呼吸系统等病史及症状	内科常规检查、鼻及咽部常规检查、皮肤科常规检查	血常规、尿常规、丙氨酸氨基转移酶、肾功能、心电图、胸部 X 射线摄片、肺通气功能测定			慢性皮炎、慢性肾炎、慢性鼻炎、慢性阻塞性肺疾病、慢性间质性肺病	
在岗期间	询问呼吸系统症状及耳鼻喉、皮肤疾病症状	内科常规检查、鼻及咽部常规检查、皮肤科常规检查	血常规、尿常规、丙氨酸氨基转移酶、尿β2-微球蛋白、胸部 X 射线摄片、肺通气功能测定	心电图、肾功能、抗原特异性 IgE 抗体、变应原皮肤斑贴试验、尿铬	职业性铬鼻病、职业性铬溃疡、职业性铬所致皮炎、职业性铬酸盐制造业工人肺癌	慢性肾炎、慢性阻塞性肺疾病、慢性间质性肺病	1 年

表 8-16（续）

作业状态	问诊	体格检查	实验室及其他检查		目标疾病		检查周期
			必检项目	选检项目	职业病	职业禁忌证	
离岗时	询问呼吸系统症状及耳鼻喉、皮肤疾病症状	内科常规检查、耳鼻部常规检查、皮肤科常规检查	血常规、尿常规、丙氨酸氨基转移酶、尿β2-微球蛋白、胸部 X 射线摄片、肺通气功能测定	心电图、抗原特异性 IgE 抗体、变应原皮肤斑贴试验、尿铬	职业性铬鼻病、职业性铬溃疡、职业性铬所致皮炎、职业性铬酸盐制造业工人肺癌		

十、接触一氧化碳作业人员职业健康检查

1. 一氧化碳（carbon monoxide）

标准状况下一氧化碳纯品为无色、无臭、无刺激性的气体。相对分子质量为 28.01，在水中的溶解度甚低，极难溶于水。

一氧化碳进入人体之后极易与血液中的血红蛋白结合，产生碳氧血红蛋白，进而使血红蛋白不能与氧气结合。临床表现主要为缺氧，轻者有头痛、无力、眩晕、劳动时呼吸困难；重者呈深度昏迷，伴有高热、四肢肌张力增强和阵发性或强直性痉挛。此外，患者多有脑水肿、肺水肿、心肌损害、心律失常和呼吸抑制，可造成死亡。部分急性一氧化碳中毒患者昏迷苏醒后，经 2~30 天的假愈期，会再度昏迷，并出现痴呆木僵型精神病、震颤麻痹综合征、感觉运动障碍或周围神经病等精神神经后发症，又称急性一氧化碳中毒迟发脑病。长期接触低浓度一氧化碳，可有头痛、眩晕、记忆力减退、注意力不集中、心悸等症状。

2. 作业人员职业健康检查

接触一氧化碳作业人员职业健康检查分为上岗前、在岗期间以及应急职业健康检查，其检查方法和检查项目要求见表 8-17。

表 8-17　接触一氧化碳作业人员职业健康检查方法和检查项目要求

作业状态	问诊	体格检查	实验室及其他检查		目标疾病		检查周期
			必检项目	选检项目	职业病	职业禁忌证	
上岗前	重点询问中枢神经系统器质性疾病和心肌病病史及症状	内科常规检查、神经系统常规检查，重点检查心血管系统	血常规、尿常规、丙氨酸氨基转移酶、心电图			中枢神经系统器质性疾病、心肌病	
在岗期间	重点询问中枢神经系统器质性疾病和心肌病的症状	内科常规检查、神经系统常规检查，重点检查心血管系统	血常规、尿常规、丙氨酸氨基转移酶、心电图	血碳氧血红蛋白测定		中枢神经系统器质性疾病、心肌病	1年
应急	询问高浓度一氧化碳作业暴露史及神经系统症状	内科常规检查、神经系统常规检查	血液碳氧血红蛋白测定、血常规、尿常规、心电图	脑电图、颅脑CT	职业性急性一氧化碳中毒		

十一、接触硫化氢作业人员职业健康检查

1. 硫化氢（hydrogen sulfide）

硫化氢，分子式为 H_2S，标准状况下是一种易燃、酸性且具有刺激性和窒息性的无色气体，低浓度时有臭鸡蛋气味，但在极高浓度时会很快引起嗅觉疲劳而不觉其味，有剧毒。

2. 硫化氢中毒的临床表现

急性硫化氢中毒一般发病迅速，出现以脑和（或）呼吸系统损害为主的临床表现，亦可伴有心脏等器官功能障碍。临床表现可因接触硫化氢的浓度等因素不同而有明显差异。

（1）轻度中毒。轻度中毒主要是刺激症状，表现为流泪、眼刺痛、流涕、咽喉部灼热感，或伴有头痛、头晕、乏力、恶心等症状。检查可见眼结膜充血、肺部可有干啰音，脱离接触后短期内可恢复。

（2）中度中毒。接触高浓度硫化氢后以脑病表现显著，出现头痛、头晕、易激动、步态蹒跚、烦躁、意识模糊、谵妄，癫痫抽搐可呈全身性强直阵挛发作等；可突然发生昏迷，也可发生呼吸困难或呼吸停止后心跳停止。眼底检查可见个别病例有视神经乳头水肿。部分病例可同时伴有肺水肿。脑病症状常较呼吸道症状出现得早。X 线胸片显示肺纹理增强或有片状阴影。

（3）重度中毒。接触极高浓度硫化氢后可发生电击样死亡，即在接触后数秒或数分钟内呼吸骤停，数分钟后可心跳停止；也可立即或数分钟内昏迷，并呼吸骤停而死亡。

3. 作业人员职业健康检查

接触硫化氢作业人员职业健康检查分为上岗前、在岗期间以及应急职业健康检查，其检查方法和检查项目要求见表 8–18。

表 8–18　接触硫化氢作业人员职业健康检查方法和检查项目要求

作业状态	问诊	体格检查	实验室及其他检查		目标疾病		检查周期
			必检项目	选检项目	职业病	职业禁忌证	
上岗前	重点询问中枢神经系统、呼吸系统和心血管系统病史及症状	内科常规检查、神经系统常规检查，重点检查呼吸系统	血常规、尿常规、丙氨酸氨基转移酶、心电图、胸部 X 射线检查、肺通气功能测定			中枢神经系统器质性疾病、伴肺功能损害的呼吸系统疾病、器质性心脏病	
在岗期间	重点询问中枢神经系统、呼吸系统和心血管系统的症状	内科常规检查、神经系统常规检查，重点检查呼吸系统	血常规、尿常规、丙氨酸氨基转移酶、心电图、胸部 X 射线检查、肺通气功能测定			中枢神经系统器质性疾病、伴肺功能损害的呼吸系统疾病、器质性心脏病	1 年
应急	询问短期内大量硫化氢暴露作业史及眼部、呼吸系统和神经系统症状	内科常规检查、神经系统常规检查，重点检查呼吸系统和心血管系统	血常规、尿常规、丙氨酸氨基转移酶、心电图、胸部 X 射线检查	血气分析、颅脑 CT	职业性急性硫化氢中毒		

十二、接触酸雾或酸酐作业人员职业健康检查

1. 酸雾和酸酐（acid mistor acid anhydride）

（1）酸雾通常是指雾状的酸类物质，是介于烟气与水雾之间的物质，具有较强的腐蚀性。其中包括硫酸、硝酸、盐酸等无机酸和甲酸、乙酸、丙酸等有机酸所形成的酸雾。

（2）某含氧酸脱去一分子水或几分子水剩下的部分称为该酸的酸酐，其酸酐中决定酸性的元素的化合价不变。

酸酐根据酸的性质可分为以下两种：无机酸的酸酐，由一个或两个酸分子缩水而成；有机酸的酸酐，由两个一元酸分子或一个二元酸分子缩水而成的化合物。

2. 职业性牙酸蚀病

职业性牙酸蚀病是较长时间接触各种酸雾或酸酐引起的牙体硬组织脱钙缺损。其临床表现除前牙牙冠有不同程度缺损外，还有牙齿对冷、热、酸、甜等刺激敏感，严重者牙冠大部分缺损或仅留下残根。详见表8-19。

表8-19　酸蚀指数

指数	表征
0度	釉质无外形缺损、发育性结构完整、表面丝绸样光泽
1度	仅牙釉质受累。唇、腭面釉质表面横纹消失，牙面异样平滑、呈熔融状、吹干后色泽晦暗；切端釉质外表熔融状，咬合面牙尖圆钝、外表熔融状、无明显实质缺失
2度	仅牙釉质丧失。唇、腭面牙釉质丧失，牙表面凹陷、凹陷宽度明显大于深度；切端沟槽样病损；咬合面牙尖或沟窝杯口状病损
3度	牙釉质和牙本质丧失，牙本质丧失面积小于牙表面积的1/2。唇、腭面牙釉质牙本质丧失、颈部呈肩台状或病损区呈刀削状；切端沟槽样病损明显或呈薄片状，唇面观切端透明；咬合面牙尖或沟窝杯口状病损明显或呈弹坑状病损，直径大于或等于1 mm。有时可见银汞充填体边缘高于周围牙表面，呈"银汞岛"样
4度	牙釉质和牙本质丧失，牙本质丧失面积大于牙表面积的1/2。各牙面的表现同3度，范围扩大加深，但尚未暴露继发牙本质和牙髓
5度	釉质大部丧失，牙本质丧失至继发牙本质暴露或牙髓暴露，牙髓受累

3. 作业人员职业健康检查

接触酸雾或酸酐作业人员职业健康检查分为上岗前、在岗期间、离岗时以及应急职业健康检查，其检查方法和检查项目要求见表8-20。

表 8-20 接触酸雾或酸酐作业人员职业健康检查方法和检查项目要求

作业状态	问诊	体格检查	实验室及其他检查		目标疾病		检查周期
			必检项目	选检项目	职业病	职业禁忌证	
上岗前	问疾病反流性食管炎和呼吸系统病史及症状、询问口腔病	内科常规检查、口腔科常规检查，重点检查口腔及呼吸系统	血常规、尿常规、丙氨酸氨基转移酶、心电图、胸部 X 射线摄片、肺通气功能测定	牙齿 X 射线摄片		牙本质过敏、由反流性食管炎和消化性溃疡等非职业性因素致牙酸蚀病、慢性阻塞性肺疾病、支气管哮喘	
在岗期间	问疾病症状、询问口腔病及呼吸系统症状	内科常规检查、口腔科常规检查，重点检查口腔及呼吸系统	胸部 X 射线摄片、肺通气功能测定、牙齿冷热刺激试验或电活力测验	牙齿 X 射线摄片	职业性牙酸蚀病	慢性阻塞性肺疾病、支气管哮喘	1 年
离岗时	问疾病及呼吸系统症状、询问口腔病	内科常规检查、口腔科常规检查	胸部 X 射线摄片、肺通气功能测定、牙齿冷热刺激试验或电活力测验	牙齿 X 射线摄片	职业性牙酸蚀病		前 30 日内
应急	重点问诊较大量接触史及眼、呼吸系统症状、询问短期内酸雾或酸酐	内科常规检查、眼科常规检查，皮肤科常规检查	血常规、尿常规、心电图、胸部 X 射线摄片	肺功能、血气分析	职业性化学性眼灼伤、职业性化学性皮肤灼伤、职业性急性化学性中毒性气管炎、肺炎		立即执行

第三节　接触有害物理因素作业人员职业健康检查

一、接触高温作业人员职业健康检查

1. 高温和高温热浪（high temperature）

世界气象组织建议高温热浪的标准为：日最高气温高于 32 ℃，且持续 3 天以上。中国气象学一般把日最高气温达到或超过 35 ℃时称为高温。我国把日最高气温达到或超过 35 ℃并连续数天（3 天以上）的高温天气过程称为高温热浪（或称高温酷暑）。

2. 高温作业（work in hot environment）

高温作业是指有高气温或有强烈的热辐射或伴有高气湿（相对湿度大于或等于80%RH）相结合的异常作业条件、湿球黑球温度指数（WBGT 指数）超过规定限值的作业，包括高温天气作业和工作场所高温作业。

高温天气作业是指用人单位在高温天气期间安排劳动者在高温自然气象环境下进行的作业。工作场所高温作业是指在生产劳动过程中，工作地点平均 WBGT 指数大于或等于 25 ℃的作业。

3. 作业人员职业健康检查

接触高温作业人员职业健康检查分为上岗前、在岗期间和应急职业健康检查，其检查方法和检查项目要求见表 8-21。

表 8-21　接触高温作业人员职业健康检查方法和检查项目要求

作业状态	问诊	体格检查	实验室及其他检查		目标疾病		检查周期
			必检项目	选检项目	职业病	职业禁忌证	
上岗前	重点询问心血管系统、泌尿系统、神经系统和内分泌系统病史及症状	内科常规检查，重点检查心血管系统	血常规、尿常规、丙氨酸氨基转移酶、血糖、肾功能、心电图	血清游离甲状腺素、游离三碘甲状腺原氨酸、促甲状腺激素（有甲状腺病史或异常者）		高血压 2 级或 3 级、消化性溃疡（活动期）、慢性肾炎、未控制的甲亢、糖尿病、大面积皮肤疤痕	

表 8-21（续）

作业状态	问诊	体格检查	实验室及其他检查		目标疾病		检查周期
			必检项目	选检项目	职业病	职业禁忌证	
在岗期间	重点询问心血管系统、泌尿系统、神经系统及内分泌系统症状	内科常规检查，重点检查心血管系统	血常规、尿常规、丙氨酸氨基转移酶、血糖、肾功能、心电图	血清游离甲状腺素、游离三碘甲状腺原氨酸、促甲状腺激素（有甲状腺病史或异常者）		高血压 2 级或 3 级、消化性溃疡(活动期)、慢性肾炎、未控制的甲亢、糖尿病、大面积皮肤疤痕	1 年（应在每年高温季节到来之前进行）
应急	询问高温作业情况及中暑的相应症状	内科常规检查，神经系统常规检查	血常规、尿常规、丙氨酸氨基转移酶、血糖、肾功能、血电解质、心电图	血气分析	职业性中暑		

注：检查对象为因意外或事故接触高温而可能中暑的劳动者，包括参加救援的人员；发现可疑或中暑患者应立即进行现场急救，重症者应及时送医院治疗。

二、接触噪声作业人员职业健康检查

1. 噪声（noise）

从物理学的观点来看，噪声由各种不同频率、不同强度的声音杂乱、无规律地组合而成；从人体的生理学角度讲，凡是妨碍人们正常休息、学习和工作的声音，以及对人们要听的声音产生干扰的声音都是噪声。

2. 噪声污染分类

随着近代工业的发展，环境污染也随着产生，噪声污染就是环境污染的一种，已经成为对人类的一大危害。

（1）噪声污染按照声源的机械特点可分为气体扰动产生的噪声、固体振动产生的噪声、液体撞击产生的噪声以及电磁作用产生的电磁噪声。

（2）噪声污染按照声音的频率可分为小于 400 Hz 的低频噪声、400~1000 Hz 的中频噪声以及大于 1000 Hz 的高频噪声。

（3）噪声污染按照时间变化的属性可分为稳态噪声、非稳态噪声、起伏噪声、间歇噪声以及脉冲噪声等。

3. 噪声对人体健康的影响

（1）听力损伤。噪声是伤害耳朵感声器官（耳蜗）的感觉毛细胞杀手，一旦感觉毛细胞受到伤害，则不能复原。

（2）引起心脏血管伤害。

（3）噪声对生殖能力的影响。2000 年以来，一些专家提出了"环境激素"理论，指出噪声会使人体内分泌紊乱，导致精液和精子异常。

（4）噪声对睡眠的影响。

（5）噪声对心理的影响。在高频率的噪声下，一般人都会焦躁不安、容易激动。

4. 噪声标准

我国噪声标准见表 8-22。

表 8-22　工作场所噪声职业接触限值

接触时间	接触限值 /dB（A 声级）	备注
5 d/w，=8 h/d	85	非稳态噪声计算 8 h 等效声级
5 d/w，≠ 8 h/d	85	计算 8 h 等效声级
≠ 5 d/w	85	计算 40 h 等效声级

5. 作业人员职业健康检查

接触噪声作业人员职业健康检查分为上岗前、在岗期间和离岗时职业健康检查，其检查方法和检查项目要求见表 8-23。

表 8-23　接触噪声作业人员职业健康检查方法和检查项目要求

作业状态	问诊	体格检查	实验室及其他检查		目标疾病		检查周期
			必检项目	选检项目	职业病	职业禁忌证	
上岗前	重点询问有无可能影响听力的疾病和外伤史、爆震史、药物史、中毒史、遗传史等以及相关症状	内科常规检查、耳科常规检查	纯音听阈测试、心电图、血常规、尿常规、丙氨酸氨基转移酶	声导抗、耳声发射		由各种原因引起的永久性感音神经性听力损失 [500、1000 和 2000 Hz 中任一频率的纯音气导听阈大于 25 dB（HL）]、中度以上传导性耳聋、双耳高频（3000、4000、6000 Hz）平均听阈大于或等于 40 dB（HL）、高血压 2 级或 3 级、器质性心脏病	
在岗期间	询问有无耳部疾病史及症状、噪声接触史	内科常规检查、耳科常规检查	纯音听阈测试、心电图	血常规、尿常规、声导抗（鼓室导抗图，500、1000 Hz 同侧和对侧镫骨肌反射阈）、耳声发射（畸变产物耳声发射或瞬态诱发耳声发射）	职业性噪声聋	噪声敏感者 [上岗前体检听力正常，噪声环境下工作 1 年，高频段 3000、4000、6000 Hz 中任一频率，任一耳听阈达到 65 dB（HL）]、高血压 2 级或 3 级、器质性心脏病	1 年
离岗时	询问有无耳部疾病史及症状、噪声接触史	内科常规检查、耳科常规检查	纯音听阈测试、心电图	血常规、尿常规、声导抗（鼓室导抗图 500、1000 Hz 同侧和对侧镫骨肌反射阈）、耳声发射（畸变产物耳声发射或瞬态诱发耳声发射）	职业性噪声聋		

三、接触振动作业人员职业健康检查

1. 振动（vibration）

振动是宇宙普遍存在的一种现象，本节所说的振动主要是指生产中使用手持振动工具或接触受振工件时，直接作用或传递到人的手臂的机械振动或冲击。

2. 振动对人体各系统的影响

（1）振动可引起脑电图改变、条件反射潜伏期改变、交感神经功能亢进、血压不稳、心律不稳等。

（2）振动能引起周围毛细血管形态和张力的改变，严重可致心动过缓，窦性心律不齐，心脏房内、室内、房室间传导阻滞等。

（3）握力下降，肌电图异常，肌纤维颤动，肌肉萎缩和疼痛等。

（4）40 Hz 以下的大振幅振动易引起骨和关节改变，常见如骨质疏松、骨关节变形和坏死等。

（5）长期使用振动工具可产生局部振动病。局部振动病是以末梢循环障碍为主的疾病，也可累及肢体神经及运动功能。发病部位一般多在上肢末端，典型表现为白指。

3. 作业人员职业健康检查

接触振动作业人员职业健康检查分为上岗前、在岗期间和离岗时健康检查，其检查方法和检查项目要求见表 8-24。

表 8-24　接触振动作业人员职业健康检查方法和检查项目要求

作业状态	问诊	体格检查	实验室及其他检查		目标疾病		检查周期
			必检项目	选检项目	职业病	职业禁忌证	
上岗前	重点询问有无引起中枢或周围神经系统疾病史及相关症状	内科常规检查，重点检查手指有无肿胀、变白、变紫，指关节有无变形	血常规、尿常规、丙氨酸氨基转移酶、心电图、指端感觉	神经-肌电图、冷水复温试验、手掌指腕和肘关节 X 射线摄片、肌力、指甲压迫试验		周围神经系统器质性疾病、雷诺氏病	
在岗期间	重点询问有无手指麻木、疼痛、遇寒冷中指变白、运动障碍等症状及振动工作史	内科常规检查，重点检查手指有无肿胀、变白、变紫，指关节有无变形	血常规、指端感觉、冷水复温试验（有症状者）	冷水复温试验（无症状者）、神经-肌电图、指甲压迫试验	职业性手臂振动病	周围神经系统器质性疾病	1 年

表 8-24（续）

作业状态	问诊	体格检查	实验室及其他检查		目标疾病		检查周期
			必检项目	选检项目	职业病	职业禁忌证	
离岗时	重点询问有无手指麻木、疼痛、遇寒冷中指变白、运动障碍等症状及振动工作史	内科常规检查，重点检查手指有无肿胀、变白、变紫，指关节有无变形	血常规、指端感觉、冷水复温试验（有症状者）	冷水复温试验（无症状者）、神经-肌电图、指甲压迫试验	职业性手臂振动病		

四、接触高气压作业人员职业健康检查

1. 高气压

（1）潜水作业。水下作业如海水养殖、打捞、施工等，作业人员在水下承受的压力等于大气压与附加压之和。水下作业结束，潜水员在向水面上升的过程中，若上升过快，则会使高压下溶于体内的氮气在血管组织中形成气泡，导致减压病。

（2）潜函作业。在水下或隧道工程中，采用潜函（沉箱）将施工人员沉到水下作业，为防止潜函外的水进入箱内，需通入大于等于水下压力的高压气体。

（3）其他。高压氧舱、加压舱和高压科学研究舱等工作，高空飞行的机舱密封不良等也可造成舱内气压降低过快。

2. 高气压作业的职业危害

（1）高气压作业的职业危害主要表现在循环系统。当有大量气栓时，会出现淋巴系统受累以及心血管功能障碍，主要表现在血压和脉细都下降、皮肤黏膜发绀、心前区紧压感、四肢发凉，局部浮肿，甚至还会出现呼吸困难、剧咳、胸痛、咯血、发绀等肺梗塞症状。

（2）皮肤奇痒无比也是高气压作业的职业危害的早期表现形式，且伴有蚁行感、灼热、出汗，重者还会出现皮下气肿和大理石斑纹。

3. 减压病

（1）定义。减压病为在高气压下工作一定时间后，在转向正常气压时，由减压过速所致的职业病。

（2）临床表现。

①皮肤。皮肤奇痒是减压病出现较早较多的症状，并伴有灼热、蚁行感、出汗。重者出现皮下气肿和大理石斑纹。

②肌肉、关节、骨骼系统。气泡形成于肌肉、关节、骨膜处，可引起疼痛。约90%的减压病人可出现关节痛，轻者酸痛，重者可跳动性、针刺或撕裂样剧痛，使患者关节运动受限，呈半屈曲状态，即"屈肢症"。骨内气泡可致骨坏死。

③神经系统。出现截瘫，四肢感觉和运动功能障碍，直肠、膀胱功能麻痹等；若累及脑部，可引起头痛、感觉异常、运动失调、偏瘫；眼球震颤、复视、失明、吸力减退、内耳眩晕等。

④循环系统。当有大量气栓时，可出现心血管功能障碍和淋巴系统受累，表现为脉细、血压下降、心前区紧压感、皮肤黏膜发绀、四肢发凉，局部浮肿，还可出现剧咳、咯血、呼吸困难、胸痛、发绀等肺梗塞症状。

⑤其他。如果患者大网膜、肠系膜及胃血管中有气泡栓塞，会引起腹痛、恶心、呕吐或腹泻，并伴有发热症状。

4. 作业人员职业健康检查

接触高气压作业人员职业健康检查分为上岗前、在岗期间、离岗时以及应急职业健康检查，其检查方法和检查项目要求见表8-25。

表8-25　接触高气压作业人员职业健康检查方法和检查项目要求

作业状态	问诊	体格检查	实验室及其他检查		目标疾病		检查周期
			必检项目	选检项目	职业病	职业禁忌证	
上岗前	询问有无皮肤、关节肌肉等各系统疾病史及相关症状	内科常规检查，外科常规检查，皮肤科常规检查，眼科常规检查及眼底、耳鼻喉科常规检查	血常规、尿常规、粪常规、丙氨酸氨基转移酶、心电图、X射线摄片（含胸片及长骨大关节片）、肝胆脾胰及双肾B超检查、加压试验、氧敏感试验	肺通气功能测定、CT（肩、髋、膝关节及股骨、肱骨和胫骨等）、骨密度		（1）神经、循环、呼吸、消化、泌尿、内分泌、血液及骨关节系统器质性疾病，精神性疾病或异常者。 （2）头颅变形、胸廓畸形、肋骨骨折史，慢性腰腿痛、脊椎病变、多发性肝肾及骨囊肿、多发性脂肪瘤、瘢痕体质、肝胆及泌尿系统结石、脱肛、肛瘘、复发性痔疮、隐睾等疾病及颅脑、胸腔及腹腔手术史。 （3）眼、耳、鼻、喉及前庭器官的器质性疾病。 （4）曾发生不明原因晕厥者，未治愈的腹部疝、过敏体质、语言交流障碍、明显的皮肤病及广泛的皮肤疤痕。 （5）加压试验不合格或氧敏感试验阳性者（见加压试验和氧敏感试验方法）。 （6）年龄超过50岁者	

表 8-25（续）

作业状态	问诊	体格检查	实验室及其他检查		目标疾病		检查周期
			必检项目	选检项目	职业病	职业禁忌证	
在岗期间	有无急性减压病病史及关节肌肉疼痛等症状	内科常规检查，外科常规检查，皮肤科常规检查，眼科常规检查及眼底、耳鼻喉科常规检查	血常规、尿常规、粪常规、丙氨酸氨基转移酶、心电图，肩、髋、膝关节及股骨、肱骨和胫骨等的X射线摄片或CT检查	肺通气功能测定、MRI（肩、髋、膝关节及股骨、肱骨和胫骨等）	职业性减压骨坏死	（1）神经、循环、呼吸、消化、泌尿、内分泌、血液及骨关节系统器质性疾病，精神性疾病或异常者。（2）眼、耳、鼻、喉及前庭器官的器质性疾病。（3）曾发生不明原因晕厥者，未治愈的腹部疝、过敏体质、语言交流障碍、明显的皮肤病及广泛的皮肤疤痕。（4）年龄超过50岁者	1年
离岗时	有无急性减压病病史及关节肌肉疼痛症状	内科常规检查、外科常规检查	肩、髋、膝关节及股骨、肱骨和胫骨等的X射线摄片或CT检查	肺通气功能测定、MRI（肩、髋、膝关节及股骨、肱骨和胫骨等）	职业性减压骨坏死		
应急	高气压作业后36 h内有无皮肤瘙痒、浮肿，四肢大关节及其附近的肌肉骨关节痛，视力和听觉障碍，吸气时胸骨后疼痛、呼吸困难，恶心、呕吐、急性上腹部绞痛及腹泻等	皮肤科常规检查、神经系统检查，内科常规检查	血常规、尿常规、肝功能、肾功能、心电图，肩、髋、膝关节及股骨、肱骨和胫骨等的X射线摄片或CT检查	血气分析、多普勒气泡测定	急性减压病		

注：检查对象为高气压作业中发生减压不当所涉及的作业人员或作业后36 h之内有症状者。

五、接触紫外线作业人员职业健康检查

1. 紫外线（ultraviolet light）

紫外线是电磁波谱中波长从 10~400 nm 辐射的总称，自然界的主要紫外线光源是太阳，人工的紫外线光源有多种气体的电弧（如低压汞弧、高压汞弧）、日光灯、各

种荧光灯等。

2. 紫外线对人体的影响

当紫外线照射人体或生物体后，会发生生理变化。不同波长的紫外线的生理作用是不同的。

（1）紫外线强烈作用于眼睛时，可引起结膜炎、角膜炎，称为光照性眼炎，还有可能诱发白内障，在焊接过程中产生的紫外线会使焊工患上电光性眼炎（可以治愈）。

（2）紫外线强烈作用于皮肤时，可发生光照性皮炎，皮肤上出现红斑、痒、水疱、水肿，眼痛、流泪等症状；严重的还可引起皮肤癌。

（3）紫外线作用于中枢神经系统，可出现头痛、头晕、体温升高等症状。

3. 作业人员职业健康检查

接触紫外线作业人员职业健康检查分为上岗前、在岗期间、离岗时和应急职业健康检查，其检查方法和检查项目要求见表 8-26。

表 8-26　接触紫外线作业人员职业健康检查方法和检查项目要求

作业状态	问诊	体格检查	实验室及其他检查		目标疾病		检查周期
			必检项目	选检项目	职业病	职业禁忌证	
上岗前	重点询问眼部和皮肤病史及症状	内科常规检查、皮肤科检查、眼科常规检查、晶状体和眼底检查	血常规、尿常规、丙氨酸氨基转移酶、心电图			活动性角膜疾病；白内障；面部、手背和前臂等暴露部位严重的皮肤病；白化病。	
在岗期间	询问有无视物模糊、视力下降，皮肤炎症、疼痛等	皮肤科检查、眼科常规检查、晶状体和眼底检查	血常规、尿常规、丙氨酸氨基转移酶、心电图		职业性电光性皮炎、职业性白内障	活动性角膜疾病	1年
离岗时	询问有无视物模糊、视力下降，皮肤炎症、疼痛等	皮肤科检查、眼科常规检查、晶状体和眼底检查	血常规、尿常规、丙氨酸氨基转移酶、心电图		职业性白内障		
应急	询问有无眼部及皮肤不适症状	眼科常规检查、皮肤科常规检查	血常规、尿常规、丙氨酸氨基转移酶、心电图	角膜荧光素染色检查	职业性急性电光性眼炎（紫外线角膜结膜炎）和/或职业性电光性皮炎		

注：检查对象为因意外或事故接触高强度紫外线可能导致急性电光性眼炎（紫外线角膜结膜炎）和/或电光性皮炎的劳动者。

六、接触微波作业人员职业健康检查

1. 微波（microwave）

微波是指频率为 0.3~300 GHz 的电磁波，是无线电波中一个有限频带的简称，即波长为 1 mm~1 m 的电磁波，是分米波、厘米波、毫米波的统称。

2. 微波对人体的危害

经常接触微波的人群会出现失眠、头痛、乏力、心悸、记忆力减退、毛发脱落及白内障等综合征。研究结果表明一定强度的微波辐射会对人体造成不良影响。

3. 作业人员职业健康检查

接触微波作业人员职业健康检查分为上岗前、在岗期间和离岗时职业健康检查，其检查方法和检查项目要求见表 8-27。

表 8-27　接触微波作业人员职业健康检查方法和检查项目要求

作业状态	问诊	体格检查	实验室及其他检查		目标疾病		检查周期
			必检项目	选检项目	职业病	职业禁忌证	
上岗前	询问神经系统疾病史及相关症状，有无视线模糊、视力下降等症状，询问女性月经史	内科常规检查、神经系统常规检查、眼科常规检查、晶状体和眼底检查	血常规、尿常规、丙氨酸氨基转移酶、心电图			神经系统器质性疾病、白内障	
在岗期间	询问神经系统症状，有无视线模糊、视力下降等症状，询问女性月经史	内科常规检查、神经系统常规检查、眼科常规检查、晶状体和眼底检查	血常规、尿常规、丙氨酸氨基转移酶、心电图		职业性白内障	神经系统器质性疾病、白内障	1 年
离岗时	询问神经系统症状，有无视线模糊、视力下降等症状，询问女性月经史	内科常规检查、眼科常规检查、晶状体和眼底检查	血常规、尿常规、丙氨酸氨基转移酶、心电图		职业性白内障		

第四节　特殊作业人员职业健康检查

一、电工作业人员职业健康检查

1.电工

特殊作业人员中所称的电工一般是指社会上的企事业单位、住宅小区、农村社区里的进网作业电工，在电力行业工作的人员不在此列。按照国家有关规定的进网作业电工资格证考试要求，所含工种有低压电工、高压电工、电气试验工、继电保护工、电力电缆工等。总体而言，进网作业电工的技术较在电力行业中工作的人员全面，基建、安装、运行、检修往往都能胜任。进网作业电工只有职业禁忌证，没有专门的职业病。如从事其他相关作业，可参照相关专业的职业病防治要求，如粉尘、毒物、电磁环境、噪声、高温、高原、压力容器、高处作业等。

2.作业人员职业健康检查

电工作业人员职业健康检查分为上岗前和在岗期间，其检查方法和检查项目要求见表8-28。

表8-28　电工作业人员职业健康检查方法和检查项目要求

作业状态	问诊	体格检查	实验室及其他检查		目标疾病		检查周期
			必检项目	选检项目	职业病	职业禁忌证	
上岗前	询问心血管系统病史及家族中有无精神病史，近一年内有无眩晕、晕厥史	内科常规检查、眼科常规检查、外科常规检查	血常规、尿常规、丙氨酸氨基转移酶、心电图	脑电图（有眩晕或晕厥史者）		癫痫、晕厥（近一年内有晕厥发作史）、高血压2级或3级、红绿色盲、器质性心脏病及严重的心律失常、四肢关节运动功能障碍	
在岗期间	询问心血管系统、神经系统症状及四肢运动障碍症状	内科常规检查、眼科常规检查、外科常规检查	血常规、尿常规、丙氨酸氨基转移酶、心电图	脑电图（有眩晕或晕厥史者）		癫痫、晕厥（近一年内有晕厥发作史）、高血压2级或3级、红绿色盲、器质性心脏病及严重的心律失常、、四肢关节运动功能障碍	1年

二、高处作业人员职业健康检查

1. 高处作业对人体的危害

高处作业会导致人精神紧张从而产生危害。人离地面愈高，愈易产生怕坠落摔伤、摔死的紧张心理，尤其是当从高处向下看时，心情会更加紧张甚至产生恐惧心理，此时更容易发生失误行为。

人们处于紧张状态时，神经系统会发出信号，促使肾上腺素分泌量增加，而使心跳加快、血管收缩、暂时性血压增高，如长期从事高处作业，高血压发病率随工龄增长而明显增高。

2. 高处作业人员职业健康检查

高处作业人员职业健康检查分为上岗前、在岗期间，其检查方法和检查项目要求见表8-29。

表8-29　高处作业人员职业健康检查方法和检查项目要求

作业状态	问诊	体格检查	实验室及其他检查		目标疾病		检查周期
			必检项目	选检项目	职业病	职业禁忌证	
上岗前	询问有无恐高症、高血压、晕厥、癫痫、美尼尔氏病、心脏病史及家族中有无精神病史	内科常规检查、耳科常规检查、外科常规检查	血常规、尿常规、丙氨酸氨基转移酶、心电图	脑电图(有眩晕或晕厥史者)		高血压；恐高症；癫痫、晕厥、美尼尔氏病；器质性心脏病及严重的心律失常；四肢关节运动功能障碍	
在岗期间	询问心血管系统、神经系统及四肢运动障碍等症状	内科常规检查、耳科常规检查、外科常规检查	血常规、尿常规、丙氨酸氨基转移酶、心电图	脑电图(有眩晕或晕厥史者)		高血压；恐高症；癫痫、晕厥、美尼尔氏病；器质性心脏病及严重的心律失常；四肢关节运动功能障碍	1年

三、压力容器作业人员职业健康检查

1. 有限空间作业

有限空间是指封闭或部分封闭，进出口较为狭窄有限，未被设计为固定工作场所，自然通风不良，易造成有毒有害、易燃易爆物质积聚或氧含量不足的空间。有限空间作业是指作业人员进入有限空间实施的作业活动，压力容器作业属于有限空间作业。

（1）有限空间分类。

①密闭设备。如船舱、储罐、车载槽罐、反应塔（釜）、冷藏箱、压力容器、管道、烟道、锅炉等。

②地下有限空间。如地下管道、地下室、地下仓库、地下工程、暗沟、隧道、涵洞、地坑、废井、地窖、污水池（井）、沼气池、化粪池、下水道管。

③地上有限空间。如储藏室、酒糟池、发酵池、垃圾站、温室、冷库、粮仓、料仓等。

（2）有限空间作业场所的特点。有限空间作业场所一般多含有硫化氢、一氧化碳、二氧化碳、氨、甲烷（沼气）和氰化氢等气体，其中以硫化氢和一氧化碳为主的窒息性气体尤为突出。

（3）有限空间作业存在的危害。

①中毒危害。有限空间容易积聚高浓度有害物质。

②缺氧危害。空气中氧浓度过低会引起缺氧。

③燃爆危害。空气中存在易燃、易爆物质，浓度过高遇火会引起爆炸或燃烧。

④其他危害。其他任何威胁生命或健康的环境条件（如坠落、溺水、物体打击、电击等）。

2. 压力容器作业人员职业健康检查

压力容器作业人员的职业健康检查分为上岗前、在岗期间，其检查方法和检查项目要求见表8-30。

表8-30　压力容器作业人员职业健康检查方法和检查项目要求

作业状态	问诊	体格检查	实验室及其他检查		目标疾病		检查周期
			必检项目	选检项目	职业病	职业禁忌证	
上岗前	询问有无耳鸣、耳聋及中、内耳疾病史，近一年内有无眩晕、晕厥史	内科常规检查、耳鼻喉科常规检查、眼科常规检查	血常规、尿常规、丙氨酸氨基转移酶、心电图、纯音听阈测试	脑电图（有眩晕或晕厥史者）		红绿色盲；高血压2级或3级；癫痫、晕厥；双耳语言频段平均听力损失大于25 dB（HL）；器质性心脏病及严重的心律失常	
在岗期间	询问心血管系统、神经系统症状	内科常规检查、耳鼻喉科常规检查、眼科常规检查	血常规、尿常规、丙氨酸氨基转移酶、心电图、纯音听阈测试	脑电图（有眩晕或晕厥史者）		高血压2级或3级；癫痫、晕厥；双耳语言频段平均听力损失大于25 dB（HL）；器质性心脏病及严重的心律失常	1年

四、职业机动车驾驶员职业健康检查

1.职业机动车驾驶员职业病

职业机动车驾驶员常见的职业病损为颈椎病、肩周炎、骨质增生、坐骨神经痛等多种疾病。

2.职业机动车驾驶员分类

职业机动车驾驶员分为大型机动车驾驶员和小型机动车驾驶员：以驾驶 A1，A2，A3，B1，B2，N，P 准驾车型的驾驶员为大型机动车驾驶员；以驾驶 C 准驾车型的驾驶员及其他准驾车型的驾驶员为小型机动车驾驶员。

3.职业机动车驾驶员职业健康检查

职业机动车驾驶员职业健康检查分为上岗前、在岗期间，其检查方法和检查项目要求见表 8-31。

表 8-31　职业机动车驾驶员职业健康检查方法和检查项目要求

作业状态	问诊	体格检查	实验室及其他检查		目标疾病		检查周期
			必检项目	选检项目	职业病	职业禁忌证	
上岗前	重点询问各种职业禁忌证的病史及有无吸食或注射毒品、长期服用依赖性精神药品史和治疗情况	内科常规检查、外科常规检查、耳科常规检查、眼科常规检查	血常规、尿常规、心电图、纯音听阈测试	复杂反应、速度估计、动视力		（1）身高。大型机动车驾驶员身高低于 155 cm，小型机动车驾驶员身高低于 150 cm。 （2）远视力。大型机动车驾驶员：两裸眼低于 4.0，并低于 5.0（矫正）；小型机动车驾驶员：两裸眼小于 4.0，并小于 4.9（矫正）。 （3）红绿色盲。 （4）听力。双耳平均听阈大于 30 dB（语频纯音气导）。 （5）血压。大型机动车驾驶员：收缩压大于 140 mmHg，舒张压大于 90 mmHg。小型机动车驾驶员：高血压 2 级或 3 级。 （6）深视力。低于（-22 mm）或大于（+22 mm）。 （7）暗适应。大于 30 s。 （8）复视、立体盲、严重视野缺损。 （9）器质性心脏病。 （10）癫痫。 （11）美尼尔氏病。 （12）眩晕。	

表 8-31（续）

作业状态	问诊	体格检查	实验室及其他检查		目标疾病		检查周期
			必检项目	选检项目	职业病	职业禁忌证	
						（13）癫病。 （14）震颤麻痹。 （15）精神疾病。 （16）痴呆。 （17）影响肢体活动的神经系统疾病。 （18）吸食或注射毒品、长期服用依赖性精神药品成瘾尚未戒除者	
在岗期间	重点询问各种职业禁忌证的证状及有无吸食或注射毒品、长期服用依赖性精神药品史和治疗情况	内科常规检查、外科常规检查、耳科常规检查、眼科常规检查	血常规、尿常规、心电图、纯音听阈测试	复杂反应、速度估计、动视力		（1）远视力。大型机动车驾驶员：两裸眼小于4.0，并低于5.0（矫正）。小型机动车驾驶员：两裸眼低于4.0，并低于4.9（矫正）。 （2）听力。双耳平均听阈大于30 dB（语频纯音气导）。 （3）血压。大型机动车驾驶员：收缩压大于140 mmHg，舒张压大于90 mmHg；小型机动车驾驶员：高血压2级或3级。 （4）器质性心脏病。 （5）癫痫。 （6）震颤麻痹。 （7）癫病。 （8）吸食或注射毒品、长期服用依赖性精神药品成瘾尚未戒除者	1年

五、视屏作业人员职业健康检查

1. 视屏作业（visual display terminal work，VDT work）

视屏作业是指在电子计算机的视屏显示终端进行操作工作，一般称为 VDT 作业。

近年来，随着社会的发展和科学技术的进步，自动化作业带来的远程监控在电力行业得到了广泛运用，对操作人员健康的影响也受到了越来越多的关注。

2. 视屏作业的危害

（1）身心紧张。长时间专注屏幕和文件及进行键盘操作可引起视力紧张和精神紧张。

（2）强制体位。VDT 作业时，操作者必须端坐、上臂垂直、前臂和手保持水平，长时间作业能引起持续的静态紧张，工作台和工作椅若不合适，更易造成某些肌肉群的过度紧张，表现为颈、肩、背、臂及腕、指关节的发僵、疼痛、麻木、痉挛等，一般称为"颈肩腕综合征"。

3. 视屏作业人员职业健康检查

视屏作业人员职业健康检查分为上岗前和在岗期间，其检查方法和检查项目要求见表8-32。

表8-32　视屏作业人员职业健康检查方法和检查项目要求

作业状态	问诊	体格检查	实验室及其他检查		目标疾病		检查周期
			必检项目	选检项目	职业病	职业禁忌证	
上岗前	询问上肢、手、腕部有无疼痛伴麻木、针刺感，甩手后症状是否减轻和恢复知觉，以及视觉有无模糊、流泪、眼睛疼痛等病史及症状	内科常规检查、外科常规检查、眼科常规检查	血常规、尿常规、心电图	颈椎正侧位X射线摄片、正中神经传导速度、类风湿因子		腕管综合征；类风湿性关节炎；颈椎病；矫正视力低于4.5	
在岗期间	询问上肢、手、腕部有无疼痛伴麻木、针刺感，甩手后症状是否减轻和恢复知觉，以及视觉有无模糊、流泪、眼睛疼痛等病史及症状	内科常规检查、外科常规检查、眼科常规检查	血常规、尿常规、心电图	颈椎正侧位X射线摄片、正中神经传导速度、类风湿因子		腕管综合征、类风湿性关节炎、颈椎病、矫正视力低于4.5	1年

六、高原作业人员职业健康检查

1. 高原环境对作业人员的危害

（1）高空、高原和高山均属于低气压环境。高山与高原是指海拔在3000 m以上的地点，海拔愈高，氧分压愈低。在低气压下工作，还会遇到强烈的紫外线和红外线、日温差大、温湿度低、气候多变等不利条件。

（2）低气压对人体的影响。低气压对人体的影响主要是人体对缺氧的适应性及其影响，特别是呼吸和循环系统受到的影响更为明显。在高原地区，大气中氧气随高度的增加而减少，直接影响肺泡气体交换、血液携氧和结合氧在体内释放的速度，使机体供氧不足，产生缺氧。初期，大多数人肺通气量增加，心率加快，部分人血压升高；适应后，心脏每分钟输出量增加后，脉搏输出量也增加。肺泡低氧引起肺小动脉和微动脉的收缩，造成肺动脉高压，使右心室肥大，这是心力衰竭的基础。血液中红细胞和血红蛋白有随海拔升高而增多的趋势。血液比重和血液黏滞度增加也是加重右心室负担因素之一。此外，初上高原，由于外界低气压，腹内气体膨胀，胃肠蠕动受限，消化液（如唾液、胃液和胆汁）减少，常见腹胀、腹泻、上腹疼痛等症状。轻度缺氧可使神经系统兴奋性增高，反射增强，海拔继续升高，则会出现抑郁症状。

2. 高原作业人员职业健康检查

高原作业人员职业健康检查分为上岗前、在岗期间、离岗时和应急职业健康检查，其检查方法和检查项目要求见表 8-33。

表 8-33　高原作业人员职业健康检查方法和检查项目要求

作业状态	问诊	体格检查	实验室及其他检查		目标疾病		检查周期
			必检项目	选检项目	职业病	职业禁忌证	
上岗前	重点询问高血压、心脏病史、造血系统疾病史及中枢神经系统疾病史等	内科常规检查、神经系统常规检查、眼科常规检查	血常规（包括红细胞压积）、尿常规、丙氨酸氨基转移酶、心电图、胸部 X 射线检查、肺通气功能测定			中枢神经系统器质性疾病、器质性心脏病、高血压、慢性阻塞性肺疾病、慢性间质性肺病、伴肺功能损害的疾病、贫血、红细胞增多症	
在岗期间	询问神经系统、心血管系统和呼吸系统症状	内科常规检查、神经系统常规检查、眼科常规检查	血常规（包括红细胞压积）、尿常规、丙氨酸氨基转移酶、心电图、胸部 X 射线摄片、肺通气功能测定	超声心动图	职业性慢性高原病	中枢神经系统器质性疾病、器质性心脏病、高血压、慢性阻塞性肺疾病、慢性间质性肺病、伴肺功能损害的疾病、贫血	1 年

表 8-33（续）

作业状态	问诊	体格检查	实验室及其他检查		目标疾病		检查周期
			必检项目	选检项目	职业病	职业禁忌证	
离岗时	询问神经系统、心血管系统和呼吸系统症状	内科常规检查、神经系统常规检查、眼科常规检查	血常规（包括红细胞压积）、尿常规、丙氨酸氨基转移酶、心电图、胸部 X 射线摄片、肺通气功能测定	超声心动图	职业性慢性高原病		
应急	询问神经系统、心血管系统和呼吸系统症状	内科常规检查、神经系统常规检查、眼科常规及眼底检查	血常规（包括红细胞压积）、尿常规、肝功能、肾功能、电解质、血气分析、心电图、胸部 X 射线摄片	超声心动图	职业性急性高原病		

第九章

输变电工程职业病危害因素的防护措施

第一节　变电站及线路工程职业病危害因素分析

一、生产过程中的职业病危害因素

化学毒物：六氟化硫及其分解产物。

物理因素：噪声、工频电场。

生产中可能存在的职业病危害因素见表 9-1。

表 9-1　生产中可能存在的职业病危害因素

单元	岗位	工作场所 / 设备	工作内容	职业病危害因素
电气系统	电气值班员	变压器、站用变压器、配电室、控制室等	设备巡检、监盘	工频电磁场、噪声、六氟化硫及其分解产物

二、劳动过程中的职业病危害因素

劳动过程中可能存在的职业性有害因素主要包括不合理的劳动组织和作息制度，以及显示装置、控制台、座椅等不符合人机工效学的设计。

变电站劳动组织大多采用四班三运转模式，每班工人工作时间为 6~8 h，工人可得到较充分的休息，由劳动组织和作息制度不合理造成的对工人健康的损害较小。

变电站自动化程度较高，工人工作时多数时间在控制室从事视屏操作。由于长时间采用坐姿工作，如果控制台、显示装置及座椅的设计不符合人机工效学的原理，可能使工人视力疲劳、下背痛或患有腕管综合征、颈肩腕综合征等工作相关疾病。

第二节　变电站职业病危害因素防护

一、站址选择要求

变电站站址选择应依据《工业企业设计卫生标准》（GBZ 1—2010）、《工业企业总平面设计规范》（GB 50187—2012）、《工业企业噪声控制设计规范》（GB/T 50087—2013）、《220 kV~750 kV 变电站设计技术规程》（DL/T 5218—2012）和《火力发电厂职业卫生设计规程》（DL 5454—2012），依据相关卫生、安全生产和环境保护等法律法规、标准，结合拟建建设项目生产过程的卫生特征及其对环境的要求、职业性有害因素的危害状况，结合建设地点现状与当地政府的整体规划以及水文、地质、气象等因素，进行综合分析而确定。

二、总平面及主要建（构）筑物布置要求

变电站总平面布置应符合《工业企业设计卫生标准》（GBZ 1—2010）、《工业企业总平面设计规范》（GB 50187—2012）、《变电站总布置设计技术规程》（DL/T 5056—2007）、《220 kV~750 kV 变电站设计技术规程》（DL/T 5218—2012）和《火力发电厂职业卫生设计规程》（DL 5454—2012）等有关标准、规范的规定。同时也应满足《火力发电厂与变电站设计防火规范》（GB 50229—2019）的具体要求。

三、绿化要求

（1）变电站绿化应节约用地，在不增加用地的前提下对变电站内无覆盖保护的场地进行绿化处理，以满足水土保持和改善站区运行环境的需要。宜充分利用站前区建筑物旁、路旁及其他空闲场地进行绿化。扩建、改建工程应对原绿化场地进行保护，尽量保留原有的绿地、树木，施工破坏处应恢复绿化。

（2）变电站绿化应根据地区特点因地制宜，根据当地土质、自然条件及植物的生态习性合理选择草种、树种或其他植物种类，并与周围环境相协调。

（3）湿陷性黄土和膨胀土场地的变电站不宜大面积绿化，可根据工程具体情况在站前区和主干道旁重点绿化。在湿陷性黄土场地应采取防止地基土受水浸湿的措施，预防地基土进水产生的不利影响。在膨胀土场地宜避免树木吸收水分而使房屋损坏。

（4）城市变电站绿化应与所在街区绿化相协调，满足美化市容要求。城市地下变电站的顶部宜覆土进行绿化。

（5）主入口、站前区附近宜配置观赏性和美化效果好的常绿树种、花草，以美

化站区环境。进出线下的绿化应满足带电安全距离要求。

四、生产工艺中职业病危害因素的防护设施

（一）工频电场、静电感应及非电离辐射防护

1. 工频电场防护

（1）变电站的工频电场应满足《工作场所有害因素职业接触限值 第 2 部分：物理因素》（GBZ 2.2—2007）以及《电力行业劳动环境监测技术规范 第 7 部分：工频电场、工频磁场监测》（DL/T 799.7—2019）对工频电场职业接触限值的相关要求，即工作场所的工频电场 8 h 加强平均接触限值为 5 kV/m，短时间接触限值为 10 kV/m。

（2）应按照《工作场所物理因素测量 第 3 部分：1 Hz~100 kHz 电场和磁场》（GBZ/T 189.3—2018）以及《电力行业劳动环境监测技术规范 第 7 部分：工频电场、工频磁场监测》（DL/T 799.7—2019）所规定的方法对变电站内隔离开关、变压器、进线、电容器、消弧线圈、电流/电压互感器、站内道路、保护室等作业人员现场作业相对集中的区域进行工频电场强度测量，根据测量结果确定变电站内工频电场职业暴露的关键控制区域。

（3）对于工频电场强度不能满足《工作场所有害因素职业接触限值 第 2 部分：物理因素》（GBZ 2.2—2007）中工频电场职业接触限值要求的区域，可以结合工程设计采取改变线路高度、设置屏蔽设施、改变相间距等措施；当无法采取上述措施时，工作人员应穿着工频电场防护服进入变电站内工频电场职业暴露的关键控制区域，同时采取优化作业人员工时制度的措施，降低作业人员在场强较大区域的职业暴露时间。

（4）在人员通常不去的地方，超高压输变电设备应用屏蔽网、罩等设施遮挡。

2. 静电感应防护

330 kV 及以上的配电装置内设备遮拦外的静电感应场强水平（离地 1.5 m 空间场强）不宜超过 10 kV/m。

3. 非电离辐射防护

（1）变电站微波辐射的卫生防护设计应符合《工作场所有害因素职业接触限值 第 2 部分：物理因素》（GBZ 2.2—2007）的规定。

（2）工作场所微波辐射职业接触限值见表 9–2。

表 9-2 工作场所微波职业接触限值

类型		日计量 / ($\mu W \cdot h \cdot cm^{-2}$)	8 h 平均功率密度 / ($\mu W \cdot cm^{-2}$)	非 8 h 平均功率密度 / ($\mu W \cdot cm^{-2}$)	短时间接触功率密度 / ($\mu W \cdot cm^{-2}$)
全身辐射	连续微波	400	50	400/t	5
	脉冲微波	200	25	200/t	5
肢体局部辐射	连续微波或脉冲微波	4000	500	4000/t	5

注：t 为辐射时间，单位为 h。

（3）短时间接触时卫生限值不得大于 5 $\mu W/cm^2$，同时需要使用个体防护用具。

（4）在变电站微波通信设计中，应选择符合相关规程的微波设备。

（5）对于微波辐射强度超过作业场所微波辐射卫生标准限量值的微波机房，应采取屏蔽措施，其屏蔽应接地。

（二）设有 SF_6 电气设备场所防护

（1）空气中 SF_6 气体容许浓度应满足《工作场所有害因素职业接触限值 第 1 部分：化学有害因素》（GBZ 2.1—2019）的要求，即空气中 SF_6 气体容许浓度不得超过 6000 mg/m^3。

（2）SF_6 电气设备的配电装置室及检修室，应设置机械排风装置，室内空气不允许再循环。SF_6 电气设备配电装置室应设事故排风装置。

（3）SF_6 电气设备配电装置室应配备 SF_6 气体净化回收装置，在户内设备安装场所的地面应安装带报警装置的氧量仪和 SF_6 浓度仪。

（三）噪声防护

（1）变电站的噪声职业接触限值应满足《工作场所有害因素职业接触限值 第 2 部分：物理因素》（GBZ 2.2—2007）中"11 噪声职业接触限值"的要求。

变电站内各类工作场所噪声限值应符合表 9-3 的规定。

表 9-3 变电站内各类工作场所噪声限值

工作场所	噪声限值 /dB（A 声级）
值班室、休息室、办公室、实验室	70
计算机房	70
集中控制室、通信室、电话总机室、消防值班室，一般办公室、会议室、实验室室内背景噪声级	60
值班宿舍室内背景噪声级	55

注：①室内背景噪声级指室外传入室内的噪声级。

②变电站站界噪声限值应符合《工业企业厂界环境噪声排放标准》（GB 12348—2008）的有关规定。

（2）变电站的噪声与振动防治应在控制声源、振源强度的基础上，采取隔声、吸声及隔振等措施。

（3）具有生产性噪声的建筑物或户外高噪声设备应尽量远离其他非噪声作业建筑物、行政区和生活区。

（4）室内噪声控制要求较高的房间，当室外噪声级较高时，其围护结构应有较好的隔声性能，尽量使墙、门、窗、楼板、顶棚等各围护构件的隔声量相接近。隔声构件应满足下列规定。

①应选用隔声门。

②当需朝向强噪声源设窗时，应采用隔声玻璃窗。

③围护结构所有孔洞缝隙，均应严密填塞。

④在条件许可时，宜采用隔声量高的轻质复合结构作为隔声构件。

⑤当采用单位面积质量小于 $30\,kg/m^2$ 的轻质双层结构作隔声构件时，应防止由于空气间层的弹性作用而可能产生的共振。可在空气间层中填充多孔吸声材料。

（5）对于室内噪声控制要求较高的房间，除采取隔声措施外，室内壁面、顶棚等可进行吸声处理。

（6）当振动对周围工作环境和操作者产生影响与干扰时，应进行隔振设计。

五、个体防护及卫生设施

（1）加强对劳动防护用品的管理，严格落实我国关于劳动防护管理的规定。在高空、高压巡线时应穿戴合格的屏蔽衣、防护手套、防护帽等。

（2）对于有噪声的工作区域，应戴好耳塞或者耳罩。

（3）对于存在有毒、有害气体和粉尘的环境，需要落实工作人员的眼、口、鼻等部位的防护用具。

（4）设置男女更衣室、淋浴室等，设置合理数量的男女卫生间、盥洗室、饮水处、休息处。

六、应急救援措施

（1）建立安全事故应急处理组织机构。

（2）根据企业自身特点及需求，制定职业病危害事故应急预案。

（3）委托设置职业病科的医院承担职业病应急救援任务。

第三节 输电线路职业病危害因素防护

对于输电线路职业病危害，重点考虑在线路巡检、输变电检修等作业过程中，作业人员受到工频电磁场及外部环境中高温等恶劣工作条件的影响。

一般来说，输电线路的线高在设计时已考虑了对线下跨越非长期住人建筑物和临近民房处离地面 1.5 m 高处的未畸变电场的控制，因此，工频电场对巡检人员不会构成职业病危害。高温对巡检人员的伤害可以通过合理安排作息时间和采取个人防护的方法加以防护。

第十章

火力发电厂职业病危害因素的防护措施

第一节　防止粉尘危害的措施

本节主要包括燃煤电厂运煤、卸煤系统，储煤场，除灰渣系统，石灰石储存、制备及运输系统的粉尘防治设施设计，以及垃圾焚烧发电厂及生物质发电厂粉尘防治设施设计。

一、运煤、卸煤系统

运煤、卸煤系统的防止粉尘危害的措施以《火力发电厂运煤设计技术规程　第2部分：煤尘防治》（DL/T 5187.2—2019）、《火力发电厂运煤设计技术规程　第1部分：运煤系统》（DL/T 5187.1—2016）和《火力发电厂职业卫生设计规程》（DL 5454—2012）为设计依据。

（1）运煤系统煤尘综合防治设计及工作场所煤尘浓度限值应符合下述标准。

①煤尘中含有10%及以上游离二氧化硅时，工作地点空气中8 h时间加权平均的总尘浓度不应大于1 mg/m³，呼吸性粉尘浓度不应大于0.7 mg/m³；短时间接触容许总尘浓度不应大于2 mg/m³，短时间接触容许呼吸性粉尘浓度不应大于1.4 mg/m³。

②煤尘中含有10%以下游离二氧化硅时，工作地点空气中8 h时间加权平均的总尘浓度不应大于4 mg/m³，呼吸性粉尘浓度不应大于2.5 mg/m³；短时间接触容许总尘浓度不应大于8 mg/m³，呼吸性粉尘浓度不应大于5 mg/m³。

（2）运煤系统机械除尘系统的排风应采用有组织排放，排气筒的设置和排放浓度应符合下列规定。

①除尘器排气筒高度不应小于15 m，且高出所在建筑物屋面的高度不宜小于2 m。

②排气筒最高允许排放速率应满足大气污染物综合排放标准及相关要求。

③煤尘中含有10%及以上游离二氧化硅时，排气筒排放浓度不应大于30 mg/m³。

④煤尘中含有10%以下游离二氧化硅时，排气筒排放浓度不应大于60 mg/m³。

（3）运煤建筑物内布置的除尘器排气筒应接至室外安全地点，当除尘设备的排气筒无法排向大气而直接排入工作场所时，排气筒粉尘排放浓度不应大于工作场所粉尘允许浓度的30%。

（4）在满足工艺功能要求的前提下，运煤系统应满足下列防尘要求。

①卸煤场所宜设置挡风抑尘设施。

②宜采用封闭储煤方式。

③运煤流程应减少转运环节。

④运煤系统的设备、物料转运点管道、导料槽和带式输送机应有密闭、防尘和防止撒落煤的措施。

⑤筒仓和原煤仓的入料口宜采取半封闭措施。

（5）运煤系统中的落煤管法兰连接处及各运煤设备检查门四周应设置密封设施。

（6）采用移动带式输送机或卸料车卸煤时，落煤口宜设置密封设施。

（7）采用犁式卸料器卸煤时，落煤管应装设锁气挡板。

（8）带式输送机导料槽落料点煤流下落不对中时，可在进入导料槽的落煤管端部加设具有纠正煤流功能的设备。

（9）带式输送机头部滚筒处应装设输送带承载面清扫器，头部漏斗内部清扫下来的煤不应造成二次堆积。带式输送机尾部的输送带回程段或其他改向滚筒前应装设输送带空段清扫器。

（10）当采用普通落煤管落差大于4 m时，落煤管出口宜设置缓冲锁气器；当落差大于10 m时，落煤管中部可增设缓冲锁气器或缓冲滚筒。

（11）带式输送机尾部受料点宜布置缓冲床，缓冲床长度宜按大于1.2倍带宽设置。

（12）转运站受料点宜设置采取密闭措施的容积式导料槽。

（13）容积式导料槽内应在吸尘罩前后及落灰管前后设置橡胶挡帘。导料槽出口煤流上部应采用金属板封闭，金属板下边缘与煤流之间应采用梳状橡胶挡帘封闭。

（14）容积式导料槽内可在吸尘罩前设置一级惯性降尘装置。

（15）翻车机、汽车卸煤区、叶轮给煤机、转运点碎煤机及原煤仓入料口等局部扬尘点宜根据煤尘特性设置微雾抑尘系统。

（16）易受环境风速影响的扬尘点周围区域宜采取防风措施，进行局部封闭。

（17）缝式煤槽下通廊应设通风换气设施。

（18）缝式煤槽出口应加设挡煤帘或挡煤板，挡煤帘或挡煤板上方应设置悬挂装置。

（19）缝式煤槽上口或螺旋卸车机上宜设置喷水抑尘装置。

（20）卸煤沟的地下部分、运煤隧道及地下转运站等应设置通风除尘装置，并设置防潮设施。

二、储煤场及其他

（1）储煤场应设有适当的防尘设施。堆煤作业可采取降低落煤高度和喷水抑尘等措施。储煤场应设置能覆盖全部煤堆的洒水系统，洒水系统布置不应妨碍煤场设备的正常运行。

（2）煤筛及碎煤机前后的落煤管和钢煤斗应采取密封措施。

（3）露天或封闭煤场均宜设置覆盖整个煤堆面积的煤场喷淋设施或射雾器，其中，煤场喷淋设施可兼作原煤加湿设施。

（4）露天煤场周围应设置防风抑尘网。

（5）悬臂式斗轮堆取料机和门式斗轮堆取料机上应设有喷水抑尘装置，堆取料机宜根据煤尘特性设置微雾抑尘系统。

（6）当采用抓斗式或连续式卸船机卸煤时，应选用在设备本体的落煤点处带有喷雾装置的机型。

（7）采用装卸桥煤场时，在装卸桥受煤斗上、下部给煤机向地面带式输送机给料处，宜采取抑尘措施。

（8）采用圆形煤场时，储煤场的堆料机无变幅机构在高位堆料时，在卸料处应设有伸缩落煤管及抑尘设施。

（9）当前后带式输送机为垂直交叉布置时，应降低转运点落差，但不宜采用可逆短带式输送机。

（10）当采用移动带式输送机或卸料车卸煤时，应有落煤口的密封措施。带式输送机卸料滚筒处，应装设胶带承载面清扫器。在尾部滚筒改向前和垂直拉紧装置第一个改向滚筒前（靠头部滚筒一段）的胶带非承载面应装设空段清扫器。

三、运煤系统积尘清扫

（1）运煤系统的栈桥、地下卸煤沟、转运站、碎煤机室、拉紧装置小室、驱动站、圆筒仓和煤仓间带式输送机层等地面应采用水力清扫。

（2）为便于地面清洗水排出，输煤栈桥（道）的水平长度不宜超过 15 m，当水平长度超过 15 m 时宜采用不小于 1% 的地面坡度。

（3）地面积尘清扫收集后的煤粉应回收。

（4）运煤建筑物内宜选用不易积尘、便于清扫的采暖散热器。

（5）当锅炉本体设置真空清扫时，煤仓间带式输送机层内的运煤设备、除尘设施、电缆桥架、电气表盘（柜）等不宜水冲洗部位应设置真空清扫系统。

（6）对于煤仓间带式输送机层的真空清扫，宜每台炉设置一套管道系统。

四、运煤系统粉尘监测

（1）运煤系统宜设置作业环境粉尘监测系统，监测方式可采用在线监测或定期监测。

（2）运煤系统宜在下列位置设置粉尘监测采样测点。

①翻车机上、下平台各设一个测点。

②每个转运站输送带头部和尾部各设一个测点，带式输送机长度超过100 m时宜增一个测点。

③煤仓间每台机组的犁煤器处设以一个测点。

④碎煤机室、筛煤机室各设一个测点。

⑤给煤机处设一个测点。

⑥地下卸煤沟设一个测点，卸煤沟长度超过60 m时，每间隔60 m宜增设一个测点。

（3）运煤系统的除尘器进风管道和排气筒宜设置粉尘监测采样测点和监测平台。

五、煤质采制样煤尘防治措施

（1）煤质采制样室设置通风设施，室内煤尘浓度应符合本节"一、运煤、卸煤系统"中（1）的有关要求。

（2）采制样室设置粉尘监测系统。

六、除灰渣系统

（1）采用气力除灰系统应采取防泄漏措施。

（2）正压气力输灰系统中当省煤器、脱硝装置灰斗的排灰输送至干渣仓时，干渣仓排气过滤器应设置排风机，滤袋应采用耐高温材质。

（3）正压气力输灰系统排气过滤器宜采用脉冲反吹式袋式除尘器，排气过滤器排气含尘浓度不应大于30 mg/m³。排气过滤器的过滤风速不宜大于0.8 m/min。

（4）负压气力输送系统的收尘设备可采用组合式除尘器。袋式除尘器的过滤风速不宜大于0.8 m/min，效率不应小于99.9%。袋式除尘器应装有自动脉冲反吹装置。

（5）澄清池或高效浓缩机、缓冲水池应设置排污设施，排污（如沉积的灰渣）应送回脱水仓。

（6）磨煤机石子煤斗排料时宜采取抑尘措施。

（7）空气压缩机的吸气口应设置空气过滤装置。

（8）灰库库顶应设袋式排气过滤器和真空压力释放阀。

（9）干渣仓、石子煤仓应设袋式排气过滤器。

（10）灰库、渣库装车系统应设置防尘、抑尘设施。

（11）灰库、渣库、除尘器下应设置地面清扫及排污设施。

（12）调湿灰渣外运应采用调湿灰专用自卸汽车并采取有效的抑尘和防遗撒措施。干灰外运可采用密封自卸罐车。

（13）采用汽车运输灰渣时，应设有汽车冲洗设施。

（14）当电厂自备运灰渣车辆数量较多时，应设汽车维修间、调度值班室及必要的清洁卫生设施。

（15）厂外输灰系统采用带式输送机输送灰渣时，带式输送机转运站落差应尽量减小，转运站应设有除尘装置。

七、石灰石储存、制备及输送

（1）石灰石粉尘防治工程设计应保证工作场所空气中的粉尘浓度符合下列规定。

①工作地点空气中 8h 的时间加权平均总尘浓度不应大于 $8\,mg/m^3$，呼吸性粉尘浓度不应大于 $4\,mg/m^3$；

②短时间接触容许总尘浓度不应大于 $16\,mg/m^3$，呼吸性粉尘浓度不应大于 $8\,mg/m^3$。

（2）石灰石卸料及输送采用密封性能良好的斗链提升机和输送机。

（3）厂内石灰石粉制备车间粉仓与石灰石粉库宜合并设置。分开设置时，制备车间粉仓与石灰石粉库间的转运可采用正压气力输送或密闭自卸汽车。

（4）石灰石粉库（仓）顶应设袋式除尘器。

（5）石膏采用石膏库储存，在卸料、运输过程中应防止石膏撒落，汽车为全封闭自卸式卡车。

八、个人防护措施

应根据《工业企业设计卫生标准》（GBZ 1—2010）、《呼吸防护用品的选择、使用与维护》（GB/T 18664—2002）的有关要求采取个人防护措施。

1. 呼吸防护用品选择

（1）一般原则。

①在没有防护的情况下，任何人都不应暴露在能够或可能危害健康的空气环境中。

②应根据国家职业卫生标准规定浓度 [本节"一、运煤、卸煤系统"中（1）的有关要求] 对作业中的空气环境进行评价，判定危害程度。

③应首先考虑采取工程措施控制有害环境的可能性。若工程控制措施因各种原因无法实施，或无法完全消除有害环境，以及在工程控制措施未生效期间，应根据本节中"八、个人防护措施""1.呼吸防护用品选择"（2）（3）（4）的规定选择适合的呼吸防护用品。呼吸防护用品分类见表 10–1。

表 10-1　呼吸防护用品分类

过滤式			隔绝式			
自吸过滤式		送风过滤式	供气式		携气式	
半面罩	半面罩		正压式	负压式	正压式	负压式

④应选择国家认可的、符合标准要求的呼吸防护用品。

⑤选择呼吸防护用品时也应参照使用说明书的技术规定，符合其适用条件。

⑥若需要使用呼吸防护用品预防有害环境的危害，用人单位应建立并实施规范的呼吸保护计划。

（2）根据有害环境选择。

按照式（10-1）判定危害因数：

$$危害因数 = \frac{空气污染物浓度}{国家职业卫生标准浓度} \qquad （10-1）$$

（3）根据危害程度选择呼吸防护用品。应选择指定防护因数（APF）大于危害因数的呼吸防护用品。各类呼吸防护用品的 APF 见表 10-2。

表 10-2　各类呼吸防护用品的 APF

呼吸防护用品类型	面罩类型	正压式	负压式
自吸过滤式	半面罩	不适用	10
	全面罩		100
送风过滤式	半面罩	50	不适用
	全面罩	大于 200 且小于 1000	
	开放型面罩	25	
	送气头罩	大于 200 且小于 1000	
供气式	半面罩	50	10
	全面罩	1000	100
	开放型面罩	25	不适用
	送气头罩	1000	
携气式	半面罩	大于 1000	10
	全面罩		100

（4）根据有害环境选择呼吸防护用品。对于颗粒物的防护，可选择隔绝式或过滤式呼吸防护用品，见表10-3。

表 10-3　根据有害环境选择呼吸防护用品

有害环境			适用的呼吸防护用品种类																		
			隔绝式									过滤式									
			携气式				供气式					送风过滤式						自吸过滤式			
			正压式		负压式		正压式			负压式		防尘			防尘防毒			防尘		防尘防毒	
			H	F	H	F	H	T	L	H	F	H	T	L	H	T	L	H	F	H	F
空气污染物为颗粒物	危害因数	< 10	√	√	√	√	√	√	√	√	√	√	√	√	√	√	√	√	√	√	√
		< 25	√	√		√	√	√	√		√	√	√	√	√	√	√		√		√
		< 50	√	√		√	√	√			√	√	√		√	√			√		√
		≤ 100	√	√		√		√			√		√			√			√		√
		> 1000	√	√				√					√			√					
		> 1000	√	√																	

注：1.√表示允许用。

2.H表示半面罩；F表示全面罩；T表示全面罩和送气头罩；L表示开放型面罩。

2. 过滤式防护用品过滤元件更换

防尘过滤元件的使用寿命受颗粒物浓度、使用者呼吸频率、过滤元件规格及环境条件的影响。随颗粒物在过滤元件上的富集，呼吸阻力将逐渐增大，以致不能使用。当下述情况出现时，应更换过滤元件。

（1）使用自吸过滤式呼吸防护用品人员感觉呼吸阻力明显增大时。

（2）使用电动送风过滤式防尘呼吸防护用品人员确认电池电量正常，而送风量低于生产者规定的最低限值时。

（3）使用手动送风过滤式防尘呼吸防护用品人员感觉送风阻力明显增大时。

3. 防护用品维护

（1）呼吸防护用品检查与保养。

①应按照呼吸防护用品使用说明书中有关内容和要求，由受过培训的人员实施检查和维护，对使用说明书未包括的内容，应向生产者或经销者咨询。

②应对呼吸防护用品做定期检查和维护。

③不允许采取任何方法自行延长已经失效的过滤元件的使用寿命。

（2）呼吸防护用品清洗与消毒。

①个人专用的呼吸防护用品应定期清洗和消毒，非个人专用的呼吸防护用品每次使用后都应清洗和消毒。

②不允许清洗过滤元件。可更换过滤元件的过滤式呼吸防护用品清洗前应将过滤元件取下。

③清洗面罩时，应按照使用说明书要求拆卸有关部件，使用软毛刷在温水中清洗，或在温水中加入适量中性洗涤剂清洗，清水冲洗干净后在清洁场所防晒风干。

（3）呼吸防护用品储存。

①呼吸防护用品应保存在清洁、干燥、无油污、无阳光直射和无腐蚀性气体的地方。

②若呼吸防护用品不经常使用，建议将其放入密封袋内储存。储存时应避免面罩变形。

③所有紧急情况和救援使用的呼吸防护用品应保持待用状态，并置于适宜储存、便于管理、取用方便的地方，不得随意变更存放地点。

九、垃圾焚烧发电厂粉尘防护

垃圾焚烧发电厂的粉尘防护可参考本节燃煤电厂的粉尘防护设施设计，并满足以下要求。

（1）活性炭、水泥、石灰等主要物料存储及输送均为密闭形式；石灰石投料口、活性炭投料口下方安装有内置式吸风管道，使化浆罐保持负压，并安装有集尘器。

（2）活性炭储仓、石灰储仓、飞灰储仓、水泥储仓均设置布袋除尘器。

（3）焚烧炉、余热锅炉、反应塔和布袋除尘器采用负压工作方式。

（4）除渣宜采用湿式除渣；飞灰稳定站物料运输设备应自带除尘器，收集的粉尘直接排至埋刮板输送机。

十、生物质发电厂粉尘防护

生物质发电厂粉尘防护可参照本节燃煤电厂的粉尘防护设施设计，并满足以下要求。

（1）石灰等粉状物料存储及输送均采用密闭形式，石灰石投料口下方安装有内置式吸风管道，使化浆罐保持负压，并安装有集尘器。

（2）受料斗处设计喷雾消尘装置，设计锅炉燃烧炉内为负压燃烧，使其周围一般情况下不存在粉尘逸散，除尘器附近、灰库卸灰口、排渣处等为主要锅炉灰渣粉尘逸散点，设计高效布袋除尘器，用于降低工作场所的粉尘浓度。

（3）除渣宜采用湿式除渣，飞灰运输设备应自带除尘器，收集的粉尘直接排至埋刮板输送机。

第二节 防止高温、低温危害的措施

电力工程产生高温危害的作业场所主要集中在锅炉区域、汽机房以及布置除氧器和加热器的区域，这些区域有烟气及热风系统，蒸汽、给水及汽轮机和热力系统内的管道和辅助设备等。低温危害的作业场所集中在户外场所和一些值班人员的车间。

防止高温、低温危害的措施主要涉及高温设备的隔热和保温以及配备相应的个人防护装备。防止高温、低温危害的措施应符合《工业企业设计卫生标准》（GBZ1—2010）、《工作场所有害因素职业接触限值 第 2 部分：物理因素》（GBZ 2.2—2007）、《发电厂供暖通风与空气调节设计规范》（DL/T 5035—2016）、《火力发电厂汽水管道设计规范》（DL/T 5054—2016）、《电厂动力管道设计规范》（GB 50764—2012）、《火力发电厂保温油漆设计规程》（DL/T 5072—2007）、《个体防护装备配备规范 第 1 部分：总则》（GB 39800.1—2020）以及《个体防护装备配备规范 第 6 部分：电力》（GB 39800.6—2023）的规定要求。

一、高温设备隔热和保温

（一）隔热措施

（1）对于工作人员较长时间直接受辐射热影响的工作地点，当其热辐射强度大于或等于 350 W/m² 时，应采取隔热措施；受辐射热影响较大的工作室应隔热。

（2）较长时间操作的工作地点，当热环境达不到卫生要求时应设置局部送风。

（3）当采用不带喷雾的轴流式通风机进行局部送风时，工作地点的风速应符合下列规定。

①轻劳动地点的风速应为 2~3 m/s。

②中劳动地点的风速应为 3~5 m/s。

③重劳动地点的风速应为 4~6 m/s。

（4）局部送风系统宜符合下列规定。

①送风气流宜从人体的前侧上方倾斜吹到头、颈和胸部，也可从上到下垂直送风。

②送到人体上的有效气流宽度宜采用 1 m；对于室内散热量小于 23 W/m² 的轻劳动，可采用 0.6 m。

③当工作人员活动范围较大时，宜采用旋转送风口。

（5）特殊高温的小工作室应采取密闭、隔热措施，并应采用空气调节设备降温。

（二）保温措施

（1）具有下列情况之一的设备、管道及其附件必须按照不同要求予以保温。

①外表面温度高于 50 ℃且需要减少散热损失者。

②要求防冻、防凝露或延迟介质凝结者。

③工艺生产中不需保温、其外表面温度超过 60 ℃，而又无法采取其他措施防止烫伤的部位。

（2）需要防止烫伤的部位应在下列范围内设置防烫伤保温。

①管道距地面或平台的高度小于 2100 mm。

②与操作平台水平距离小于 750 mm。

（3）除防烫伤要求保温的部位外，下列设备、管道及其附件可不保温。

①排气管道、放空气管道。

②直吹式制粉系统中介质温度小于 80 ℃的煤粉管道（寒冷地区露天布置除外）。

③输送易燃、易爆介质时，要求及时发现泄漏的设备和管道上的法兰、人孔等附件。

④工艺要求不能保温的管道和附件。

（4）环境温度不高于 27 ℃时，设备和管道保温结构外表面温度不应超过 50 ℃；环境温度高于 27 ℃时，保温结构外表面温度可比环境温度高 25 ℃。对于防烫伤保温，保温结构外表面温度不应超过 60 ℃。

（5）保温材料的主要物理化学性能除应符合国家现行有关产品标准外，其使用状态下的热导率和密度尚应符合表 10-4 的要求。

表 10-4　保温材料热导率和密度最大值

介质温度 /℃	热导率最大值 / ($W \cdot m^{-1} \cdot K^{-1}$)	密度最大值 / ($kg \cdot m^{-3}$)		
		硬质保温制品	半硬质保温制品	软质保温制品
450~650	0.11	220	200	150
＜ 450	0.09			

注：热导率最大值是指在保温结构外表面温度为 50 ℃时。

（6）保温材料应按照《建筑材料及制品燃烧性能分级》（GB 8624—2012）选用不燃类材料，并应符合环保要求。

（7）保温设计采用保温材料的物理化学性能检验报告必须是由具备国家相应资质的法定检测机构按照国家标准检验而提供的原始文件。

（8）保温层材料选择应符合下列原则。

①保温材料及其制品的推荐使用温度应高于设备和管道的设计温度或介质的最高

温度；对于要进行吹扫的管道，应高于吹扫介质温度。

②在保温材料物理化学性能满足工艺要求的前提下，应优先选用热导率小、密度小、造价合理、施工方便的保温材料。

二、防止低温伤害措施

（1）凡近十年每年最冷月平均气温不高于 8℃ 的，月数不少于 3 个月的地区应设集中采暖设施，少于 2 个月的地区应设局部采暖设施。当工作地点不固定，需要持续低温作业时，应在工作场所附近设置取暖室。

（2）冬季寒冷环境工作地点采暖温度应符合表 10-5 的要求。常见职业体力劳动强度分级表见表 10-6。

表 10-5　冬季寒冷环境工作地点的采暖温度（干球温度）

体力劳动强度级别	采暖温度 /℃
I	≥ 18
II	≥ 16
III	≥ 14
IV	≥ 12

注：①体力劳动强度分级见表 10-6，其中 I 级代表轻劳动，II 级代表中等劳动，III 级代表重劳动，IV 级代表极重劳动。

②当作业地点劳动者人均占用较大面积（50~100 m³）、劳动强度为 I 级时，其冬季工作地点采暖温度可低至 10 ℃，II 级时可低至 7 ℃，III 级时可低至 5 ℃。

③当室内散热量小于 23 W/m³ 时，风速不宜大于 0.3 m/s；当室内散热量不小于 23 W/m³ 时，风速不宜大于 0.5 m/s。

表 10-6　常见职业体力劳动强度分级表

体力劳动强度分级	职业描述
I（轻劳动）	坐姿：手工作业或腿的轻度活动（正常情况下，如打字、缝纫、脚踏开关等）。立姿：操作仪器，控制、查看设备，上臂用力为主的装配工作
II（中等劳动）	手和臂持续动作（如锯木头等）；臂和腿的工作（如卡车、拖拉机或建筑设备等运输操作）；臂和躯干的工作（如锻造、风动工具操作、粉刷、间断搬运中等重物、除草、锄田，摘水果和蔬菜等）
III（重劳动）	臂和躯干负荷工作（如搬重物、铲、锤锻、锯创或凿硬木、割草、挖掘等）
IV（极重劳动）	大强度的挖掘、搬运，快到极限节律的极强活动

（3）采暖地区的生产辅助用室冬季室温宜符合表 10-7 中的规定。

表 10-7　生产辅助用室的冬季温度

辅助用室名称	气温 /℃
办公室、休息室、就餐场所	≥ 18
浴室、更衣室、妇女卫生室	≥ 25
厕所、盥洗室	≥ 14

注：工业企业辅助建筑，风速不宜大于 0.3 m/s。

（4）冬季采暖室外计算温度不大于 -20 ℃的地区，为防止车间大门长时间或频繁开放而受冷空气的侵袭，应根据具体情况设置门斗、外室或热空气幕。

三、个人防护措施

（1）对于在高温车间进行巡回检查的工作人员，当温度不小于 35 ℃时，及时减少高温作业巡检时间。

（2）在具有高温环境和可能引起工作人员中暑区域附近，设置可制冷的饮水机等，饮水机应置于明显位置或设有明显指示标识，确保工作人员无中暑职业病发生。

（3）用人单位应在高温季节期间定期向职工发放防暑降温用品。

（4）用人单位应根据实际工作条件为职工配备高温个体防护装备，个体防护装备见表 10-8。

表 10-8　高温个体防护装备表

序号	防护用品品类	防护性能说明
1	隔热阻燃鞋	防御高温、熔融金属火花和明火等伤害
2	焊接防护鞋	防御焊接作业的火花、熔融金属、高温金属、高温辐射对足部的伤害
3	焊接防护服	用于焊接作业，防止作业人员遭受熔融金属飞溅及其热伤害
4	镀反射膜类隔热服	防止高热物质接触或强烈热辐射伤害
5	热防护服	防御高温、高热、高湿度

（5）针对低温作业。尽量采取机械化、自动化工艺技术，减少低温作业时间；做好防寒保暖措施；劳动者应该配备防寒服等个人防护用品。

第三节　防止噪声、振动危害的措施

防止噪声、振动危害的措施设计主要涉及总平面布置优化，工艺、管线设计与设备选型，车间布置优化，隔声、消声、吸声措施，隔振措施以及个人防护装备等内容。防止噪声、振动危害的措施设计应符合《工业企业设计卫生标准》（GBZ 1—2010）、《工作场所有害因素职业接触限值 第 2 部分：物理因素》（GBZ 2.2—2007）、《燃气发电厂噪声防治技术导则》（DL/T 1545—2016）、《工业企业噪声控制设计规范》（GB/T 50087—2013）以及《个体防护装备配备规范 第 1 部分：总则》（GB 39800.1—2020）以《个体防护装备配备规范 第 6 部分：电力》（GB 39800.6—2023）的规定要求。

一、总体设计中的噪声控制

（一）噪声控制限值

火电厂内各类工作场所噪声限值应符合表 10–9 的规定。

表 10–9　火电厂内各类工作场所噪声限值

工作场所	噪声限值 /dB（A 声级）
生产车间	85
车间内值班室、观察室、休息室、办公室、实验室、设计室室内背景噪声级	70
计算机房	70
主控室、集中控制室、通信室、电话总机室、消防值班室，一般办公室、会议室、设计室、实验室室内背景噪声级	60
值班宿舍室内背景噪声级	55

注：1. 生产车间噪声限值为每周工作 5 d，每天工作 8 h 等效声级；对于每周工作 5 d，每天工作时间不足 8 h，需计算 8 h 等效声级；对于每周工作日不足 5 d，需计算 40 h 等效声级。

2. 室内背景噪声级指室外传入室内的噪声级。

3. 火电厂脉冲噪声 C 声级峰值不得超过 140 dB。

（二）总平面设计

（1）火电厂的总平面布置在满足工艺流程要求的前提下，应符合下列规定。

①结合功能分区与工艺分区，应将生活区、行政办公区与生产区分开布置，高噪声厂房与低噪声厂房分开布置。厂区内主要噪声源宜相对集中，并远离厂区内外要求安静的区域。

②主要噪声源及生产车间周围宜布置对噪声不敏感的、高大的、朝向有利于隔声的建筑物、构筑物。高噪声区与低噪声区之间宜布置仓库、料场等。

③对于室内要求安静的建筑物，其朝向布置与高度应有利于隔声。

（2）火电厂的立面布置应利用地形、地物隔挡噪声；主要噪声源宜低位布置，对噪声敏感的建筑宜布置在自然屏障的声影区中。

（3）厂区内交通运输设计在满足各种使用功能要求的前提下，应符合下列规定。

①厂区内主要交通运输线路不宜穿过噪声敏感区。

②在厂区内交通运输线路两侧布置生活、行政设施等建筑物，应与其保持适当距离。

③在噪声敏感区布置道路宜采用尽端式布置。

（三）工艺、管线设计与设备选型

（1）火电厂的工艺设计在满足生产要求的前提下，应符合下列规定。

①应减少冲击性工艺。

②块状物料输送应降低落差。

③应采用减少向空中排放高压气体的工艺。

④采用操作机械化和运行自动化的设备工艺宜远距离监视操作。

（2）火电厂的管线设计在满足工艺要求的前提下，应符合下列规定。

①应降低管道内的流速，管道截面不宜突变，管道连接宜采用顺流走向。

②管线上阀门宜选用低噪声产品。

③管道与振动强烈的设备连接，应采用柔性连接。

④振动强烈的管道支撑不宜采用刚性连接。

⑤辐射强噪声的管道宜布置在地下或采取隔声、消声处理措施。

（3）火电厂宜选用噪声较低、振动较小的设备。主要噪声源设备的选择应收集和比较同类型设备的噪声指标后综合确定。

（4）火电厂设计中的设备选型应包括噪声控制专用设备。

（四）车间布置

（1）在满足工艺流程要求的前提下，高噪声设备宜相对集中，并宜布置在车间的一隅。当对车间环境仍有明显影响时，则应采取隔声等控制措施。

（2）振动强烈的设备不宜设置在楼板或平台上。

（3）设备布置时，应预留配套噪声控制专用设备安装和维修所需的空间。

二、隔声、消声、吸声措施

（一）隔声措施

（1）将噪声控制在局部空间范围内的场合应进行隔声设计。

（2）对声源进行隔声设计，可采用在隔声罩或声源所在车间采取隔声围护结构的形式；对噪声传播途径进行的隔声设计可采用隔声屏障的结构形式；对接收者进行的隔声设计可采用隔声间的结构形式。必要时也可同时采用上述几种结构形式。

（3）对车间内独立的强噪声源，在满足操作、维修及通风冷却等要求的情况下，根据隔声罩的插入损失，采用相应形式的隔声罩。隔声罩插入损失可按照表 10-10 的规定选取。

表 10-10　隔声罩的插入损失

隔声罩结构形式	插入损失 /dB（A 声级）
固定密封型	30~40
活动密封型	15~30
局部开敞型	10~20
带有通风散热消声器的隔声罩	15~25

（4）对人员多、强噪声源分散的大车间，可设置隔声屏障或带有生产工艺孔洞的隔墙，将车间在平面上划分为几个不同强度的噪声区域。

（5）当不宜对声源做隔声处理，且操作管理人员不定期停留在设备附近时，应在设备附近设置控制、监督、观察、休息用的隔声间。

（6）隔声设计应防止孔洞与缝隙的漏声。对于构件的拼装节点、电缆孔、管道的通过部位等声通道，应进行密封或消声处理设计。

（7）设计隔声结构应收集隔声构件固有隔声量的实测数据。

（8）单层隔声结构的设计应符合下列规定。

①应使被控制噪声源的峰值频率处于结构的共振频率和吻合频率之间。

②可选用复合隔声结构。

（9）双层隔声结构设计应符合下列规定。

①隔声结构的共振频率应低于被控制噪声源的峰值频率；空气层的厚度不宜小于 50 mm。

②隔声结构的吻合频率不宜出现在中频段；双层结构各层的厚度不宜相同，或采用不同刚度，或施加阻尼。

③双层结构间的连接应减少出现声桥。

④双层结构间宜填充多孔吸声材料。

（10）隔声门窗的设计与选用应符合下列规定。

①在满足隔声要求的前提下应选用定型产品。

②应防止缝隙漏声，同时门窗的隔声性能应与缝隙处理的严密性相适应。

③对采用单层隔声门不能满足隔声要求的情况，可设计有两道隔声门的声阱；声阱的内壁面应具有较高的吸声性能，两道门宜错开布置。

④对采用单层隔声窗不能满足隔声要求的情况，可设计双层或多层隔声窗。

⑤特殊情况可设计专用的隔声门窗。

（11）隔声间的设计应符合下列规定。

①对隔声要求高的隔声间，宜采用以实心砖等建筑材料为主的隔声结构；必要时，墙体与屋盖可采用双层结构,门窗等隔声构件宜采用有两道隔声门的声阱与多层隔声窗。

②所有散热通风以及工艺孔洞均应设有消声器，其消声量应与隔声间的隔声量相当。

（12）隔声罩设计应符合下列规定。

①隔声罩宜采用带有阻尼层的钢板制作，阻尼层厚度宜为金属板厚的 1~3 倍。

②隔声罩内壁面与机械设备间应留有一定的空间，各内壁面与设备的空间距离宜大于 100 mm。

③隔声罩的内侧面应设吸声层。

④隔声罩所有的散热通风、排烟以及生产工艺孔洞均应设有消声器，其消声量应与隔声罩的隔声量相当。

⑤应防止隔声罩振动向外辐射噪声。

（13）隔声屏障的设置应靠近声源或接收者。室内设置隔声屏障时，应在室内安装吸声体。

（二）消声措施

（1）降低空气动力机械辐射的空气动力性噪声或噪声源隔声围护结构散热通风口、工艺孔洞等辐射出的噪声应进行消声设计。

（2）在空间允许的情况下，消声器装设位置应符合下列规定。

①空气动力机械进（排）气口敞开的，应在靠近进（排）气口处装设进（排）口消声器。

②空气动力机械进（排）气口均不敞开的，但管道隔声差，且管道经过空间的噪声不能满足要求时，应装设消声器。

③噪声源隔声围护结构孔洞辐射噪声的，应在孔洞处装设消声器。

（3）消声器的插入损失应根据消声设计要求确定。

（4）消声器引起的压力损失应控制在设备正常运行许可的范围内。

（5）消声器产生的气流再生噪声对环境的影响不得超过该环境允许的噪声级。

（6）当噪声呈中高频宽带特性时，消声器的类型可采用阻性形式。

（7）阻性消声器结构形式选择应符合下列规定。

①当量直径不大于 300 mm 时，可选用直管式消声器。

②当量直径大于 300 mm 时，可选用片式或折板式消声器。

③消声通道可采用正弦波形、流线形或菱形的结构形式，其弯折角度应满足视线不能透过的要求。

④气流流速较低的通风管道系统可采用迷宫式消声器。

⑤风量不大、风速不高的通风空调系统可选用消声弯头。

（8）当噪声呈明显低中频脉动特性时，或气流通道内不宜使用阻性吸声材料时，消声器的类型可选用扩张室式。

（9）当噪声呈低中频特性时，消声器可采用共振式。

（10）对于下列情形，消声器可选择微穿孔或微缝金属板式。

①消声器不宜使用多孔吸声材料而又需要在宽频带范围内具有比较高的消声量。

②消声器需在温度高、湿度大和流速高的介质条件下使用。

（11）高压排气放空噪声宜采用节流减压、小孔喷注及节流减压小孔喷注复合等排气放空消声器。

（三）吸声措施

（1）原有吸声较少、混响声较强的各类车间厂房在进行降噪处理时，应进行吸声设计。

（2）吸声处理的降噪量可按照表 10-11 的规定估算。

表 10-11　吸声处理的降噪量

车间厂房类型	一般车间厂房	混响很严重车间厂房	几何形状特殊（声聚焦）混响极严重的车间厂房
降噪量 /dB（A 声级）	3~5	6~10	11~12

（3）吸声构件设计与选择应符合下列规定。

①吸声材料的吸声系数可由制造商提供，若制造商不能提供，可通过测量、估算或查找资料等方法确定。

②中高频噪声的吸声降噪设计可采用常规成型吸声板、密度较小或薄的玻璃棉板等多孔吸声材料，需要时可设置穿孔板等护面材料。

③宽频带噪声的吸声降噪设计可在材料背后设置空气层或增加多孔吸声材料的厚度、面密度。

④低频噪声的吸声降噪设计可采用穿孔板共振吸声结构，为增加吸声频带宽度，可在共振腔内填充适量的多孔吸声材料。

⑤室内湿度较高或有清洁要求的吸声降噪设计可采用薄膜覆面的多孔吸声材料或单、双层微穿孔板等吸声结构。

（4）吸声处理方式选择应符合下列规定。

①所需吸声降噪量较高、房间面积较小的吸声设计宜对屋顶、墙面同时进行吸声处理。

②所需吸声降噪量较高、车间面积较大时，车间吸声体面积宜取房间屋顶面积的40%或室内总表面积的15%，对于扁平状大面积车间的吸声设计可只对屋顶进行吸声处理。

③声源集中在车间局部区域而噪声影响整个车间的，吸声设计应在声源所在区域的屋顶及墙面做局部吸声处理，且宜同时设置隔声屏障。

吸声降噪设计宜采用空间吸声体的方式；空间吸声体宜靠近声源。

三、隔振措施

（一）旋转式机器

（1）旋转式机器的隔振宜采用支撑式。隔振器选用和设置宜符合下列规定。

①汽轮发电机、汽动给水泵基础的隔振可采用圆柱螺旋弹簧隔振器，隔振器宜设置在柱顶或台座下梁的顶面。

②离心泵、离心通风机基础的隔振可采用圆柱螺旋弹簧隔振器或橡胶隔振器，隔振器宜设置在梁顶或底板上。

③圆柱螺旋弹簧隔振器应具有三维隔振功能。

④在汽轮发电机、汽动给水泵的隔振体系中，隔振器应与阻尼器一起使用。

（2）汽轮发电机、汽动给水泵的隔振可采用钢筋混凝土台座结构；台座结构可采用板式、梁式或梁板混合式；台座结构应按照多自由度体系进行动力分析，并应计入台座弹性变形的影响。

离心泵、离心通风机的隔振可采用钢筋混凝土板或具有足够刚度的钢支架作为台座结构；台座结构可按刚体进行动力分析。

（二）曲柄连杆式机器

（1）中小型活塞式压缩机和柴油发电机组宜采用支撑式，台座结构应采用钢筋混凝土厚板或刚性支架，隔振器可直接支撑在刚性地面上。

（2）曲柄连杆式机器的台座结构应由工艺条件确定，台座的最小质量应满足容许振动值的要求；隔振器的选用，应符合下列要求。

①宜采用竖向和水平向刚度接近、配有竖向和水平向阻尼的圆柱螺旋弹簧隔振器或空气弹簧隔振器；当用于工作转速不低于 1000 r/min 的机器隔振时，也可采用水平刚度与竖向刚度相差较小的橡胶隔振器。

②隔振体系的阻尼比不应小于 0.05，四冲程发动机最低工作转速所对应的频率与固有频率之比不宜小于 4。

③隔振器的刚度和阻尼性能应符合使用环境要求，隔振器的使用寿命不宜低于机器的使用寿命。

四、个人防护措施

（1）对于在高噪声车间进行巡回检查的工作人员应减少作业巡检时间，同时佩戴个体防护装备。

（2）用人单位应根据实际工作条件为职工配备防噪声、防振动个体防护装备，个体防护装备见表 10-12。

表 10-12　防噪声、防振动个体防护装备表

序号	防护用品品类	防护性能说明
1	耳塞	防护暴露在强噪声环境中工作人员的听力
2	耳罩	适用于暴露在强噪声环境中的工作人员，保护听觉、避免噪声过度刺激，不适宜戴耳塞时使用
3	防振手套	具有衰减振动性能，保护手部免受振动伤害
4	防振鞋	衰减振动，防御振动伤害

第四节　防毒措施

防毒措施就是采用先进技术及生产工艺，以无毒或低毒的化学品代替有毒或剧毒的物质，从而达到从源头上控制化学毒物的目的。在储存、生产、使用过程中采用技术控制措施 [如工艺改革、总平面（竖向）布置、加强工业通风] 减少对工作人员的化学毒物伤害，当技术控制也难以实现或效果不理想时或在紧急检修、抢救情况下，就考虑采用工人个体的各种防护用具。

一、一般原则

（1）火力发电厂工作场所产生的有毒有害化学物质的卫生防护措施应符合《工作场所防止职业中毒卫生工程防护措施规范》（GBZ/T 194—2007）、《工业企业设计卫生标准》（GBZ 1—2010）《火力发电厂职业卫生设计规程》（DL 5454—2012）、《发电厂化学设计规范》（DL 5068—2014）的要求。

（2）根据《化学品分类和危险性公示通则》（GB 13690—2009）化学品分类，

工作场所酸、碱系统药品储存应满足化学危险品贮存相关要求。

（3）各车间空气中有害物质的接触限值，应符合《工作场所有害因素职业接触限值　第1部分：化学有害因素》（GBZ 2.1—2019）的规定。

二、燃煤电厂产生有毒物质场所防护设计

（一）化学车间毒物防护设计

（1）冷却水系统杀菌处理采用杀菌剂，可选择二氧化氯、次氯酸钠、氯锭、液氯、非氧化性杀菌剂等药品。

（2）当采用液氯时，系统的安全措施设计应满足以下要求。

①加氯间宜布置在独立的建筑物内，当与其他车间联合布置时，必须设隔墙，并应有通向室外的外开门。

②照明和通风设备的开关应设在室外。

③氯瓶间应设置氯气泄漏检测报警装置及氯气吸收装置。当氯气泄漏时，泄漏检测装置连锁氯气装置吸收启动，对泄漏氯气进行吸收，以免造成更大范围的伤害事故。应设置氯气中和装置，并配置一定数量的正压式呼吸器。

④储存氯瓶间和使用加氯间应按照《氯气安全规程》（GB11984—2008）的规定，常备安全防护用品见表10-13。

表 10-13　常备安全防护用品

序号	名称	种类	常用数	备用数
1	过滤式防毒面具	防毒面具、防毒口罩	与作业人数相同	2套
2	呼吸器	正压式空（氧）气呼吸器	与紧急作业人数相同	1套
3	防护服、防护手套、防护靴	橡胶或乙烯类聚合物材料	与作业人数相同	适量

（3）化学法制取二氧化氯应满足下列要求。

①固体粉末亚氯酸钠、氯酸钠药品仓库应远离火源并单独储存，药品仓库应为阴凉干燥的非木结构的库房。固体粉末亚氯酸钠、氯酸钠不应与还原性物质、酸、有机物共储共运，不应与易燃物、可氧化物质（有机物）及还原剂共储共运。

②工作场所应加强通风和个人防护，并应设置淋洗防护设施。

③稳定性 ClO_2 溶液应储存在避光、通风、干燥的室温环境里，不得与酸及还原性的物质共储共运。

④二氧化氯发生器间应配置氯气泄漏检测及毒气检测报警装置。

⑤二氧化氯制备间、药品储存间应设置机械排风装置。

（4）凝结水及给水处理除氧剂采用联氨时应满足下列要求。

①联氨应采用单独密闭容器储存，储存、加药设备周围应有围堰，并应设冲洗设施。

②联氨储存、加药间内应设强制机械排风装置。

③联氨溶液箱应设有计量筒。联氨计量箱存储设备应设有液位报警装置，以防止药液溢出。

④在有联氨的场所设置毒气检测报警装置。

（5）其他加药间及化学品仓库、电气检修间的浸漆室、生活污水处理站的操作间均应设置机械排风装置。

（6）采用手动调节的加药点应布置安全淋浴器（含洗眼器），并配备个人防护用品。

（二）电气设备 SF_6 防毒设计

（1）在含有 SF_6 高压配电电气房间低位设置事故通风装置及与事故排风系统连锁的泄漏报警装置，并将信号接入控制室。

（2）低位设置氧气含量报警仪。

（3）设置 SF_6 压力表和密度继电器、SF_6 气体净化回收装置。

（4）对含有 SF_6 高压配电电气房间和管道电缆的事故通风机的控制开关应分别设置在室内、室外便于操作的地点。

（5）为便于人员通行及疏散，在配电装置室应设置向外开启的防火门，并应装弹簧锁，严禁采用门闩；相邻配电装置室之间有门时，应能双向开启。

（三）抗燃油防毒设计

抗燃油系统对汽轮机具有以下功能：速度控制功能、负荷控制功能、阀门控制功能、甩负荷主蒸汽阀快速关闭功能及超速保护功能。抗燃油是一种燃点较高的三甲苯磷酸酯液体，具有一定的腐蚀性和毒性，为避免取样和汽轮机检修时接触抗阻，应采取以下防护措施。

（1）设置单独的抗燃油存放区域并采取妥善隔离措施。

（2）汽轮机调速系统的抗燃油管路与润滑油管路系统分开布置；与电缆布置距离或位置相邻时采取妥善隔离措施。

（四）直流系统（蓄电池室）防毒设计

（1）为便于人员通行及疏散，蓄电池室的门应向外开启。

（2）蓄电池室设置通风系统可以及时排出充放电时逸出的少量氢气和酸性气体。

（3）蓄电池间调酸室内应设有安全淋浴洗眼器。

（4）短时间进入蓄电池间的巡检人员应配备个人防护工具。

（五）其他辅助设施防毒设计

（1）根据《工作场所防止职业中毒卫生工程防护措施规范》（GBZ/T 194—2007）的要求，产生有毒有害物质和生产过程中可能产生有毒有害物质的工作场所建筑卫生设计应满足以下要求。

①产生有毒物质的车间的墙壁、顶棚和地面等内部结构的表面应采用不易吸收、不吸附毒物的材料，必要时加设保护层，以便清洗。

②车间内应有冲洗地面和墙壁的设施，车间地面应平整、光滑，易于清扫；经常有积液的地面应不透水，设坡向排水系统。其废水应纳入工业废水处理系统。

③为了保证车间内良好的通风和自然换气，产生有毒有害物质的工作场所不宜过于狭窄，厂房的高度应不低于 3.2 m，人均面积不少于 4.5 m^2，人均占有容积不小于 15 m^3 为宜。

④产生有毒有害物质的车间最好设计成多层建筑，底层宜布置抽气管道、过滤器及通风设备，以及泵房、排水储槽及化学品库等。

（2）工作场所采用通风排毒设施时，应同时设计净化、回收设施，综合利用资源，使有毒有害物质排放达到国家或地方排放标准的要求。不得采用循环空气作空气调节或热风采暖。

排毒系统中所用材料应无毒无害、防老化，并不在光、热效应下产生二次污染。

（3）采取集中空调系统的工作场所，除保持冷、热调节外，系统的新风量应不低于每人 30 m^3/h，换气次数应不少于每小时 12 次。

（4）在有毒工作场所的醒目位置应张贴符合《工作场所职业病危害警示标识》（GBZ 158—2003）规定的警示标识和职业卫生作业守则，并有专门部门进行经常性的监督检查。

（5）在工作场所储存有毒物质的容器都应贴上醒目的标识，以示该物质名称及危险性。输送有毒物质的管道系统、设备、阀门、安全设施、泵及其他固定设备均应贴上标签或注明记号，以识别所输送的有毒物质。

（6）《工作场所防止职业中毒卫生工程防护措施规范》（GBZ/T 194—2007）规定个人防护的要求如下。

①接触有毒有害作业的作业人员须穿特殊质地或式样的防护服。强酸、强碱作业者应着耐酸、耐碱工作服；接触有毒粉尘者应穿防尘工作服；接触局部作用强或经皮中毒危险性大的物质，应戴相应质地的防护手套；接触经皮肤进入能力强的化学物质，除工作服外尚应穿衬衣。

②毒物呈粉尘、烟、雾状态时，作业人员需使用机械过滤式防毒口罩；毒物呈气体、蒸汽状态时，宜使用化学过滤式防毒口罩或防毒面具。在毒物浓度过高或空气中氧含量过低的特殊作业情况下，应采用隔离操作或供氧（气）式防毒面具。

③应合理安排劳动和调配劳力，进行轮换操作，减少劳动时间或缩短接触时间。

（六）酸、碱储存及使用场所防护设施设计

（1）根据《化学品分类和危险性公示　通则》（GB 13690—2009）化学品分类，工作场所酸、碱系统药品储存应满足化学危险品贮存相关要求。

化学水处理工艺的化学药品卫生防护措施设计应符合《发电厂化学设计规范》（DL 5068—2014）、《火力发电厂职业卫生设计规程》（DL 5454—2012）的规定和《火力发电厂职业安全设计规程》（DL 5053—2012）的规定。

（2）长期使用的酸储存罐的某些部位可能会被腐蚀，使金属结构强度减弱，当采用压缩空气加压方式卸酸时，很可能使储罐破裂，导致酸液带压外泄，造成人身伤害事故。装卸浓酸及液碱时，宜采用负压抽吸、泵输送或自流输送方式。

（3）盐酸储存罐及计量箱的排气系统应设置酸雾吸收装置。

（4）酸、碱储存和计量设施周围设置围堰，围堰内容积应大于最大一台存储设备110%的容积，当围堰有排放措施时可适当减小其容积。

（5）酸、碱储存间、计量间以及卸酸、碱泵房必须设置安全通道、淋浴装置、冲洗及排水设施。

（6）室内经常有人通行的场所的酸、碱管道不宜架空，必须架空敷设时，应对法兰、接头处采取防护措施。

（7）在卸酸泵房、酸库及酸计量间，应设置机械排风装置；卸碱泵房、碱库及碱计量间宜采用自然通风。

（七）氨系统卫生防护设施设计

（1）氨系统卸料、储存和制备系统及卫生防护措施设计应符合《火力发电厂职业卫生设计规程》（DL 5454—2012）等相关标准要求。

（2）液氨储罐区内应设置氨气泄漏检测器、紧急水喷淋系统、火灾报警信号、安全淋浴器（包括洗眼器）及逃生风向标等安全设施。

（3）液氨或氨水应采用密闭容器储存，置于阴凉处，并配备应急稀释设施。

（4）氨储存箱、氨计量箱的排气系统应设置氨气吸收装置。

（5）氨库及加药间应设置机械排风装置。

（6）液氨储罐应布置在敞开式带顶棚的半露天构筑物中，不宜布置在室内。氨水储罐宜布置在敞开式带顶棚的构筑物中。储罐应设置检修平台，储罐的附件应布置

在平台附近。液氨储罐检修平台应设置不少于两个方向通往地面的梯子。

（7）全压力式液氨储罐应布置在围堰内，围堰有效容积不应小于最大的一个储罐的容积，与液氨储罐相关的其他设备应布置在围堰外。氨水储罐四周应设置防止氨水流散的围堰及集水坑，其容积应不小于最大的一个储罐的容量。

（八）喷淋洗眼器（装置）设计

（1）根据《工作场所防止职业中毒卫生工程防护措施规范》（GBZ/T 194—2007）的要求，生产过程中可能发生化学性灼伤及经皮肤吸收引起急性中毒事故的工作场所应设置清洁供水设备和喷淋装置，对于有溅入眼内引起化学性眼炎或灼伤可能的工作场所，应设淋浴、洗眼的设备。

（2）酸、碱罐储存、计量间及装卸平台应布置喷淋洗眼器（装置）。

（3）化学加药车间采用手动调节的加药点应布置喷淋洗眼器（装置）。

（4）冷却水处理采用化学法制取二氧化氯工作场所应设置淋洗防护设施。

（5）蓄电池间的调酸室内应设有喷淋洗眼器（装置）。

（6）洗眼器可参照《化工企业安全卫生设计规范》（HG 20571—2014）和《石油化工企业职业安全卫生设计规范》（SH/T 3047—2021）的要求设置，一般性原则如下。

①洗眼器安装在危险区域，使用者直线达到洗眼器的时间不超过 10 s。

②洗眼器救护半径范围：15 m 之内。

③洗眼器不可以越层安装。

④洗眼器周围不应有电器开关，防止发生意外。

⑤洗眼器出水口必须连接下水道或者废水处理池。

⑥洗眼器水压为 0.2~0.4 MPa，水源可采用中性除盐水。

（7）易产生有毒、有害气体的化验室应设置通风柜、机械排风装置及水冲洗装置。

三、燃机电厂产生有毒物质场所防护设计

燃机电厂的化学因素防护可参考本节的"一、一般原则"和"二、燃煤电厂产生有毒物质场所防护设计"。

四、垃圾焚烧发电厂产生有毒物质场所防护设计

（1）垃圾焚烧发电厂的化学因素防护可参考本节的"一、一般原则"和"二、燃煤电厂产生有毒物质场所防护设计"。

（2）垃圾仓设计成密闭式，外来垃圾通过卸料门进入垃圾仓，在无外来垃圾时要求尽量密闭，上部设有机械排风，使储坑保持微负压运行，防止储坑内恶臭气体、粉尘向外逸散。中央控制室远距离控制，工作人员巡检作业。

（3）调节空气输入量，使垃圾燃烧更加充分，控制烟气中一氧化碳的含量及二噁英的生成量；烟气在 850 ℃以上的炉膛环境中停留时间不小于 2 s，使二噁英得到完全分解；在烟气处理系统用活性炭吸附剂吸附；使用高效布袋除尘器将附有二噁英的飞灰过滤收集；将飞灰用水泥固化。飞灰输送机为密闭通道，布袋除尘器使用的布袋定期清理。

（4）通风设施。焚烧间、烟气净化间、汽轮机系统、飞灰稳定间采取自然进风、机械排风的通风方式；渣坑、泵房加药间、机修间、库房均设轴流风机排风；垃圾渗滤液收集室内设排臭风机，将产生的臭气污染物引入垃圾仓，通过一次风机吸入焚烧炉燃烧、分解。

五、生物质发电厂产生有毒物质场所防护设计

（1）生物质发电厂的化学因素防护可参考本节的"一、一般原则"和"二、燃煤电厂产生有毒物质场所防护设计"。

（2）锅炉采用低温燃烧方式减少氮氧化物的产生。

（3）锅炉化学水处理系统设计为自动加药装置，避免人员接触。

（4）通风设施。锅炉房、烟气净化间、汽轮机系统、灰渣处理车间采取自然进风、机械排风的通风方式；渣坑、泵房加药间、机修间、库房均设轴流风机排风。

第五节　对采光、照明的要求

对采光、照明的要求主要涉及正常采光照明和应急照明两部分内容。采光、照明的设计应符合《发电厂和变电站照明设计技术规定》（DL/T 5390—2014）《火力发电厂建筑设计规程》（DL/T 5094—2024）《工业企业设计卫生标准》（GBZ 1—2010）的规定要求。

一、正常采光照明

（一）采光要求

（1）所有建筑物室内应首先考虑天然采光。采光口的设置应充分和有效地利用天然光源，并配合人工照明做全面的考虑。

（2）采光方式以侧窗为主，必要时可采用侧窗采光和顶部采光相结合的方式。侧窗设计除考虑建筑节能和便于清洁外，还应兼顾台风多发地区的安全性。

（3）主厂房固定端、扩建端墙上宜设一定面积的采光窗，作为侧窗的补充，同时满足端部检修场地的采光要求。

（4）各类控制室宜采用天然采光和人工照明相结合的方式，设计时应避免控制屏表面和操作台显示器屏幕面产生眩光及在视线方向上形成的眩光。

（5）在发电厂天然采光设计中，除执行《火力发电厂建筑设计规程》（DL/T 5094—2024）外，还应符合《建筑采光设计标准》（GB/T 50033—2013）的有关规定。

（二）采光标准值

发电厂各建筑物的采光标准应符合表 10-14 的规定。单侧采光计算点选在距其对面内墙面 1m，离地面高 1m 处；采用顶部和侧面两者相结合采光时，采光计算点可分别为跨中和距对面内墙面 1m，离地面高 1m 处。

表 10-14　发电厂各建筑物采光系数标准值

车间名称	采光等级	侧面采光		顶部采光	
		室内天然光临界照度 /lx	采光系数最低值 C_{min}/%	室内天然光临界照度 /lx	采光系数平均值 C_{av}/%
汽机房运转层	V	25	0.5	35	0.7
汽机房底层	V	25	0.5	35	0.7
锅炉房运转层	V	25	0.5	35	0.7
锅炉房底层、运煤皮带层	V	25	0.5	35	0.7
除氧器层	V	25	0.5	35	0.7
转运站、栈桥及碎煤机室	V	25	0.5	35	0.7
控制室	II	150	3.0	225	4.5
化学水处理室	IV	50	1.0	75	1.5
检修间	III	100	2.0	150	3.0
材料库	V	25	0.5	35	0.7
泵房	V	25	0.5	35	0.7
试验室和办公室	III	100	2.0	150	3.0

注：在汽机房和锅炉房的底层，当天然采光无法达到表中数值时，可考虑人工照明补充。

（三）照明方式

（1）发电厂的照明方式设计应符合以下规定。

①工作场所应设置一般照明。

②同一场所内的不同区域有不同照度要求时，应采用分区一般照明。

③对于作业面照度要求较高，只采用一般照明不合理的场所，宜采用混合照明。

（2）发电厂装设局部照明的工作场所宜符合表 10-15 的规定。

表 10-15　发电厂装设局部照明的工作场所

工作场所	局部
锅炉房	钢球磨煤机轴承油位观察孔；中速磨石子煤斗视察孔；水力除渣渣斗视察孔；锅炉本体汽包水位计
汽机房	凝汽器及高、低压加热器水位计；除氧器水位计；汽轮发电机本体罩内；励磁机整流子、励端隔音罩内
配电室	高压成套配电柜内
化学水处理室	离子交换器液面视察孔
燃气发电厂	燃气轮发电机本体罩内

（四）光源

（1）当选择光源时，应在满足显色性、启动时间等要求的条件下，对光源、灯具及镇流器等的效率、寿命和价格进行综合技术经济分析比较后确定。

（2）办公室、控制室、配电室等高度较低的房间宜采用细管径直管形荧光灯、紧凑型荧光灯或发光二极管；高度较高的工业厂房应按照生产使用要求采用金属卤化物灯、高压钠灯或无极荧光灯；一般照明场所不宜采用卤素灯、荧光高压汞灯，不应采用自镇流荧光高压汞灯。

（3）除对电磁干扰有严格要求且其他光源无法满足的特殊场所外，室内外照明不应采用普通照明白炽灯。

（4）无窗厂房的照明光源宜选用荧光灯、发光二极管、无极荧光灯等能快速启动的光源，当房间高度在 5 m 及以上时，可选用金属卤化物灯或大功率细管径荧光灯或者无极荧光灯。

（5）在蒸汽浓度较大或灰尘较多的场所宜采用透雾能力强的高压钠灯。

（6）道路、室外配电装置、煤场、灰场等场所的照明光源宜采用高压钠灯，也可采用金属卤化物灯或者发光二极管。

（五）照明标准值

（1）发电厂各生产车间、辅助建筑、交通运输及露天工作场所作业面上的照明标准值应符合表 10-16、表 10-17 及表 10-18 的规定。其他建筑物的照明标准值应按照《建筑照明设计标准》（GB 50034—2024）的规定执行。

表 10-16 发电厂各生产车间和工作场所工作面上的照明标准值

生产车间和工作场所		参考平面及其高度	照度标准值 /lx	UGR	U。	Ra	备注
汽轮机部分	汽机房运转层	地面	200	—	0.6	60	
	高、低压加热器平台	地面	100	—	0.6	60	
	发电机出线小室	地面	100	—	0.6	60	
	除氧器、管道层	地面	100	—	0.6	60	
	热力管道阀门室	地面	100	—	0.6	40	
	汽机房底层	地面	100	—	0.6	60	
锅炉部分	引风机、送风机、排粉机、磨煤机、一次风机、二次风机等转动设备附近及司炉操作区、燃烧器区	地面	100	—	0.6	60	
	锅炉房通道	地面	50	—	0.6	40	
	锅炉本体步道平台、楼梯、给煤（粉）机平台	地面	30	—	0.6	40	
	煤仓间	地面	75	—	0.6	60	
	渣斗间及其平台	地面	30	—	0.6	40	
	电除尘器本体	地面	50	—	0.6	60	
脱硫脱硝	吸收塔	地面	30	—	0.6	60	
	脱硫装置	地面	100	—	0.6	60	
	液氨储存间	地面	100	—	0.6	60	
	尿素储存间	地面	100	—	0.6	60	
电气热控部分	机组控制室、网络控制室、辅网控制室	0.75 m 水平面	500	19	0.6	80	
	主控制室	0.75 m 水平面	500	19	0.6	80	
	继电器室、电子设备间	0.75 m 水平面	300	22	0.6	80	
		1.5 m 垂直面	150	22	0.6	80	
	高、低压厂用配电装置室	地面	200	—	0.6	80	
	6~500 kV 室内配电装置	地面	200	—	0.6	80	
	蓄电池室、通风配电室、调酸室	地面	100	—	0.6	60	
	电缆半层、电缆夹层	地面	30（100）	—	0.4	60	
	电缆隧道	地面	15（100）	—	0.6	60	
	屋内 GIS 室	地面	200	—	0.6	80	
	不停电电源室（UPS）、柴油发电机室	地面	200	25	0.6	60	
通信部分	通信机房	0.75 m 水平面	300	19	0.6	80	
	系统通信机房	0.75 m 水平面	200	—	0.6	60	
化学水部分	化学水处理室	地面	100	—	0.6	60	
	化学水控制室	0.75 m 水平面	200	—	0.6	80	
	药剂配置间、计量间	0.75 m 水平面	300	—	0.6	80	
	化验室、天平室、值班化验台	0.75 m 水平面	300	—	0.6	80	

表 10-16（续）

生产车间和工作场所		参考平面及其高度	照度标准值 /lx	UGR	U₀	Ra	备注
运煤除灰部分	翻车机控制室	0.75 m 水平面	300	22	0.6	80	
	地下卸煤沟	地面	50	—	0.6	40	
	干煤棚、推煤机库、卸煤沟	地面	30	—	0.6	20	
	翻车机室、运煤转运站、碎煤机室	地面	100	—	0.6	60	
	运煤栈桥	地面	50	—	0.6	40	
	运煤检修间	地面	150	—	0.6	60	
	灰浆泵房、灰渣泵房、除尘器间	地面	100	—	0.6	60	
	电除尘控制室、运煤集中控制室	地面	300	22	0.6	80	
	圆形煤场	地面	30		0.6	20	
水工部分	循环水泵房、补给水泵房、消防水泵房	地面	100		0.6	60	
	循环水泵房控制室	0.75 m 水平面	300	22	0.6	80	
	工业水泵房、生活水泵房、机力塔风机室等、空冷设备间	地面	100		0.6	60	
	直接空冷平台	地面	30	—	0.6	40	
	直接空冷风机小室	地面	50	—	0.6	60	
辅助生产厂房部分	电气试验室、热工试验室	0.75 m 水平面	200	22	0.6	—	
	标准计量室	0.75 m 水平面	300	19	0.6	—	
	仪表、继电器修理间等	0.75 m 水平面	300	19	0.6	—	
辅助生产厂房部分	空气压缩机室	地面	150		0.6		
	乙炔站、制氢站	地面	100		0.6		
	启动锅炉房	地面	100（200）		0.6		
	天然气增压站	地面	100		0.6	—	
	乙炔瓶库、氧气瓶库、危险品库	地面	50	—	0.6	40	
	燃油泵房	地面	100	—	0.6	60	
	燃油泵控制室	地面	300	22	0.6	80	

注：UGR 指统一眩光值，Ra（IE19TA 一般）指显色指数。

表 10-17 发电厂辅助建筑的照明标准值

工作场所	参考平面及其高度	照度标准值 /lx	UGR	U_o	Ra	备注
办公室、资料室、会议室、报告厅	0.75 m 水平面	300	19	0.6	80	
食堂、宿舍、更衣室	0.75 m 水平面	200	22	0.6	80	
浴室、厕所、盥洗室、车间休息室	地面	100	—	0.6	60	
楼梯间	地面	30	—	0.6	60	
有屏幕显示的办公室	0.75 m 水平面	500	19	0.6	80	

表 10-18 发电厂露天工作场所及交通运输线上的照明标准值

工作场所		参考平面及其高度	照度标准值 /lx	UGR	U_o	Ra	备注
屋外工作场所	屋外配电装置变压器气体继电器、油位指示器、隔离开关断口部分、断路器的排气指示器	作业面	20	—	—	—	
	变压器和断路器的引出线、电缆头、避雷器、隔离开关和断路器的操动机构、断路器的操作箱	作业面	20	—	—	—	
	屋外成套配电装置（GIS）	地面	20	—	—	—	
露天储煤场	卸煤作业区	地面	15	—	0.25	20	
	储煤场	地面	3	—	—	20	
码头	装卸码头	地面	10	—	0.25	20	
道路和广场	主干道	地面	10	—	0.4	20	
	次干道、铁路专用线（厂内部分）	地面	5	—	0.25	20	
	厂前区	地面	10	—	0.4	20	

（2）发电厂照明的照度标准值应按以下系列分级：0.5，1，3，5，10，15，20，30，50，75，100，150，200，300 和 500 lx。

（3）当采用高强气体放电灯作为一般照明时，在经常有人工作的车间，其照度值不宜低于 50 lx。

（4）经常有人值班的无窗车间宜按本规定照度值提高一级选取。

二、应急照明

（1）火力发电厂宜在表 10-19 规定的工作场所装设应急照明。

表 10-19　火力发电厂装设应急照明的工作场所

工作场所		备用照明	疏散照明
燃、汽机房及其辅助车间	汽机房运转层	√	
	汽机房底层的凝汽器、凝结水泵、给水泵、循环水泵等处	√	
	励磁设备间	√	
	加热器平台	√	
	发电机出线小室	√	
	除氧层	√	
	除氧间管道层	√	
	直接空冷风机处		√
	直接空冷平台楼梯	√	
锅炉房及其辅助车间	锅炉房运转层	√	
	锅炉房底层的磨煤机、送风机处	√	
	除灰车间		√
	引风机间	√	
	燃油泵房	√	
	给粉机平台	√	
	锅炉本体楼梯		√
	回转式预热器	√	
	燃油控制室	√	
	给煤机	√	
	煤仓胶带层	√	
	除灰控制室	√	
运煤系统	碎煤机室	√	
	运煤转运站		√
	运煤栈桥		√
	地下运煤装置		√
	运煤控制室	√	
	翻车机室	√	
脱硫脱硝系统	吸收塔	√	
	脱硫装置	√	
电气车间	控制室、工程师站室	√	
	继电器室及电子设备间	√	
	屋内配电装置	√	
	厂（站）用配电装置（动力中心）	√	
	蓄电池室	√	
	通信机房、系统通信机房	√	
	柴油发电机室	√	

表 10-19（续）

工作场所		备用照明	疏散照明
通道楼梯及其他	控制楼至主厂房天桥		√
	生产办公楼至主厂房天桥		√
	主要通道、主要出入口		√
	楼梯间、钢梯		√
	汽车库、消防车库	√	
	气体灭火储瓶间	√	
供水系统	循环水泵房	√	
	消防水泵房	√	
化水系统	化学水处理室控制室	√	
	制氢站	√	

（2）厂站的主控制室、网络控制室、集中控制室、单元控制室的主环内应装设直流常明方式的备用照明。

（3）应急照明宜采用能快速可靠点亮的光源。

（4）发电厂应急照明的照度可按表 10-19 中一般照明照度的 10%~15% 选取。火力发电厂机组控制室、系统网络控制室、辅网控制室的应急照明照度宜按一般照明照度的 30% 选取，直流应急照明照度和其他控制室应急照明照度可分别按一般照明照度的 10% 和 15% 选取。

主要通道上疏散照明的照度值不应低于 1 lx。

第六节　对采暖通风、空调的要求

本节主要包括燃煤电厂出厂房、电气建筑、运煤建筑、化学建筑、其他辅助及附属建筑的采暖通风、空调设计，以及垃圾焚烧电厂及生物质电厂各类建筑的采暖通风、空调设计。

对采暖通风、空调的要求主要以《发电厂供暖通风与空气调节设计规范》（DL/T 5035—2016）、《大中型火力发电厂设计规范》（GB 50660—2011）为设计依据。

一、基本规定

（1）历年平均气温不高于 5 ℃的日数不少于 90 d 的地区应为集中采暖地区。位于采暖地区的生产厂房 和辅助、附属建筑物应设计集中采暖。

（2）历年平均气温不高于 5 ℃的日数不少于 60 d，且少于 90 d 的地区，应为采暖过渡地区。

（3）采暖过渡地区可根据生产工艺要求，对可能发生冻结而影响生产的厂房和辅助、附属建筑物设计采暖。

（4）火力发电厂各房间空气参数见表10-20。

表 10-20　火力发电厂各房间室内空气参数表

房间名称		冬季		夏季		备注
		温度 /℃	相对湿度 /%	温度 /℃	相对湿度 /%	
主厂房	汽机房	5				
	锅炉房	5				
	除灰间	16				
	低温仪表盘架间	18		26		
	汽水取样间（干盘）	18		26~28		
	各类就地值班室、办公室	18		26~28		
	化学加药间	18				
	润滑油室及传送间	16		≤ 40		
	辐射监测间	18	≤ 85	≤ 35		
集中控制楼	电子设备间	20 ± 1.0	50 ± 10	26 ± 1	50 ± 10	
	T级监控信息系统（Supervisory Information System，SIS）、管理信息系统室（Management Information System，MIS）	18~22	40~65	24~28	40~65	
	集中控制室、单元控制室、工程师室、打印室	18~22	40~65	24~28	40~65	
	交接班室、会议室、低温仪表盘架间	18		26		
	值班室、办公室	18		26~28		
	空调机房			≤ 40		
电气建筑	网络控制室	18~22	40~65	24~28	40~65	
	变压器室　油浸式			≤ 45		
	变压器室　干式			≤ 40		
	热工仪表室、实验室、标准间					
	电气实验室	18		≤ 30		
	不停电电源室	18		≤ 30		
	直流屏室	5		≤ 30		

表 10-20（续）

房间名称			冬季		夏季		备注
			温度 /℃	相对湿度 /%	温度 /℃	相对湿度 /%	
电气建筑	励磁盘室	室内有励磁调节器	18		≤ 30		
		室内无励磁调节器	≥ 5		≤ 35		
	防酸隔爆蓄电池室		18				
	阀控密闭式蓄电池室		20		≤ 30		
	厂用配电装置室	主厂房、集控楼及除尘除灰运煤建筑	≥ 5		≤ 35		
		位于其他建筑内	≥ 5		≤ 40		
	通信机房		18		26~28		
	变频器室		≥ 5		≤ 35		
	出线小室				≤ 40		
	电抗器室				≤ 40		
	母线室、母线桥				≤ 45		
	油断路器室				≤ 50		
	电缆隧道、电缆层				≤ 40		
	电除尘器控制室		18		26~28		
	SF$_6$GIS 电气设备室				≤ 40		
	电梯机房		5		≤ 35		
	柴油发电机室		5		≤ 40		
煤运建筑	煤仓间		10				
	地上转运站		10				
	地下转运站		16				
	碎煤机室		10				
	翻车机室		10				
	卸煤沟	地上	10				
		地下	16				
	除尘器间		10				
	机车库、推煤机库		10				
	休息室		18				
	运煤栈桥（地上）		10				
	运煤栈桥（地下）		16				
	运煤集中控制室		18		26~28		

表 10-20（续）

房间名称		冬季		夏季		备注
		温度 /℃	相对湿度 /%	温度 /℃	相对湿度 /%	
煤运建筑	轨道衡控制室	18		26~28		
	沉淀池	10				
	翻车机、牵车机控制室	18		26~28		
	运煤综合楼的办公室	18		26~28		
化学建筑	电渗析、反渗透、蒸发器间	5				不计设备散热量
	过滤器、离子交换器间	10				
	酸库	10				
	碱库（包括酸碱共库）	16				
	化学集中控制室	18		26~28		
	化学药品库	10				
	石灰库	10				
	石灰及混凝土剂搅拌器间、消石灰间	16				
	化验室、煤制样室	18				根据工艺要求设计空调
	天平间、精密仪器间	18				
	热计量室、微盘分析室	18				
	澄清池间	10				
	加氯间中和池、加药间	16				
	氨库、联胺及加药间	16				
	油水分析室	18				按工艺要求设计空调
	气相色谱仪室	18				
	凝结水精处理室及控制室	18		26~28		
	海水淡化预处理清水泵房、泥饼间、污泥泵房、脱水车间	5				
	反渗透法清洗间、海水淡化间、水泵房	16				
	蒸馏法热交换间	5				
	循环水处理间	5				
	氧气站、氢气站的操作间	≥ 15				
	氢气储罐间、低温液储槽间	5				
	氧气、氢气的实瓶间、空瓶间	≥ 10				

表 10-20（续）

房间名称		冬季		夏季		备注
		温度 /℃	相对湿度 /%	温度 /℃	相对湿度 /%	
生产辅助建筑	灰渣泵房	5		≤ 40		
	引风机室	16				
	电除尘器、水膜除尘器室	10				
	空气压缩机房	5		≤ 40		
	启动锅炉房	5				
	油泵房	16		≤ 40		
	一各类水泵房	5				
	一各类污水处理站	16				
	各类修配类建筑	16				
	生产办公室、培训类建筑	18		26~28		
	实验类建筑	18				按工艺要求设计空调
	各类车库、仓库	10				按工艺要求设计空调
	危险品库	5		≤ 35		
	脱硫工艺楼	10				
	GGH 设备间	16				
	石灰石卸料间	10				
	浆液循环泵房	5				
	氨液蒸发设备间	5				
	尿素车间	5				
	灰库	10				
	石膏库	5				
	脱硫电子设备间、脱硫控制室	18~22	40~65	24~28	40~65	

（5）位于严寒地区、寒冷地区的建筑，当生产或使用要求不允许降低室内温度时，或经技术经济比较，设置热空气幕合理时，外门应设置热空气幕。

（6）发电厂各类建筑及车间的通风设计应符合下列原则。

①排除余热余湿的通风系统，生产车间室内温度应满足车间室内工作地点的夏季空气温度的规定。

②排除有毒、有害气体的稀释通风系统应满足工作场所空气中有毒物质允许浓度

的要求，室内空气不应再循环。

③排除可燃或爆炸性气体的通风系统应满足工作场所空气中可燃或爆炸性气体浓度小于其爆炸下限值的要求，室内空气不应再循环。

④排除和稀释工作场所粉尘的通风系统应满足工作场所空气中粉尘允许浓度的要求。

（7）当工艺无特殊要求时，车间内经常有人的工作地点的夏季空气温度应符合表 10-21 的要求。

表 10-21　夏季车间作业地带空气温度的要求

夏季通风室外计算温度 /℃	≤ 22	23	24	25	26	27	28	29~32	≥ 33
允许温度 /℃	10	9	8	7	6	5	4	3	2
工作地点温度 /℃	≤ 32	32						32~35	35

注：①工作地点是指工人为观察和管理生产过程而经常或定时停留的地点，若生产操作在车间内的许多不同地点进行，则整个车间均算为工作地点。

②主厂房汽轮机、高压加热器、低压加热器和除氧器等产生强辐射热量的设备周围区域，不执行本表规定。

（8）辅助建筑中有人值守的就地控制室可采用散热器供暖形式。

（9）散热器供暖系统的供水和回水管道应在热力入口处与热风供暖或通风空调系统的管道分开设置。

（10）暖风机的送风温度不应低于 35 ℃，不宜高于 55 ℃。暖风机出风口的底部距地面不应小于 2.2 m。

二、主厂房供暖与通风

（一）供暖

（1）主厂房供暖设备应以散热器为主，以暖风机为辅。冬季供暖室外计算温度不高于 –20 ℃的地区，经常开启且无门斗或外室的主厂房大门宜设置热空气幕。

（2）在燃气轮机房、燃气和燃油锅炉房内设置于爆炸危险区域的暖风机应采用防爆型，其风机与电机应直接连接。

（3）主厂房供暖系统宜以机组为单元划分，汽机房与锅炉房供暖系统宜分别设置，散热器与热风供暖系统应分别设置。

（4）当热水供暖系统最高点与最低点高差超过 40 m 时，煤仓间、高位转运站等高区域供暖系统宜与低区域供暖系统分区设置。加压机组的进水管宜直接接自分水联箱。

（二）通风

（1）主厂房应设置全面通风系统，通风方式应符合下列规定。

①湿冷机组和间接空冷机组的汽机房宜采用自然通风。当自然通风不能满足卫生要求时，可采用机械通风或自然与机械相结合的通风方式。

②直接空冷机组汽机房宜采用自然进风、机械排风。

③全封闭汽机房应采用机械送风、自然排风或机械排风。

④位于风沙多发地区的汽机房可采用机械送风、自然排风或机械排风，进风应过滤。

⑤当汽机房采用地下或半地下布置时，地下或半地下部分应设置机械送风。

⑥当锅炉送风机夏季不由室内吸风时，紧身封闭锅炉房应采用自然通风；当锅炉送风机夏季由室内吸风时，应采用自然进风、机械排风。

⑦燃油、燃气锅炉房宜采用自然进风、机械排风，排风装置应为防爆型。

⑧燃气轮机房应采用自然进风、机械排风；余热锅炉房宜采用自然通风。当进、排风口采取降噪措施时，宜采用自然进风、机械排放。

（2）当汽机房和锅炉房采用自然通风时，应设置避风型排风装置。当采用除氧间高侧窗通风可满足汽机房室内卫生标准时，汽机房屋面可不设通风装置。

（3）汽机房和除氧间的中间层及运转层楼板应设置通风格栅，其布置应满足汽机房气流组织设计。严寒地区和寒冷地区的锅炉房运转层平台冬季运行时宜采取临时封闭措施。

（4）氢冷发电机组的汽机房屋面排氢装置应按下列要求设置。

①采用屋顶通风器自然排风且通风器布置在最高点时，可不另设排氢装置。

②采用屋顶风机机械排风时，屋面应设置独立的自然排氢风帽，其筒体直径不应小于 300 mm，且每台机组不少于 4 个。

③排氢风帽应设置于发电机组上方屋面的最高点汽机房排风装置的电动机应为防爆型。

（5）石子煤隧道宜采用自然进风、机械排风的通风方式。

（三）真空清扫

（1）燃煤锅炉房应设置真空清扫系统，该系统兼顾煤仓间不宜水冲洗部位积尘的清扫。

（2）真空清扫系统可选择在如下部位设置吸尘口。

①锅炉房及锅炉本体的吸尘部位包括锅炉房零米层、锅炉房运转层、锅炉平台、本体检修门及炉顶。

②煤仓间的吸尘部位包括零米磨煤机区域、给煤机层、螺旋输粉机层及皮带层。

（3）真空清扫设备按下列要求选择。

①单机容量为 300 MW 级及以下时，宜 2 台锅炉配置 1 台移动式或固定式设备。

②单机容量为 600 MW 级及以上时，宜 2 台锅炉配置 1 台移动式或每台锅炉配置 1 台固定式设备。

③当锅炉采用湿式除渣方式时，宜选择固定式设备。

④在额定风量下，真空度不应小于 30 kPa；在海拔超过 1000 m 的地区，设备选型时应对真空度、风量以及系统阻力进行修正。

⑤设备最小额定风量应满足 2~3 个吸尘口同时工作的需要。

⑥设备应具备自动保护功能。

三、燃煤电厂主厂房空气调节

（一）一般规定

（1）集中（单元）控制室、电子设备室、工程师室、继电器室、SIS 室、MIS 室、精处理控制室和低温仪表盘架间等房间应设置空气调节系统或装置。

（2）集中（单元）控制室和工程师室等房间宜按照舒适性空调设计；电子设备室、继电器室、SIS 室、MIS 室、精处理控制室和低温仪表盘架间等房间的空气调节设计应符合工艺要求。

（3）300 MW 级及以上机组的集中控制室和电子设备室应采用定风量全空气集中空调系统，空气处理设备不应少于 2 台，其中 1 台备用。

（4）继电器室宜设置集中空调系统，空气处理设备不应少于 2 台。

（二）空调机房

（1）空气处理机组宜室内布置。室外布置空气处理机组时应采取防风、防雨雪、防雷击和防冻隔热等措施。

（2）空调机房布置应符合下列规定。

①应靠近所服务的空调区。

②不宜靠近对噪声和振动有严格要求的工艺房间。

③机房净空高度应满足风管安装。

（3）空调机房内设备布置应符合下列规定。

①空调机组与围护结构的净距离不应小于 1 m。

②空调机组与配电盘之间距离和主要通道的宽度不应小于 1.5 m。

③空调机组之间的净距离应满足设备检修的要求。

④空调机组与其他设备之间的距离不应小于 1.2 m。

（4）空调机房应设有供暖和通风设施，室内环境温度冬季不应低于 5 ℃，夏季不宜高于 40 ℃。

四、电气建筑

（一）网络控制室

（1）网络控制室和网络继电器室应设置空气调节装置。

（2）网络控制室和网络继电器室的空调设备配置不宜少于 2 台。

（二）蓄电池室

（1）防酸隔爆式蓄电池室及调酸室的通风系统设计应符合下列规定。

①室内空气不允许再循环，其通风系统不应与其他通风系统合并设置。

②蓄电池室的通风换气量应按照室内空气中最大含氢量的体积分数不超过 1% 计算，且换气次数不应少于每小时 6 次，蓄电池室的排风机不应少于 2 台。

③调酸室的通风换气次数不宜少于每小时 5 次。

④蓄电池室的送风机和排风机不应布置在同一通风机房内；当送风设备为整体箱式时，可与排风设备布置在同一个房间。

⑤蓄电池室冬季送风温度不宜高于 35 ℃，并应避免热风直接吹向蓄电池。

⑥蓄电池室排风系统的吸风口应设在上部，调酸室的吸风口应设在上部和下部，上部吸风口上缘距顶棚平面或屋顶的距离不应大于 0.1 m，下部吸风口应靠近地面，其下缘与地面距离不应大于 0.3 m。

⑦蓄电池室排风管的出口应接至室外。

（2）阀控密封式蓄电池室的供暖通风与空调系统设计应符合下列规定。

①夏季室内温度不宜超过 30 ℃，冬季室内温度不宜低于 20 ℃。

②当室内未设置氢气浓度检测仪时，通风系统应符合下列规定。

A. 平时通风系统排风量应按换气次数不少于每小时 3 次计算；事故排风系统排风量应按照换气次数不少于每小时 6 次计算；平时通风用排风机的风量宜按照 2×100% 配置，事故排风机可由两台平时通风用排风机共同保证。

B. 当室内需要采取降温措施时，应采用直流式降温通风系统。

③当室内设置氢气浓度检测仪时，通风系统应符合下列规定。

A. 事故排风系统排风量应按换气次数不少于每小时 6 次计算。

B. 事故排风机应与氢气浓度检测仪联锁，当空气中氢气体积分数达到 1% 时，事故通风机应能自动投入运行。

④蓄电池室排风系统的吸风口应设在上部，吸风口上缘距顶棚平面或屋顶的距离不应大于 0.1 m。

⑤排风系统不应与其他通风系统合并设置，排风应排至室外。

（3）蓄电池室通风系统的进风宜过滤，室内应保持负压。当采用机械进风、机械排风系统时，排风量至少应比送风量大 10%，送风口应避免直吹蓄电池组。

（4）当蓄电池室的顶棚被梁分隔时，每个分隔均应设置吸风口。

（三）通信机房

（1）通信机房应设置空气调节装置。

（2）通信机房的空调设备配置不宜少于 2 台。

（四）变压器室

（1）油浸式变压器室的通风可按照夏季排风温度不超过 45 ℃，进风和排风温差不超过 15 ℃设计。

（2）油浸式变压器室宜采用自然通风。当自然通风不能满足要求时，可采用机械通风。

（3）当油浸式变压器室采用机械通风时，宜采用机械进风、自然排风系统。送风口布置宜直接吹向变压器排热管。

（4）油浸式变压器室的通风系统应与其他通风系统分开，各变压器室的通风系统应独立设置。

（5）干式变压器室的通风可按照夏季排风温度不超过 40 ℃，进风和排风温差不超过 15 ℃设计。

（6）干式变压器室宜采用自然进风、机械排风系统。当机械通风不能满足要求时，可采取降温措施。

（五）厂用配电装置室

（1）主厂房、集中控制楼、烟气除尘和除灰运煤建筑物内的厂用配电装置室夏季室内环境温度不宜高于 35 ℃。设在其他建筑的厂用配电装置室夏季室内环境温度不应高于 40 ℃。

（2）厂用配电装置室应设机械通风。

（3）厂用配电装置室通风系统应根据周围环境条件，按照下列要求设计。

①当周围环境洁净时，宜采用自然进风、机械排风系统。

②当周围空气含尘严重时，应采用机械送风系统，进风应过滤。室内保持正压。

（4）主厂房、集中控制楼、烟气除尘和除灰建筑物内厂用配电装置室，当夏季通风室外计算温度大于或等于30 ℃时，通风系统宜采取降温措施，并应符合下列要求。

①当采用人工冷源进行空气处理时，送风温差不得超过15 ℃。

②当采用人工冷源进行空气处理且室内空气循环时，通风系统应能在过渡季节全新风节能运行。

③当采用水蒸发冷却空气处理方式时，送风温差不宜低于10 ℃。

（5）厂用配电装置室冬季室内环境温度不宜低于5 ℃。寒冷地区和严寒地区的厂用配电装置室宜设置热风供暖或电供暖等冬季供暖设施，直通室外的进、排风口应设置保温风阀。

（6）室内布置有干式变压器的低压配电装置室，当采用自然进风、机械排风系统时，排风口宜靠近干式变压器的排热口布置。当采用机械进风、机械排风系统并采用风管送风时，应合理分配气流。

（六）励磁设备室

（1）发电机励磁设备室的室内设计温度应满足下列要求。

①当室内布置有励磁调节器柜时，夏季室内环境温度不宜高于30 ℃，冬季室内环境温度宜按18 ℃设计。

②当室内无励磁调节器柜时，夏季室内环境温度不宜高于35 ℃，冬季室内环境温度宜按5 ℃设计。

（2）室内无励磁调节器柜的励磁设备室应按照下列要求设计通风系统。

①硅整流装置柜体排风宜直接引至室外。

②通风系统可采用自然进风，进风应过滤。

③当硅整流装置柜体排风排入室内，且采用自然进风、机械排风方式不能满足要求时，可采取降温措施。

④独立布置励磁调节器柜的房间应设置空气调节装置。

（七）出线小室

（1）出线小室的通风方式应根据机组容量及室内电气设备类型确定，并应符合下列要求。

①当出线小室内仅设有油断路器、SF_6断路器、隔离开关、励磁变压器和电抗器等设备时，宜采用自然进风、机械排风。

②当室内仅设有电压互感器、电流互感器、励磁灭磁盘以及灭磁电阻等设备时，125 MW级及以下机组宜采用自然通风，125 MW级以上机组容量可采用机械通风。

③当室内设有励磁盘柜时，应按照本节第四点中的（六）（1）的规定执行。

④当室内设有硅整流装置时，宜采用自然进风、机械排风系统，进风宜过滤。

（2）出线小室夏季通风系统的设计应符合下列要求。

①出线小室夏季室内设计温度不应高于 40 ℃，必要时可采取降温措施。

②当室内布置不同类型的电气设备时，通风系统的夏季房间热负荷应为所有设备发热量之和。

③出线小室内布置有油断路器时，通风量应满足换气次数不少于每小时 12 次的事故通风要求；事故排风机可兼作排热用风机。

④出线小室内布置有 SF_6 断路器时，通风系统应同时设置上部排风口和下部排风口，上部排风量应满足排除室内设备散热量的要求，下部排风量宜按照不少于每小时 4 次换气量计算，上部和下部排风量之和应满足不少于每小时 12 次的事故排风量要求。

⑤布置有油断路器或 SF_6 断路器的事故排风口应接至室外。

（八）电抗器室

电抗器室宜采用自然进风、机械排风系统，通风系统宜按照夏季排风温度不超过 40 ℃设计。

（九）母线室及母线桥

（1）母线室及封闭母线桥通风量宜按照夏季排风温度不超过 45 ℃，进风和排风温差不超过 15 ℃计算。

（2）母线室及封闭母线桥宜采用自然通风方式。当自然通风不能满足排除余热的要求时，可采用机械通风方式。

（十）油断路器室

（1）油断路器室应设置自然进风、机械排风的平时通风系统。

（2）油断路器室应设置事故排风系统，通风量按照换气次数不少于每小时 12 次计算。事故排风机可兼作平时通风机。

（十一）电缆隧道和电缆夹层

电缆隧道应设置通风设施，并应符合下列规定。

（1）电缆隧道通风量应根据隧道内电缆发热量计算确定，夏季排风温度不宜超过 40 ℃，进风和排风温差不宜超过 10 ℃。

（2）电缆隧道宜采用自然通风，当采用自然通风不能满足要求时，应采用机械通风。

（3）当隧道内设有防火隔断时，每个隔断内应独立设置通风设施。

（4）电缆隧道不应作为其他通风系统的吸风地点。

（5）当通风或空调设备安装在电缆夹层时，应设置独立的房间。

（十二）电除尘器配电室

（1）电除尘器控制室和电除尘器继电器室应设置空气调节装置。

（2）电除尘器控制室和电除尘器继电器室的空调设备不宜少于2台。室内宜保持正压。

（十三）不停电电源室及直流屏室

（1）不停电电源室应设置空气调节装置。直流屏室宜设置空气调节装置。

（2）内置蓄电池的不停电电源室应设置换气次数不少于每小时3次的排风系统。排风系统不应与其他通风系统合并，排风口应引至室外。排风系统的室内吸风口应设在房间上部，吸风口上缘距顶棚平面或屋顶的距离不应大于0.1 m。

（3）不停电电源的设备散热量宜按照生产厂家提供的数据确定。

（十四）电梯机房

（1）电梯机房应设置机械通风，通风量按照换气次数不少于每小时10次计算。进风宜过滤。

（2）当机械通风不能满足设备的环境温度要求时，宜设置空气调节装置。

（十五）SF_6 电气设备室

（1）GIS配电装置室以及SF_6气体实验室、SF_6设备检修室应设置机械通风和事故排风系统，室内空气不得再循环。室内空气中SF_6的含量不得超过6000 mg/m³。

（2）GIS配电装置室的通风系统设计应符合下列规定。

①平时通风系统应按连续运行设计，其风量应按换气次数不少于每小时4次计算，事故排风量应按换气次数不少于每小时6次计算。

②平时通风系统的吸风口应设在室内下部，其下缘与地面距离不应大于0.3 m。

③事故排风量宜由平时通风使用的下部排风系统和上部排风系统共同保证。

④排风口应接至室外并高出屋面，当排风口设在无人员停留或无人经常通行处时，排风可直接排至室外。

（3）SF_6气体实验室和SF_6设备检修室应设置间断运行的机械排风系统和事故通风系统。间断运行的机械排风系统排风量应按换气次数不少于每小时4次计算，事故排风量应按换气次数不少于每小时12次计算。

（4）SF₆电气设备室内的电缆隧道或电缆沟及与其相通的室外部分应设置独立的机械排风系统。吸风口应设在电缆隧道下部，其下缘与底部距离不应大于 0.3 m。

（十六）柴油发电机室

（1）柴油发电机室夏季室内设计温度不宜高于 40 ℃，冬季不应低于 5 ℃。

（2）柴油发电机室应设置平时通风系统和柴油发电机运行时通风系统。柴油发电机运行时的排风机，可兼作平时通风系统。

（3）柴油发电机室平时通风系统通风量应按换气次数不少于每小时 10 次计算。

（4）柴油发电机运行时通风系统的通风量应满足下列要求。

①当柴油发电机采用空气冷却方式时，其排风量应按照消除室内余热计算，室内进风量应包括室内排风机的排风量、柴油机燃烧所需风量以及空冷柴油发电机本体的排热风量。

②当柴油发电机采用水冷方式时，其排风量应取按照消除室内余热计算的通风量与按照不少于 20 m³/kWh 计算的排风量中的较大值，室内进风量应包括室内排风机的排风量以及柴油机燃烧所需风量之和。

（5）柴油发电机室通风宜采用自然进风方式。

（6）当柴油发电机室设置供暖系统时，进风口应采用电动百叶窗，并与柴油发电机的启停连锁。

（7）集中供暖地区柴油发电机室冬季平时通风系统产生的热负荷宜由散热器供暖系统承担。当散热器供暖系统不能满足负荷要求时，应设置热风补偿系统。室内空气不得再循环。

（8）当油箱间单独设置时，油箱间的机械排风系统应与其他通风系统分开，其排风量应按换气次数不少于每小时 5 次计算。

（十七）变频器室

（1）变频器室夏季室内环境温度不宜高于 35 ℃，冬季室内环境温度不应低于 5 ℃。

（2）变频器室应设置机械通风系统。进风宜过滤。

（3）当变频器采用空气冷却时，变频器室应根据当地气象条件和周围环境条件选择下列通风方式。

①空冷变频器室的通风宜采用自然进风、机械排风，或机械进风、机械排风的方式，变频器柜体排风宜直接引至室外，室内排风由变频器柜体排风和房间排风机共同保证。

②当通风不能满足设计要求时，应采取降温措施，并应符合本节以上（五）（4）的规定。降温通风系统应具有根据室外空气参数变化调节风量运行的功能。

（4）变频器采用空 – 水冷却时，变频器室宜采用自然进风、机械排风的方式。

当采用机械通风系统不能满足变频器对室内温度的要求时，可采取降温措施。

（5）变频器室通风系统的设备宜采用2台或2台以上同型号设备的配置方式。

（6）严寒地区和寒冷地区的变频器室应具有冬季利用变频器散热循环来维持室内温度的措施。

（十八）空冷岛配电室

（1）空冷岛配电装置与变频器分开布置时，空冷岛配电装置室的通风设计应按本节第四点中（五）的规定执行。

（2）空冷岛配电装置与变频器合并布置的空冷岛配电装置室，或独立布置的空冷岛变频器室的通风设计应按以上（十七）的规定执行。

（3）空冷岛电子设备间应设置空气调节装置。

五、运煤建筑

（一）供暖

（1）运煤建筑供暖热媒宜采用热水。当采用蒸汽作为供暖热媒时，蒸汽温度不应超过160 ℃，供暖凝结水应回收利用。

（2）热水供暖系统宜以一个转运站及其相邻斜升栈桥来划分供暖系统。当栈桥长度超过供暖作用半径时，宜划分为多个供暖系统。

（3）供暖系统应选用不易积尘的散热器，严寒地区应采用水容量较大的散热器。

（4）转运站下部与斜升运煤栈桥下部宜增大散热器布置密度。

（5）在夏热冬冷地区的运煤建筑内，当冬季存在冻结可能时，可在运煤皮带头部及尾部设置局部供暖。

（6）严寒地区和寒冷地区的翻车机室供暖系统设计应符合下列规定。

①当翻车机室内易发生冻结的消防水等管道采取防冻措施时，地上部分可不设供暖系统。

②控制室、喷水抑尘设备间等应设置供暖设施。

③冬季供暖室外计算温度不高于–20 ℃的地区，当翻车机室地上部分有供暖系统时，出入口大门应设置大门热空气幕，并应符合下列规定。

A.热空气幕系统应按间歇运行设计，并与卷帘门连锁运行。

B.热空气幕采用双侧送风，送风温度不应高于70 ℃。

C.热空气幕的出口风速不宜大于25 m/s。

（7）严寒地区和寒冷地区的运煤隧道、地下卸煤沟、转运站等设有通风除尘设施时，应根据热平衡计算冬季通风耗热量。

（8）热风补偿系统应与通风除尘系统连锁运行。

（二）通风与空调

（1）运煤系统的地下建筑宜采用自然进风、机械排风的方式。夏季通风量宜按换气次数不少于每小时 15 次计算，冬季通风量可按换气次数不少于每小时 5 次计算。

（2）当运煤栈桥设置可开启外窗时，栈桥宜采用自然通风。当运煤栈桥未设置可开启外窗时，栈桥屋面应设置机械排风装置，通风量应按换气次数不少于每小时 5 次计算。

（3）煤仓间皮带层宜采用自然通风。当无通向室外的侧窗时，应设置机械排风，通风量应按换气次数每小时 5 次计算。煤仓间皮带层不宜设置机械送风和暖风机供暖系统。

（4）地下运煤建筑通风的进风口宜设在室外空气较洁净的地点。

（5）地下卸煤沟内设置凝结水箱和凝结水泵的地点应考虑局部通风。

（6）运煤建筑通风的气流组织应合理，车间内工作地区的风速不宜大于 0.5 m/s。

（7）运煤集中控制室、轨道衡控制室和翻车机控制室宜设置空气调节装置。

六、化学建筑

（一）化学水处理车间

（1）化学水处理车间应根据水处理工艺以及室内有害气体的性质和散发情况确定通风方式和通风量，通风系统应符合下列规定。

①当化学水处理车间设有电除盐、反渗透、过滤器及离子交换器设备时，夏季应设置以排除余热为主的通风系统，宜采用自然通风。

②可能产生或溢出有害物质的设备宜布置在单独的房间内，应采用全面机械通风系统；当与其他设备布置在同一房间时，宜设置局部机械通风装置。

③当采用石灰法、曝气法处理中水时，夏季室内通风应以排除湿气为主，通风换气次数不应少于每小时 6 次，集中供暖地区的冬季通风量可按换气次数不少于每小时 2 次计算，进风口布置在车间上部，冷风热损失宜由供暖系统补偿。

（2）酸库及酸计量间的通风系统应符合下列规定。

①酸库及酸计量间应设置换气次数不少于每小时 10 次的机械通风装置，集中供暖地区应采取冷风热补偿措施。

②室内应保持负压，室内空气不应再循环。

③通风装置的电动机应为全封闭型。

④存放硫酸的酸库及酸计量间，室内吸风口应设置在房间的下部，风口下缘与地面距离不应大于 0.3 m。

⑤存放盐酸的酸库及酸计量间应分别设置下部和上部吸风口。下部排风量为总排风量的2/3,上部排风量为总排风量的1/3。下部吸风口的下缘与地面距离不应大于0.3 m,上部吸风口的位置宜设在房间高度的2/3以上。

(3)碱库及碱计量间宜采用自然通风。当酸碱共库时,通风系统应按照酸库的要求设计。

(4)石灰乳搅拌器间及凝聚剂搅拌器间宜采用自然通风。当工艺采用干法计量时,应设换气次数不少于每小时15次的机械排风装置。

(5)石灰库应采用机械除尘的方法消除石灰粉尘。石灰库及消石灰间的通风换气次数应不少于每小时10次。电动机应为全封闭型。

(6)氨、联氨仓库及其加药间应设置换气次数不少于每小时15次的机械排风装置,且应符合下列规定。

①联氨仓库及其加药间室内吸风口应设置在房间的下部,风口下缘与地面距离不应大于0.3 m。

②氨库及其加药间室内吸风口应设置在房间的上部。

③机械排风系统排出的气体应直接排至室外。

④通风机及电动机应为防爆式,并应直接连接。

(7)天平室、精密仪器室、热计量室及微量分析室等应根据工艺要求设置空气调节装置。

(8)当色谱气瓶间内存有化验用的氢气瓶时,室内应设置排除氢气的通风设施。

(二)工业废水处理室

(1)工业废水处理间应设置换气次数不少于每小时15次的机械排风装置,室内空气不应再循环。

(2)废水泵间、助凝剂与絮凝剂加药间及其药品间宜采用自然通风。

(3)次氯酸钠储存计量间应设置换气次数不少于每小时10次的机械排风装置。排风口宜高于屋面2.0 m,室内空气不应再循环。

(4)酸碱储存计量间的供暖通风设计应符合以上(一)(2)的规定。

(5)泥浆泵间与泥斗间应设换气次数不少于每小时15次的机械通风装置。

(6)当次氯酸钠储存计量装置、酸碱储存计量装置、含油废水处理装置、助凝剂与絮凝剂加药装置及其药品等设置在同一房间内时,应设换气次数不少于每小时15次的机械通风装置,并应符合以上(一)(2)~(5)的规定。

(三)氢气站及供氢站

氢气站内的电解间、氢气干燥间、氢气压缩机间、氢气储瓶间或供氢站的自然通风换气次数不应小于每小时 3 次，并应设置换气次数不少于每小时 12 次的事故通风系统。

（四）供氧站及氧气瓶间

（1）供氧站和氧气瓶间宜设置换气次数不少于每小时 3 次的自然通风系统。

（2）供氧站和氧气瓶间内供暖管道及散热器与储气罐的距离不宜小于 1 m，不能满足要求时应采取隔热措施。

（五）循环水处理建筑

（1）循环水加酸间及酸库的通风设计应按照本节第六点中（一）（2）的规定执行。

（2）当加阻垢剂的计量泵与加酸计量泵布置在同一房间时，应按照酸计量间的供暖和通风要求设计。

（3）当加氯系统采用二氧化氯制剂时，房间的通风系统设计应符合下列规定。

①二氧化氯制备设备间及药品储存间应设置换气次数不少于每小时 12 次的机械通风装置。

②室内不允许使用明火或电热散热器取暖。

③供暖管道及散热器与储气罐的距离不宜小于 1 m，不能满足要求时应采取隔热措施。

（4）当加氯系统采用次氯酸钠制剂时，房间的通风系统设计应符合下列规定。

①外购次氯酸钠的加氯间应设置换气次数不少于每小时 10 次的机械通风装置。

②采用电解食盐或电解海水制取次氯酸钠时，电解制氯间的通风设计应符合本节第六点中（三）的规定。

（5）加氯系统采用液氯制剂时，房间的通风系统设计应符合下列规定。

①加氯间与充氯瓶间应设置换气次数不少于每小时 15 次的机械通风装置。

②排风宜接至氯气回收塔内。当排风直接排至室外时，室外排风口应高出屋面 2.0 m。

③室内吸风口应分别设置在下部和上部，各自承担 1/2 的通风换气量，下部吸风口的下缘距地面距离不应大于 0.3 m，上部吸风口的位置宜设在房间高度的 2/3 处。

④室内空气不应再循环。

（6）加氯系统采用氯锭制剂时，室内可采用自然通风。

（7）加氯系统的工艺房间均应采用负压通风方式。

（8）二氧化氯系统工艺房间、次氯酸钠系统工艺房间、加氯间、充氯瓶间的通风系统应连续运行。

（六）汽水取样间、化验室及试验室

（1）汽水取样的高温架间宜设置排除室内余热余湿的机械通风装置，通风量可按照换气次数不少于每小时 10 次计算。

（2）产生有毒、有异味等有害气体的化验室和试验室应设置换气次数不少于每小时 6 次的机械排风装置。

（3）水分析室、油分析室、煤分析室及化验室等房间设置的通风柜，其工作口风速不应小于 0.6 m/s。

（4）排除具有放射性物质或危险性较高物质的通风柜宜单独设置排风系统。排风口应高出屋面 2.0 m 以上。

（5）当一个房间内设有多个通风柜时，宜合并为一个排风系统。排风量取室内所有通风柜所需通风量之和乘以 0.6~0.7 的同时使用系数。

（6）化验室和试验室宜根据工艺要求设置空气调节装置。

（七）凝结水精处理间

（1）凝结水精处理间的通风系统设计应符合下列规定。

①当室内无树脂再生用酸碱储存槽或计量箱时，宜采用自然通风。

②当室内设有树脂再生用酸碱储存槽或计量箱时，应设置自然进风、机械排风系统，通风量宜按照换气次数不少于每小时 10 次计算。

（2）凝结水精处理控制室宜设置空气调节装置。

（八）海水淡化建筑

（1）当海水淡化采用反渗透工艺时，各工艺房间的通风系统设计应符合本节第六点中（一）的有关规定。电解海水制备间的通风系统设计应符合本节第六点中（三）的有关规定。

（2）当采用蒸馏法海水淡化工艺时，其热交换器间和泵间等工艺房间宜设置换气次数不少于每小时 15 次的机械排风装置。其他各工艺房间的通风系统设计应符合本节第六点中（一）的规定。

七、其他辅助及附属建筑

（一）灰渣泵房

当灰渣（浆）泵的配用电动机布置在地上时，泵房宜采用自然通风系统；当电动机本体有通风要求时，应按要求设计电动机通风系统。当灰渣（浆）泵的配用电动机

布置在泵房地下部分时，泵房宜采用机械进风、自然排风系统。

（二）油泵房、空压机室、启动锅炉房

（1）油泵房的通风设计应满足下列要求。

①当油泵房为地上建筑时，应根据当地气象条件确定通风方式；当油泵房为地下或半地下建筑时，应采用机械通风方式。

②严寒地区和寒冷地区的油泵房冬季通风应进行热补偿。

③油泵房的通风量应取下列两项计算结果较大值。

A. 换气次数不少于每小时 12 次的事故通风量；

B. 空气中油气的含量不超过 350 mg/m³ 及体积分数不超过 0.2% 所需的通风量。

④室内空气不应再循环。

⑤当油泵房采用机械进风、机械排风时，排风量应比送风量大 10%~20%。

（2）空气压缩机室的供暖和通风设计应满足下列要求。

①空气压缩机室供暖系统应按照值班供暖温度不低于 5 ℃设计。

②空气压缩机室夏季通风应按照室内环境温度不高于 40 ℃设计。